现代中医内科新进展

XIANDAI ZHONGYI NEIKE XINJINZHAN

高科 编著

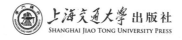
上海交通大学出版社
SHANGHAI JIAO TONG UNIVERSITY PRESS

内容提要

本书先介绍了中医学概述；后重点论述了临床各科室病证的中医治疗，针对病证从病因、病机、检查、治疗等方面介绍。本书既保持中医理论的系统性和完整性，又注重实践性和创新性，并且将临床确有疗效的治疗方法和编者自己的工作经验等纳入本书中，可供中医师、中医院校师生参考使用。

图书在版编目（CIP）数据

现代中医内科新进展 / 高科编著. --上海：上海交通大学出版社，2023.10
ISBN 978-7-313-29004-5

Ⅰ.①现… Ⅱ.①高… Ⅲ.①中医内科－研究进展
Ⅳ.①R25

中国国家版本馆CIP数据核字（2023）第120580号

现代中医内科新进展
XIANDAI ZHONGYI NEIKE XINJINZHAN

编　　著：高　科
出版发行：上海交通大学出版社　　　　地　　址：上海市番禺路951号
邮政编码：200030　　　　　　　　　　电　　话：021-64071208
印　　制：广东虎彩云印刷有限公司
开　　本：889mm×1194mm 1/32　　　经　　销：全国新华书店
字　　数：208千字　　　　　　　　　　印　　张：8.125
版　　次：2023年10月第1版　　　　　　插　　页：1
书　　号：ISBN 978-7-313-29004-5　　印　　次：2023年10月第1次印刷
定　　价：198.00元

F Foreword
前言

　　中医学作为医学范畴的传统学科，具有医学的一些共性特征。然而中医学有数千年的历史，是中国人民在长期的生活、生产与医疗实践中认识生命、维护健康、同疾病作斗争的宝贵经验总结，因此中医学又有着一些不同于其他医学体系的特点和优势，其中中医内科学显得尤为突出。

　　中医学经受长期医疗实践的反复检验并日益完善，形成了独特的医学理论体系，并有效地指导临床实践，越来越受到世界各国的重视，为维护和增进全人类的健康做出了巨大贡献。随着经济水平的提高，人们对中医学知识的需求也不断提升，应用中医防治疾病被越来越多的人接受。作为新时代的临床工作者，不仅要继承和发扬传统中医学的宝贵经验，还应掌握现代科技赋予中医学的新内涵，以更好地为患者服务。鉴于以上原因，编者在参阅了大量中医学书籍的基础上，结合自身多年的临床诊疗经验，着手编写了《现代中医内科新进展》一书。

　　本书先介绍了中医学概述；后重点论述了临床各科病证的中医治疗，针对病证从病因、病机、检查、治疗等方面介绍。本书在全面系统地总结现代中医内科学术成就和经验、吸取历代有价值的学术思想的基础上,充分发挥中医学的研究特色与优势,既保持理论的系统性和完整性,又注重实践性和创新性,并且将临床确有疗效的施行方法、编者自己的工作经验及诠释古人新的发现等纳入书中。本书理论联系实际,取材有所侧重,文字浅显易懂,并附插图,可供中医师、中医院校师生参考使用。

本书在编写过程中,由于编者的临床经验有限,加之时间仓促,书中疏漏、缺点和错误之处在所难免,恳请读者予以批评指正,以供今后修订时参考。

高 科

山东省淄博市张店区中医院

2023 年 1 月

C目录

第一章

中医学概述

第一节　中医学的发展历程

中医学作为中国文化的代表，千百年来为人民的健康做出了重大的贡献。中医学是在古代巫师与医师的斗争中逐渐产生的。它有着自身严密的理论基础，有着数千年的临床实践，并逐渐为世界人民所熟知，为现代人留下了宝贵的医学财富。

一、中医学发展萌芽时期

中医学在不断尝试的过程中积累了一些原始经验，古人通过不断的尝试，逐步认识和积累了一些植物、动物和矿物的医疗价值以及身体某些部位被刺激以后产生的医学效应。但这个时期却没有形成中医学的基本理论，因此，称之为中医学发展的萌芽时期。

二、中医学发展确立时期

中国传统哲学思想阴阳五行理论的确立，为中医学奠定了坚实的理论基础。一些医学名词如气、血、精、津液的出现，也为其提供了理论支持。在此时期，出现了中医学的奠基之作《黄帝内经》。可谓中医学当中的百科全书，该书记载了人的生理、病理、治疗、养生等知识，同时采用了针灸、导引、中药等治疗方法，强调了人的自然状态和天人合一理念，为后世中医学的发展奠定了坚实的理论基础。此后的《难经》补充了《黄帝内经》的不足，又提出命门、三焦等概念,进一步发展了中医学理论。华佗在 2 世纪创制了麻沸散,开展了世界第一台外科手术,堪称外科鼻祖。汉代医圣张仲景所著的《伤寒杂病论》,开创了中医临床著作的先河。其六经辨证和经典方剂至今仍被广泛使用。东汉时期,药物学专著《神农本草经》的面世,为后世使用药物提供了规范和指导。到东汉末年,中医四大经典《黄帝内经》《难经》《伤寒杂病论》《神农本草经》的出现,标志着中医学理论基本得到确立。

三、中医学发展持续时期

在两晋、隋唐时期,中医学理论和临床持续发展,各个方向都有一定的建树。如在中医基础理论方面,隋代巢元方等编著的《诸病源候论》,该书总结了隋以前的医学成就,对临床各科病证进行了详尽的搜集整理工作,并系统地进行了分类。这是我国现存第一部病因、病机证候学专书,书中关于人工流产等手术的记载,都是世界外科史的首创。宋代陈无择的《三因极一病证方论》一书,将病因归纳为"内因""外因""不内外因"三因,形成了著名的"三因学说",对于中医病因学的发展有重要的指导作用。在中医诊断方面,西晋医家王叔和编纂的《脉经》,可谓我国现存最早的脉学专著,本书集汉以前脉学之大成,首次将脉象归纳为浮、芤、洪、滑、数、促、弦、紧、沉、伏、革、实、微、涩、细、软、弱、虚、散、缓、迟、结、代、动 24 种,并对每种脉象均做了具体描述。在中药方剂方面,唐朝宫廷颁行了由苏敬等人主持编撰的《新修本草》(又名《唐本草》),这是一部以政府名义编纂的药典,也是世界上最早的国家药典。正文部分收录了 850 种药物,比前代药学家陶弘景的《本草经集注》新增药物 114 种。比欧洲纽伦堡政府 1542 年颁行的《纽伦堡药典》早 883 年。唐代有"药王"之称的著名医家孙思邈所著的《备急千金要方》和《千金翼方》,被誉为中国最早的临床百科全书。详细记载了唐代以前主要医学著作中的中医基础理论、中药方剂、诊治方法以及养生食疗方面的知识。宋代太平惠民合剂局颁布的处方规范著作《太平惠民和剂局方》,是一部成药配制典范。雷教所著的《雷公炮炙论》成书于南北朝时期,是我国第一部中药炮制学专著。在针灸学发展方面,晋皇甫谧所著的《针灸甲乙经》是中国现存最早的一部针灸学专著。系统地论述了脏腑、经络、腧穴、病机、诊断、治疗等内容,是最早将针灸学理论与腧穴学相结合的一部著作。在各科临床的发展上,宋代钱乙所著的《小儿药证直诀》,是我国现存最早的儿科专著,开创了脏腑辨证的先河。南宋医家宋慈的《洗冤集录》,是世界上现存第一部系统的法医学专著。它比国外最早由意大利人菲德利斯写的法医著作要早350多年。宋代陈自明的《妇人大全良方》系统总结了前人关于妇产科的成就,加上作者丰富的妇产科临床经验编纂而成,是中国第一部完善的妇产科专著。

四、中医学发展繁荣时期

　　元、明、清时期,中医学各个专业的发展十分繁荣,无论是从理论还是临床方面都有很多新的建树。也产生了各具特色的不同中医流派。其中"金元四大家"影响较大,包括"寒凉派"的刘完素,"攻下派"的张子和,"养阴派"的朱丹溪以及"补土派"的李东垣。刘完素认为"五志过极皆能生火""六气皆从火化",因此用药大多以寒凉清热为主。张子和认为病因多为外邪伤正,病以热证、实证为多,主张祛邪以扶正,"邪去正自安"。治病善用汗、吐、下三法。朱丹溪创立了"相火论",以及"阳常有余,阴常不足"的论点,强调保护阴气的重要性,主张"滋阴降火"的治疗大法。李东垣提出"内伤脾胃,百病由生"的论点,重视调理脾胃和培补元气,扶正以祛邪。在此时期,药物学的研究也达到了巅峰。明代李时珍所著的《本草纲目》是集16世纪以前中国本草学大成的著作,全书共190多万字,载有药物1 892种,收集医方11 096个,被誉为"东方药物巨典"。同一时代的张介宾在《景岳全书》中将中医基本理论、诊断、辨证、内外妇儿各科临床治法方剂、本草药性等内容囊括无遗,全面而精详。书中更首创"补、和、攻、散、寒、热、固、因"的方药八阵分类新法,是记载了张介宾毕生治病经验和中医学术成果的综合性著作。明代朱棣等人编著的《普济方》是我国现存最大的一部方书,载方达61 739个。

明清时期是中医温病学发展的蓬勃时期，叶桂以及吴瑭创立了温病学说。其中叶桂创立了"卫气营血"辨证方法，其所著的《温热论》，是对治疗温热病的大量临证经验的高度概括和总结，是温病学派的开山之作。吴瑭提出了"戾气"学说，创立的三焦辨证方法，并于1798年著成《温病条辨》一书，为温病学的重要代表著作之一。他与王士雄、薛雪等人，都为温病学派之大家，为中医温病学发展做出了巨大的贡献。

清代医家王清任所著的《医林改错》，改正了古代医书在人体解剖方面的一些错误，并绘制图形，强调了解剖知识对医师的重要性，并发展了瘀血致病理论，善用活血化瘀的方法治疗疑难重症。唐容川是中西医汇通早期代表人物之一，著有《血证论》，对于血证的论治颇有独到之处。

五、中医学当代的发展

随着西方医学逐渐传入中国，对我国传统医学造成了一定的冲击。如何能够融合两种医学，成为当代时期一个重要的话题。生于清朝末年的张锡纯是中西医汇通学派的代表人物之一，著有《医学衷中参西录》一书，书中结合中西两种医学理论和作者的医疗经验阐明医理，颇多独到见解；并制订许多行之有效的经验方剂。初步尝试了沟通中西医学。如创制了阿司匹林石膏汤，将中西药放在一起使用，反映了中西汇通派的中西药物并用的思路。

中医学的发展在经历了民国时期、抗日战争时期以及国内战争时期的短暂停滞之后，随着中华人民共和国的成立，中医学又恢复了发展步伐。在西医学占有主导地位的今天，如何继承和发扬中医学的传统优势，也成了摆在每一个中医人面前的严峻问题，这就需要我们不断开拓进取，将中医药学事业发扬光大。

第二节 中医学的基本特点

一、整体观念

中医治病是从整体着眼的。首先把人体内脏和体表各组织及器官之间的关系,看作是不可分割的,同时还认为环境的变化对人体生理和病理有着重大的影响。因此,中医强调人体内部的统一性,也重视人体和外界环境的统一性。于是,在临证上总是从全面考虑问题,不单从有病的局部着想,并观察季节、气候和水土,注意患者的情绪和生活习惯等。这种整体观念是中医治病的基本观念,现在分几个方面来说明。

(一)人体的整体性

中医认为人体各部都是有机联系着的。首先把十二内脏看成十二种功能,称作"十二官";从作用上把脏腑分别结合,称作"表里"。这种内脏的归纳划分,不等于各自为政,恰恰相反,而是把生理活动或病理变化理解为相互之间有不可分割的关系。这种关系不仅表现在脏腑,同时表现在脏腑和形体的各组织各器官方面。例如:心主脉、主舌,肝主筋、主目,脾主肉、主口,肺主皮毛、主鼻,肾主骨、主耳;再如脾主四肢,肾司二便等,都是说明脏腑的功能和脏腑与形体的关系。更重要的,通过经络有系统地分布全身,循环往复,成为体内和体表的联络路线,这样,使人体在功能上保持内外相关的整体。正因为如此,治疗上关于内脏的病,不单治一脏,甚至不医治有病的一脏,而从其他内脏进行治疗获得痊愈,如胃病兼治脾脏,肺病可从治脾胃着手,以间接增强肺脏的抵抗力。形体局部的病证,往往采取治内脏的办法来治愈,如风火红眼用清肝方法,虚火牙痛用温肾方法;又如脱疽(能使十个足趾零落),现代医学多用截除手术,中医用活血温经方法收到良好效果。此外,如皮肤病、肿疡、溃疡等外症,中医大多用内服药来消散或排脓、收口。

(二)人体和气候

大自然的一切,特别是生物的生存和发展,直接受到客观环境的影响。中医十分重视这个关系,认为人体健康和气候不能分开,必须和自然环境相适应才能无病和长寿。因而,从一年中找出春温、夏热、秋凉、冬寒四季的特性,以及四季里的风、寒、暑、湿、燥、火等六种不同气候的变化规律,并指出应该怎样适应客观环境的方法和违背气候变化后可能招致的疾病。还根据这些原则,分析演绎出诊断和治疗等方法。如非其时而有其气,即春应温而反寒或热,就是不正之气,称作"虚邪贼风"。这些不正之气,必须及时回避。至于四时气候有规律的变化,这对人体是有利的,称为"正气"。因此,常常利用春、夏、秋、冬四季的气候正常转变来调养和治疗疾病。举个浅显的病例来说,老年人常见的痰饮咳喘,春夏减轻,秋冬加重,原因是脾肾阳虚,湿浊凝聚为痰,临床上常用温药调养,并且主张利用夏季阳气最旺的时期来调理预防。又如血虚肝阳旺的患者,到了春天容易发作头晕、脑胀、目眩、耳鸣、精神疲倦等症。这种症状的发生是和气候息息相关的,故在冬季给予滋补,可以防止发病。从这些例子中可以理解到中医对于养生和治病,密切注意内外环境的相互适应。

(三)人体与地域

不同的水土,不同的生活习惯,可以产生不同的疾病。我国幅员辽阔,西北地区气候寒冷,地高多燥,东南气候温和,地卑多湿。因而不同地区常有不同的病证。此外,对一般病的治法和用药及药量,南北方也有出入。中医惯常说:因时制宜、因人制宜、因地制宜,便是这个意思。

(四)其他

禀赋的强弱,形体的肥瘦,情绪的愉快、忧郁、急躁,以及精神刺激等,中医也是非常注意的,认为与疾病的发生和发展很有关系,在治疗时必须顾及。如强者耐受重药,体弱者不宜重剂;体丰肥者多湿多痰,瘦者多阴虚内热。这些虽然不是刻板的,但一接触具体病证,就有很现实的参考价值。

中医的理论体系,是在整体观的基础上建立起来的。从整体观念出发,中医在临床症状上有两个突出点就是:其一,不仅仅着眼于疾病的局部症状而忽视其他部分所受到的影响;不因重视某一发病因素而忽视因此引起的其他因素。同时,在及时治疗之外,还利用季节来进行防治。如咳嗽是一个肺脏疾病,经久不愈可以影响到心脏而兼见心痛,喉中介介如梗状,咽肿喉痹;或影响到肝脏而兼见两胁下痛,不能转动,转动则两胁胀满,也能影响到胃而呕吐,或影响到膀胱而咳时遗尿,称作心咳、肝咳、胃咳和膀胱咳,治法就各有不同。又如一个气郁病,或引起肠胃疾病,或妇女适值月经来潮而引起腹痛,必须兼顾肠胃和调经。还有如风湿性痹痛趁伏天治疗,肺痨病趁秋凉治疗,疗效都比冬季或夏季为优,这是由于病的性质和脏气的性质适宜于炎热和秋凉的关系。其二,认识到病和患者是不可分开来看的,每一个病都应从两面着想,一面是病邪,一面是正气,即患者的抵抗力和恢复能力。因而一面要祛除病邪和改善病况;另一面要调理患者的生理功能,增强其自然的抵抗力,帮助恢复健康。这就提出了"扶正""祛邪"两种治法,及"邪去则正自复,正充则邪自却"的两种战术方法。不难体会,疾病的过程就是正和邪两个方面矛盾斗争的过程,当邪气退却,正气进入恢复的阶段,这一斗争才算结束。邪正的斗争,有急有缓,有长有短,虽然因病、因人而异,主要是决定于疾病发展过程中正和邪双方力量的对比。正气战胜邪,就走向痊愈,邪气战胜正,就导致病重。所以,中医在未生病时重视避邪,既受邪时又急于祛邪,但同时不忽视扶正,在某些情况下,还把扶正作为主体。这是中医整体观念的概况,说明这一观念是贯彻在生理、病理、诊断和治疗各个方面的。要进一步明白这些道理,必须学习《黄帝内经》,它是中医理论的渊薮,一直在指导中医实践。

二、辨证论治

辨证论治为中医普遍应用的一个诊疗规律,从认识病证到给予治疗,都是依靠这个规律来完成的。辨证论治是综合理、法、方、药作为基础,离开了这个基础就无法进行。它是有理论有法则,理论和实践相结合的。

辨证即是认证识证的过程。证是对机体在疾病发展过程中某一阶段病理反映的概括,包括病变的部位、原因、性质以及邪正关系,反映这一阶段病理变化的本质。因而,证比症状更全面、更深刻、更正确地揭示疾病的本质。所谓辨证,就是根据四诊所收集的资料,通过分析、综合,辨清疾病的病因、性质、部位,以及邪正之间的关系,概括、判断为某种性质的证。

论治又称施治,是根据辨证的结果,确定相应的治疗方法。辨证和论治是诊治疾病过程中相互联系不可分离的两部分。辨证是决定治疗的前提和依据,论治是治疗的手段和方法。通过论治的效果可以检验辨证的正确与否。辨证论治是认识疾病和解决疾病的过程,是理论与实践相结合的体现,是理法方药在临床上的具体运用,是指导中医临床工作的基本原则。

证是机体在疾病发展过程中的某一阶段的病理概括。由于它包括了病变的部位、原因、性质,以及邪正关系,反映出疾病发展过程中某一阶段的病理变化的本质,因而它比症状更全面、更深刻,更正确地揭示了疾病的本质。

"辨证"就是把四诊(望诊、闻诊、问诊、切诊)所收集的资料、症状和体征,通过分析、综合,辨清疾病的病因、性质、部位,以及邪正之间的关系,概括、判断为某种性质的证。论治,又称为"施治",即根据辨证的结果,确定相应的治疗方法。辨证是决定治疗的前提和依据,论治是治疗疾病的手段和方法。通过辨证论治的效果可以检验辨证论治的正确与否。

辨证论治的过程,就是认识疾病和解决疾病的过程。辨证和论治,是诊治疾病过程中相互联系不可分割的两个方面,是理论和实践相结合的体现,是理法方药在临床上的具体运用,是指导中医临床的基本原则。辨证就是将四诊(望、闻、问、切),所收集的资料、症状和体征(如脉象、舌象),通过分析、综合,辨清疾病的原因、性质、部位以及邪正之间的关系,加以概括、判断为某种性质的证。论治,又称施治,则是根据辩证的结果,确定相应的治疗方法。

病因以六淫和七情为主,也就是外感和内伤两大病的主要因素。比如《黄帝内经》里指出,风邪使人眩晕、抽搐,热邪使人痈肿,燥邪使人口渴、皮肤枯裂,寒邪使人水肿,湿邪使人腹泻,又指出恼怒使人气上逆,喜乐使人气舒缓,悲哀使人气消索,恐惧使人气下沉,惊吓使人气机混乱,思虑使人气结聚。这些都是从症状来观察六淫、七情的变化的。任何一个病都是有原因的,病因是发病的根源,能直接伤害人体引发各种症状。中医所说的病因,主要包括人体正气和病邪两方面,即从病体全面来观察,病邪固然是病因,但本身功能衰弱或亢奋,也是病因。

中医辨证,客观地从疾病发生和发展情况来肯定体内的矛盾,它包括正面和反面,指出了矛盾在每一疾病所呈现的普遍性和特殊性,成为具有实在内容的认识方法。至于治疗,就是针对辨证的结果定出方针,根据方针来用药。

论治,应该掌握 3 个方面,即:病因、病证和病的部位。如辨证上明确了病因是停食,它的病证是脘腹胀满,病的部位是在肠胃,在论治上就以宽中、消食为方针,选用催吐、消运或通大便的药物来治疗。又如经过辨证确认病因是血虚,它的病证又是头晕、心悸、惊惕不安,病的部位是在心肝两经,那么论治就以滋补心营肝血为主,结合潜阳、安神等镇静方法。在这里可以看到"辨证"和"论治"是连贯的,基本的要求在于根据具体情况,灵活运用。

以上所谈的是辨证论治的意义和方法。至于辨证的法则,有依据六经来辨的,有依据三焦来辨的,最重要的是根据阴、阳、表、里、虚、实、寒、热八纲来辨的。八纲的意义是先把阴阳分为正反两方面,再以表里来测定病的部位,虚实来测定病的强弱,寒热来测定病的性质。把各方面测定的结果联系起来,就有表寒实证、里热虚证等不同病型。临床辨证是极其细致的工作,症状的出入,就是病情在变化,有时看来似乎极微的变化,而病的趋势却已改变。比如发热而怕冷,头痛,身体疼痛,无汗,此为伤寒病初期,用辛温发散法;倘咳嗽,有汗或无汗,是伤风证,用宣肺祛邪法;倘有汗、口渴,是风温病初期,用辛凉清解法;倘不怕冷,高热稽留,是阳明热证,用辛寒清热法;倘日晡热势更剧,大便闭结,为胃家实证,用苦寒泻下法;倘大便泄泻,为协热利证,用表里清解法;倘寒热往来,一天数次,为少阳病,用和解退热法;倘舌红,神志不清,为热入心包证,用清心凉营法。其他如热降而汗出不止,须防亡阳虚脱等。这些说明了辨证是要分辨疾病的性质,明确疾病的性质才能论治,否则失之毫厘,谬将千里。然而辨证并非到此为止,因为邪正相搏往往是一个很复杂的病理过程,在这过程里由于邪正消长和体内各部分互相影响的关系,会使证情随时转变,形成疾病在发展过程中的阶段性。这样不仅在初病时要辨证,在发展的每一阶段也要辨证。概括地说,论治先要辨证,不辨证就无从论治。因此,辨证论治是中医诊疗的基本法则,它的精神实质是理法方药相结合的一套治疗体系。

第二章

神经内科病证的中医治疗

第一节 不寐

一、概说

不寐,即一般所谓"失眠",古代文献中亦有称为"不得卧"或"不得眠"者,是以经常不易入寐为特征的一种病证。不寐的证情不一,有初就寝即难以入寐;有寐而易醒,醒后不能再寐;亦有时寐时醒,寐而不稳,甚至整夜不能入寐;等等。

不寐的原因很多,如思虑劳倦,内伤心脾;阳不交阴,心肾不交;阴虚火旺,肝阳扰动;心胆气虚;以及胃中不和等,均可影响心神而导致不寐。张景岳将其概括为"有邪"与"无邪"二类。他说:"寐本乎阴,神其主也。神安则寐,神不安则不寐;其所以不安者,一由邪气之扰,一由营气之不足耳。有邪者多实,无邪者皆虚。"张氏所称的"有邪""无邪",主要是指由于机体内在气血、精神、脏腑功能的失调,或痰热的影响而言。因此,不寐的治疗原则,应着重在内脏的调治,如调补心脾、滋阴降火、益气宁神、和胃化痰等。

本病常兼见头晕、头痛、心悸、健忘,以及精神异常等证。凡以不寐为主证的为本节讨论范围,其并见于其他疾病过程中的不寐则从略。

二、病因、病机

(1)思虑劳倦,伤及心脾,心伤则阴血暗耗,神不守舍,脾伤则无以生化精微,血虚难复,不能上奉于心,致心神不安,而成不寐。正如张景岳所说:"劳倦思虑太过者,必致血液耗亡,神魂无主,所以不眠。"《类证治裁》也说:"思虑伤脾,脾血亏损,经年不寐。"可见心脾不足而致失眠的,关键在于血虚。所以失血不复、妇人产后、久病虚弱,以及老人的不寐,大多与血虚有关。

(2)禀赋不足,房劳过度,或久病之人,肾阴耗伤,不能上承于心,水不济火,则心阳独亢;或五志过极,心火内炽,不能下交于肾,故肾阴虚则志伤,心火盛则神动,心肾失交而神志不宁,因而不寐。正如徐东皋所说:"有因肾水不足,真阴不升,而心火独亢,不得眠者。"《金匮》所举的"虚烦不得眠",当亦属于此类。此外,也有肝肾阴虚,肝阳偏盛,相火上亢,心君受扰,神魂不安于宅而致不寐者。

(3)心胆虚怯,遇事易惊,神魂不安,亦能导致不寐。形成心胆虚怯的原因有二:一为体质柔弱,心胆素虚,善惊易恐,夜寐不安,如《沈氏尊生书》所说,"心胆俱怯,触事易惊,睡梦纷纭,虚烦不寐";一为暴受惊骇,情绪紧张,终日惕惕,渐致胆怯心虚而不寐。二者又每每相互为因。

(4)饮食不节,肠胃受伤,宿食停滞,或积为痰热,壅遏中宫,致胃气不和而卧不得安。这就是《黄帝内经》所说:"胃不和则卧不安。"《张氏医通》更具体指出:"脉滑数有力不眠者,中有宿滞痰火,此为胃不和则卧不安。"

综上所述,导致不寐的原因虽多,总与心脾肝肾诸脏有关。因血之来源,由于水谷精微所化,上奉于心,则心得所养;受藏于肝,则肝体柔和;统摄于脾,则生化不息;调节有度,化而为精,内藏于肾,肾精上承于心,心气下交于肾,则神安志宁。若思虑、忧郁、劳倦等,伤及诸脏,精血内耗,彼此影响,每多形成顽固性的不寐性的不寐。

三、辨证施治

不寐有虚实之分,证候表现也各有不同,当审其邪正虚实而施治。大抵虚证多由于阴血不足,重在心脾肝肾;宜补益气血,壮水制火。实证多因食滞痰浊,责在胃腑;当消导和中,清降痰火。实证病久,则精神委顿,食欲缺乏,亦可转成虚证。

(一)心脾血亏

(1)主证:多梦易醒,心悸健忘,体倦神疲,饮食无味,面色少华,舌淡苔薄,脉象细弱。

(2)证候分析:由于心脾亏损,血少神不守舍,故多梦易醒,健忘心悸。血不上荣,故面色少华而舌质色淡。脾失健运,则饮食无味。生化之源不足,血少气衰,故四肢倦怠,精神萎疲而脉见细弱。

(3)治法:补养心脾以生血气。

(4)方药:归脾汤为主,养血以宁心神,健脾以畅化源。不效,可与养心汤同用,方中五味子、柏子仁有助于宁神养心。如兼见脘闷纳呆,舌苔滑腻者,乃脾阳失运,湿痰内生,可选用半夏、陈皮、茯苓、肉桂等(肉桂对脉涩者尤为相宜),温运脾阳而化内湿,然后再用前法调补。

(二)阴亏火旺

(1)主证:心烦不寐,头晕耳鸣,口干津少,五心烦热,舌质红,脉细数。或有梦遗、健忘、心悸、腰酸等证。

(2)证候分析:肾水不足,心火独亢,故心烦不寐,健忘,心悸,腰酸。口干津少,五心烦热,舌红,脉细数,均是阴亏于下,虚火上炎之征。肝肾阴亏,相火易动,故见眩晕、耳鸣、梦遗等证。

(3)治法:壮水制火,滋阴清热。

(4)方药:黄连阿胶汤、朱砂安神丸、天王补心丹等,随证选用。三方同为清热安神之剂,黄连阿胶汤重在滋阴清火,适用于阴虚火旺及热病后之心烦失眠;朱砂安神丸亦以黄连为主,方义相似,作丸便于常服;天王补心丹重在滋阴养血,对阴虚而火不太旺者最宜。如由于肝火偏盛的,可用琥珀多寐丸,方以羚羊角、琥珀为主,有清肝安神之功。

(三)心胆气虚

(1)主证:心悸多梦,时易惊醒,舌色淡,脉象弦细。

(2)证候分析:心虚则神摇不安,胆虚则善惊易恐,故心悸多梦而易醒。舌色淡,脉弦细,亦为气血不足之象。治法:益气镇惊,安神定志。

（3）方药：安神定志丸、酸枣仁汤随证选用。前方以人参益气，龙齿镇惊为主。后者重用枣仁，酸能养肝，肝与胆相为表里，养肝亦所以补胆之不足；知母能清胆而宁神。证情较重者，二方可以同用。

（四）胃中不和

（1）主证：失眠，脘闷嗳气，腹中不舒，苔腻脉滑。或大便不爽，脘腹胀痛。

（2）证候分析：脾胃运化失常，食滞于中，升降之道受阻，故脘闷嗳气，舌苔腻，腹中不舒，因而影响睡眠。宿滞内停，积湿生痰，因痰生热，故脉见滑象。便燥腹胀，亦是热结之征。

（3）治法：消导和胃为主，佐以化痰清热。

（4）方药：先用保和汤以消导积滞。如食滞已化，而胃气不和，不能成寐者，可用半夏秫米汤以和胃安神。如兼见痰多胸闷，目眩口苦，舌苔黄腻，脉滑数者，乃痰热内阻，可用温胆汤以化痰清热；如心烦，舌尖红绛，热象较著者，再加山栀、黄连以清火宁神。

此外，若病后虚烦不寐，形体消瘦，面色㿠白，容易疲劳，舌淡，脉细弱，或老年人除一般衰弱的生理现象外，夜寐早醒而无虚烦之证的，多属气血不足，治宜养血安神，一般可用归脾汤。亦有病后血虚肝热而不寐的，宜用琥珀多寐丸。心肾不交，心火偏旺者，可用交泰丸，方中以黄连清火为主，反佐肉桂之温以入心肾，是引火归元之意。

本证除上述药物治疗外，可配合气功、针灸等疗法，则效果更佳。此外，患者还必须消除顾虑及紧张情绪，心情应该舒畅，寡嗜欲，戒烦恼，临睡前宜少谈话、少思考、避免烟酒浓茶等品，每天应有适当的体力劳动或体育锻炼，这些都是防治不寐的有效方法。单独依靠药物，而不注意精神及生活方面的调摄，往往影响疗效。

第二节 多 寐

多寐是指不分昼夜,时时欲睡,呼之能醒,醒后复睡的病证。西医的发作性睡病、神经官能症、精神疾病的某些患者,其症状与多寐类似者,可参考本证辨证论治。

一、诊断要点

(一)诊断

(1)不论白天黑夜,不分场合地点,随时可以入睡,但呼之能醒,但未几又已入睡。

(2)某些热性或慢性疾病过程中出现嗜睡,每为病程严重的预兆,不属本证范围。

(3)应与昏迷、厥证等相鉴别。昏迷是神志不清,意识丧失;厥证是呼之不应,四肢厥冷等。

(二)辨证分析

多寐主要是由于脾虚湿胜、阳衰、瘀血阻窍所致,其病理主要是由于阴盛阳虚。因阳主动,阴主静,阴盛故多寐。临床辨证主要是区分虚实,脾虚、阳衰为虚证,湿胜、瘀阻者为实证。治疗以健脾、温肾、祛湿、化瘀为主要治法。

二、辨证论治

(一)湿胜

1.证见

多发于雨湿之季,或丰肥之人。胸闷纳少,身重嗜睡,苔白腻,脉濡缓。

2.治法

燥湿健脾。

3.方药

(1)主方:平胃散(陈师文等《太平惠民和剂局方》)加味。苍术

15 g,厚朴 12 g,陈皮 6 g,藿香 12 g,薏苡仁 18 g,法半夏 12 g,布渣叶 12 g,甘草 6 g。水煎服。

(2)单方验方:藿香佩兰合剂(任达然验方)。藿香、佩兰、苍术、川朴各 10 g,陈皮 6 g,法半夏、茯苓、石菖蒲各 10 g。水煎服。

(二)脾虚型

1.证见

精神倦怠,嗜睡,饭后尤甚,肢怠乏力,面色萎黄,纳少便溏。舌淡胖苔薄白,脉虚弱。

2.治法

健脾益气。

3.方药

(1)主方:六君子汤(虞抟《医学正传》)加减。党参 15 g,白术 12 g,茯苓 12 g,法半夏 12 g,陈皮 6 g,黄芪 15 g,神曲 10 g,麦芽 20 g,甘草 6 g。水煎服。

(2)中成药:补中益气丸,每次 9 g,每天 3 次。

(3)单方验方:黄芪升蒲汤(刘国普验方)。黄芪 30 g,升麻 9 g,茯苓 15 g,白术 12 g,石菖蒲 12 g。水煎服。

(三)阳虚型

1.证见

精神疲惫,整日嗜睡懒言,畏寒肢冷,健忘。舌淡苔薄,脉沉细无力。

2.治法

益气温阳。

3.方药

(1)主方:附子理中丸(陈师文等《太平惠民和剂局方》)加减。熟附子 12 g,干姜 10 g,党参 20 g,黄芪 18 g,巴戟天 12 g,升麻 6 g,淫羊藿 15 g,炙甘草 6 g。水煎服。

(2)中成药:附桂八味丸,每次 9 g,每天 3 次。

(3)单方验方:①附子细辛汤(何春水等《精选千家妙方》)。处方:熟附子 15 g(先煎 1 小时),细辛、苍术、厚朴、陈皮各 10 g,麻黄

6 g。加水煎沸 15 分钟,滤出药液,再加水煎 20 分钟,去渣,两煎药液兑匀,分服,每天 1 剂。②嗜睡方(陈耀庭验方)。处方:红参 6 g(另煎),干姜、补骨脂各 10 g,附子 9 g,桂枝 8 g,吴茱萸 6 g,焦白术、炙甘草各 12 g。水煎服。

(四)瘀阻型

1.证见

头昏头痛,神倦嗜睡,病情较久,或有头部外伤病史。舌质紫暗或有瘀斑,脉涩。

2.治法

活血通络。

3.方药

(1)主方:通窍活血汤(王清任《医林改错》)加减。赤芍 15 g,川芎 10 g,桃仁 12 g,红花 10 g,白芷 10 g,丹参 20 g,生姜 10 g,葱白3 条,大枣 5 枚。水煎服。

兼有气滞者,选加青皮 10 g,陈皮 6 g,枳壳 12 g,香附 10 g。兼有阴虚者,可选加生地黄 15 g,牡丹皮 10 g,麦冬 12 g。兼有气虚者,可选加黄芪 18 g,党参 15 g。兼有阳虚者,选加肉桂 6 g,熟附子10 g。兼有痰浊者,选加法半夏 12 g,陈皮 6 g,白芥子 12 g。兼有热象者,可加黄芩、山栀各 12 g。

(2)中成药:①盐酸川芎嗪片,每次 2 片,每天 3 次。②复方丹参片,每次 3 片,每天 3 次。

(3)单方验方:当归五灵脂合剂(隋殿军《当代中国名医秘验方精粹》)。当归、五灵脂、茺蔚子各 12 g,黄芪 20 g,蒲黄、赤芍、延胡索、没药各 10 g,干姜 8 g,小茴香、升麻、甘草各 6 g。水煎服。

第三节　神　昏

神昏是以神志丧失且不易逆转为特征的一种病证,又称昏迷、昏不知人，昏谵、昏愦等。

神昏有程度不同，现代医学分为轻、中、重3度。中医学虽未明确分度标准，但从所用术语含义来看，大致有轻重之别。轻者称神识朦胧，时清时昧，重者昏谵、神昏、昏不识人、不知与人言等，最重者常称昏愦，或其状如尸、尸厥等。

神昏只是一个症，不作为病证名称理解，是很多疾病发展到危重阶段时所出现的一个共同病理反映。

现代医学中的昏迷，是由于大脑皮质和皮下网状结构发生高度抑制，脑功能严重障碍的一种病理状态。由急性传染性疾病、感染性疾病、内分泌及代谢障碍性疾病、水及电解质平衡紊乱、中毒、物理性损害等引起的昏迷，可参照中医神昏辨证论治。

一、病因、病机

(一)阳明腑实

感受寒邪，或温热、湿热之邪，入里化热，热与糟粕相合，结于胃肠，浊气上熏于心，扰于神明而神昏谵语。《伤寒论》中的神昏谵语，皆因阳明腑实所致。正如陆九芝所说："胃热之甚，神为之昏，从来神昏之病，皆属胃家"。温病中因阳明腑实而致昏迷的记载亦颇多。如《温病条辨·中焦篇》第六条："阳明温病，面目俱赤，肢厥，甚则通体皆厥，不瘈疭，但神昏，不大便七八日以外，小便赤，脉沉伏，或并脉亦厥，胸腹坚满，甚则拒按，喜凉饮者，大承气汤主之"。《温热病篇》第六条："湿热证，发痉，神昏笑妄，脉洪数有力，开泄不效者，湿热蕴结胸膈，宜仿凉膈散，若大便数天不通者，热邪闭结胃肠，宜仿承气急下之例"。阳明腑实是热性病发生昏迷的重要因素，因而通下法在救治昏迷患者中占有重要位置。

(二)热闭心包

热闭心包而产生昏迷的理论，是温病学首创，是温病学的一大贡献。除伤寒阳明腑实所造成的神昏之外，又提出了热闭心包的理论，为救治神昏开辟了新的途径。热闭心包有两个传变途径，一是逆传，由卫分证不经气分，而直陷心营，阻闭心包，使神明失守而昏迷。这种逆传，往往是由于所感受有温热之邪毒力太盛，或素体阴虚，外邪易于内陷，或误治引起内陷，这就是叶天士所说的"逆传心包"。另一个传变途径是顺传，由卫分经气分，再传人心营而出现神昏，这种昏迷虽较逆传者出现较晚，但是由于邪热不解，对阴液的耗伤较重。

(三)湿热酿痰蒙蔽心包

感受湿热之邪，湿热交蒸酿痰，痰浊蒙蔽心包，心明失守而神昏。这是叶天士所说的"湿与温合，蒸郁而蒙蔽于上，清窍为之壅塞，浊邪害清也"。

湿为阴邪，热为阳邪，湿遏则热伏，热蒸则湿横，湿热郁蒸，最易闭窍动风，所以薛生白在《湿热病篇》中说"是证最易耳聋干呕，发痉发厥"，《湿热病篇》全篇中有许多条都记载了昏厥的症状。《温病条辨·上焦篇》第四十四条亦有："湿温邪人心包，神昏肢厥"的记载。至于吸收秽浊之气而昏迷者，亦有称为发痧者，其实质也是湿热秽浊之邪，如《温病条辨·中焦篇》第五十六条："吸受秽湿，三焦分布，热蒸头胀，身痛呕逆，小便不通，神识昏迷，舌白不渴……"《湿温病篇·十四条》"温热证，初起即胸闷不知人，瞀乱大叫痛，湿热阻闭中上二焦……"皆是由湿热秽浊之气而致昏迷者。

(四)瘀热交阻

由于湿热之邪入营血，煎熬阴液，则血行凝涩而成瘀血。热瘀交阻于心窍而神昏。或素有瘀血在胸膈，加之热邪内陷，交阻于心窍，亦可发生神昏，正如叶天士所说"再有热传营血，其人素有瘀伤宿血在胸膈中，挟热而搏，其舌必紫而暗，扪之湿，当加入散血之品，如琥珀、丹参、桃仁、丹皮等。不尔，瘀血与热为伍，阻遏正气，遂变如狂发狂之证"。何秀山亦说："热陷包络神昏，非痰迷心窍，即瘀阻心窍"(《重订通俗伤寒论》犀地清络饮，何秀山按)。

"热入血室"及"下焦蓄血"所产生的昏迷谵狂，其机制与瘀血交阻相似，只是交阻的部位不同而已。热入血室在胞宫，下焦蓄血者在膀胱(部位尚有争议)，热入血室者，乃妇人于外感热病过程中，经水适来适断，热邪乘虚陷入血室，与血搏结，瘀热冲心，扰于神明，遂发昏狂,正如薛生白于《湿热病篇》第三十二条所说:"湿热证,经水适来,壮热口渴,谵语神昏,胸腹痛,或舌无苔,脉滑数,邪陷营分,宜大剂犀角、紫草、茜草、贯众、连翘、鲜菖蒲、银花露等味"。

伤寒下焦蓄血者,是因为太阳表证不解,热邪随经入腑,与血搏结而不行,瘀热冲心,扰乱神明,其人发狂。如《伤寒论》所说:"太阳病六七日,表证仍在,反不结胸,其人发狂者,以热在下焦,少腹当鞕满,小便自利者,下血乃愈,抵当汤主之"。

瘀热交阻的部位,虽然有在心、在胸膈、在下焦、在胞宫之异,但因心主血脉,血分之瘀热,皆可扰于心神而发昏谵或如狂发狂,其病机有共同之处。

(五)气钝血滞

外邪入里化热,病久不解,必伤于阴,络脉凝瘀,阴阳两困,气钝血滞,灵机不运,神识昏迷、呆钝。这种昏迷,薛生白在《湿热病篇》第三十四条中阐述得很清楚。他说:"湿热证,七八日,口不渴,声不出,与饮食也不欲,默默不语,神识昏迷,进辛开凉泄、芳香逐秽,俱不效,此邪入厥阴,主客浑受,宜仿吴又可三甲散,醉地鳖虫、醋炒鳖甲、土炒穿山甲、生僵蚕、柴胡、桃仁泥等味"。薛生白在本条自注中,对气钝血滞的昏迷又做了进一步的解释,他说:"暑热先伤阳分,然病久不解,必及于阴,阴阳两困,气钝血滞而暑湿不得外泄,遂深入厥阴,络脉凝瘀,使一阳不能萌动,生气有降无升,心主阻遏,灵气不通,所以神不清而昏迷默默也。破滞破瘀,丝络脉通而邪得解矣"。这种昏迷,在热病后期的后遗症多见,表现昏迷或呆痴、失语等。

(六)心火暴盛

素体肝肾阴虚,加之五志过极,或嗜酒过度,或劳逸失宜,致肝阳暴涨,阳升风动,心火偏亢,神明被扰,瞀乱而致昏迷。这一病机是由刘河间所倡导,他在《素问玄机原病式·火类》中说:"由于将息失宜,而心火暴甚,肾水虚衰,不能制之,则阴虚阳实,而热气拂郁,心神昏冒,筋骨不用,而猝倒无知也,多因喜怒思悲恐之五志有所过极而卒中者,由五志过极,皆为热甚故也"。

(七)正虚邪实

正气不足,邪气乘之,神无所倚而致昏迷,《灵枢·九宫八风篇》中说:"其有三虚而偏中于邪风,则为击仆偏枯矣"。击仆即猝然昏仆,如物击之速。《金匮要略·中风历节篇》说:"络脉空虚,贼邪不泻……入于腑,即不识人,邪入于脏,舌即难言,口吐涎"。不识人,即昏迷之谓。《东垣十书·中风辨》说:"有中风者,猝然昏愦,不省人事,痰涎壅盛,语言謇涩等证,此非外来风邪,乃本气自病也"。东垣之论,以气虚为主。

(八)痰蔽清窍

脾失健运,聚湿生痰,痰郁化热,蒙蔽清窍,猝然昏仆。

对中风昏仆,朱丹溪以痰立论,他在《丹溪心法·中风篇》说:"中风大率主血虚有痰,治痰为先,次养血行血"。

(九)肝阳暴涨,上扰清窍

暴怒伤肝,肝阳暴涨,气血并走于上,或夹痰火,上扰清窍,心神昏冒而猝倒不知。《素问·生气通天论》曰:"阳气者,大怒则形气绝,而血菀于上,使人薄厥"。《素问·调经论》曰:"血之与气,并走于上,则为大厥,厥则暴死,气复返则生,不返则死"。张山雷根据上述经文加以阐发,著《中风斠诠》,强调镇肝潜阳,摄纳肝肾,故以"镇摄潜阳为先务,缓则培其本"。

二、诊断要点

(一)临床表现

临床神识不清,不省人事,且持续不能苏醒为特征。病者的随意运动丧夫,对周围事物如声音、光等的刺激全无反应。

(二)鉴别诊断

(1)与癫痫鉴别:癫痫,猝然仆倒,昏不知人,伴牙关紧闭、四肢抽搐、僵直,发作片刻又自行停止,复如常人,并有反复发作,每次发作症状相似的特点。而昏迷,可伴抽搐,亦可无抽搐僵直,一旦昏迷后,非经治疗则不易逆转,且无反复发作史。

(2)与厥证鉴别:厥证,发作呈突然昏仆,常伴四肢厥冷,少有抽搐,短时间即可复苏,醒后无偏瘫、失语、口眼㖞斜等后遗症。且每次发作都有明显诱因,如食厥之因于食,酒厥之因于酒,暑厥之因于暑,气厥之因于气等。昏迷除外伤外,都是在原发病恶化的基础上发生的,神志复苏以后,原发病仍然存在。

(3)与脏躁鉴别:脏躁往往在精神刺激下突然发病,多发于青壮年妇女,可表现为抽搐、失语、瘫痪、暴喑等多种状态,发作时神志不丧失,可反复发作,发作后常有情感反应,如哭笑不能抑制,或忧郁寡欢等,每次发作大致相似,与昏迷可资鉴别。

三、辨证论治

(一)闭证

1.热陷心包

(1)主症:昏愦不语,灼热肢厥,或伴抽搐、斑疹、出血、便干溲赤、面赤目赤,可因邪气大盛、正气不支而身热骤降、四肢厥冷、大汗淋漓、面色苍白。舌干绛而蹇,脉细数而疾,或细数微弱。

(2)治法:清心开窍,泄热护阴。

(3)方药:清营汤。水牛角 30～50 g(先煎),生地黄、玄参、麦冬、丹参、连翘各15 g,竹叶心 6 g,黄连 10 g,甘草6 g。水煎服。

(4)加减:抽搐者加羚羊角 5 g(先煎),钩藤 20 g,地龙 15 g。

2.阳明热盛

(1)主症:身热大汗,烦渴引饮,躁扰不安,渐至谵语神昏,四肢厥冷,面赤目赤。若成阳明腑实证,则大便鞭结,腹部坚满。舌红苔黄,脉洪大。甚则舌苔黄燥或干黑起芒刺,脉沉实或沉小而躁疾。

(2)治法:清气泄热。

(3)方药:大承气汤。大黄 15 g,芒硝、枳实各 12 g,厚朴 10 g,水煎服。

(4)加减:口渴引饮者,加石膏 30 g、知母 15 g。

3.湿热酿痰,蒙蔽心窍

(1)主症:神志朦胧或时清时昧,重者亦可昏愦不语,少有狂躁,身热不扬,午后热甚,胸脘满闷。舌红苔黄腻,脉濡滑或滑数。

（2）治法：宣扬气机，化浊开窍。

（3）方药：菖蒲郁金汤加减。石菖蒲、郁金各 15 g，栀子、连翘、牛蒡子、牡丹皮、菊花各 12 g，竹沥适量（冲服），姜汁适量（冲服），玉枢丹 1 粒（研冲）。水煎服。

4.瘀热交阻

（1）主症：昏谵或狂，胸膈窒塞疼痛拒按，身热夜甚，唇甲青紫。下焦蓄血者，少腹硬满急结，大便鞭，其人如狂。热入血室者，经水适来适断，谵语如狂，寒热如疟。舌绛紫而润，或舌謇短缩，脉沉伏细数。

（2）治法：清热化瘀，通络开窍。

（3）方药：犀地清络饮。犀角汁 20 mL（冲），粉丹皮 6 g，青连翘 4.5 g（带心），淡竹沥 60 mL（和匀），鲜生地黄 24 g，生赤芍 4.5 g，桃仁 9 粒（去皮），生姜汁 2 滴（同冲），鲜茅根 30 g，灯心草 1.5 g，鲜石菖蒲汁 10 mL（冲服）。

5.气钝血滞

（1）主证：大病之后，神情呆痴，昏迷默默，口不渴，声不出，与饮食亦不欲，语言謇涩，肢体酸痛拘急，胁下锥刺，肌肉消灼。舌黯，脉沉涩。

（2）治法：破滞化瘀，通经活络。

（3）方药：通经逐瘀汤。刺猬皮 9 g，薄荷 9 g，地龙 9 g，皂角刺 6 g，赤芍 6 g，桃仁 6 g，连翘 9 g，金银花 9 g。

（4）加减：血热，加山栀、生地黄；风冷，加麻黄、桂枝；虚热，加银柴胡、地骨皮；喘咳，加杏仁、苏梗。

6.五志过极，心火暴盛

（1）主症：素有头晕目眩，猝然神识昏迷，不省人事，肢体僵直抽搐，牙关紧闭，两手握固，气粗口臭，喉中痰鸣，大便秘结。舌红苔黄腻，脉弦滑而数。

（2）治法：凉肝息风，清心开窍。

（3）方药：镇肝息风汤。怀牛膝 30 g，生赭石 30 g，川楝子 6 g，生龙骨 15 g，生牡蛎 15 g，生龟板 15 g，生杭芍、玄参、天冬各 15 g，生麦芽、茵陈各 6 g,甘草 4.5 g。

7.痰浊阻闭

(1)主症:神识昏朦,痰声辘辘,胸腹痞塞,四肢欠温,面白唇暗。舌淡苔白腻,脉沉缓滑。

(2)治法:辛温开窍,豁痰息风。

(3)方药:涤痰汤送服苏合香丸。

半夏、胆星、橘红、枳实、茯苓、人参、菖蒲、竹茹、甘草、生姜、大枣。

(二)脱证

1.亡阴

(1)主症:神昏舌强,身热汗出,头汗如洗,四肢厥冷,喘促难续,心中憺憺,面红如妆,唇红而艳。舌绛干萎短,脉虚数或细促。

(2)治法:救阴敛阳。

(3)方药:生脉散加味。人参 12 g(另炖),麦冬 20 g,五味子、山萸肉各 15 g,黄精、龙骨、牡蛎各 30 g。水煎服。

2.阳脱

(1)主症:神志昏迷,目合口开,鼻鼾息微,手撒肢厥,大汗淋漓,面色苍白,二便自遗,唇舌淡润,甚则口唇青紫,脉微欲绝。

(2)治法:回阳救逆。

(3)方药:参附汤。

(4)加减:人参 15 g,制附子 12 g。水煎服。

四、预后及预防

(一)预后

(1)昏迷患者,可以红灵丹、通关散等搐鼻取嚏,有嚏者生,无嚏者死,为肺气已绝。

(2)正衰昏迷,寸口脉已无,趺阳脉尚存者,为胃气未败,尚可生;若趺阳脉已无,为胃气已绝,胃气绝者死。

(3)厥而身温汗出,入腑者吉;身冷唇青,入脏者凶,指甲青紫者死。或醒或未醒,或初病或久病;忽吐出紫红色者死。

（4）口干、手撒、目合、鼻鼾、遗溺，为五脏绝，若已见一二症，唯大剂参、附，兼灸气海、丹田，间有活者。

（5）若高热患者，突然出现体温骤降，冷汗淋漓，四肢厥冷，脉微欲绝者，为邪气太盛，正气不支而亡阳，先急予参、附回阳。待阳复后可复热，当转而清热解毒。不可固守原方，继续扶阳。

（二）预防调护

（1）本病预防主要是及时治疗各种可引起神昏的病证，防止其恶化。

（2）神昏不能进食者，可用鼻饲，给予足够的营养，并输液吸氧等。

（3）神昏患者应定期翻身按摩，及时做五官及二便的清洁护理等。

第四节　健　　忘

健忘是指以记忆力减退，遇事善忘为主要临床表现的一种病证，亦称"喜忘""善忘""多忘"等。

关于本病的记载，《素问·调经论》有载："血并于下，气并于上，乱而喜忘"。《伤寒论·辨阳明病脉证并治》有载："阳明证，其人善忘者，必有蓄血，所以然者，本有久瘀血"。自宋代《圣济总录》中称"健忘"后，本病名沿用至今。

历代医家认为本证病位在脑，与心脾肾虚损、气血阴精不足密切相关，亦有因气血逆乱、痰浊上扰所致。

宋·陈无择《三因极一病证方论·健忘证治》曰："脾主意与思，意者记所往事，思则兼心之所为也……今脾受病，则意舍不清，心神不宁，使人健忘，尽心力思量不来者是也"。

元代《丹溪心法·健忘》认为："健忘精神短少者多，亦有痰者"。

清·林佩琴《类证治裁·健忘》指出："人之神宅于心，心之精依于肾,而脑为元神之府,精髓之海,实记性所凭也"。明确指出了记忆与脑的关系。

清·汪昂《医方集解·补养之剂》曰:"人之精与志,皆藏于肾,肾精不足则肾气衰,不能上通于心,故迷惑善忘也"。

清·陈士铎《辨证录·健忘门》亦指出:"人有气郁不舒,忽忽有所失,目前之事,竟不记忆,一如老人之健忘,此乃肝气之滞,非心肾之虚耗也"。

现代医学的神经衰弱、神经官能症、脑动脉硬化等疾病,出现健忘的临床表现时,可参考本节进行辨证论治。

一、病因、病机

本病多由心脾不足,肾精虚衰所致。

盖心脾主血,肾主精髓,思虑过度,伤及心脾,则阴血损耗;房事不节,精亏髓减,则脑失所养,皆能令人健忘。高年神衰,亦多因此而健忘。

故本病证以心、脾、肾虚损为主,但肝郁气滞、瘀血阻络、痰浊上扰等实证亦可引起健忘。

二、诊断要点

脑力衰弱,记忆力减退,遇事易忘。现代医学的神经衰弱,脑动脉硬化及部分精神心理性疾病中出现此症状者,亦可作为本病的诊断依据。

三、辨证

健忘可见虚实两大类,虚证多见于思虑过度,劳伤心脾,阴血损耗,生化乏源,脑失濡养,或房劳,久病年迈,损伤气血阴精,肾精亏虚,导致健忘;实证则见于七情所伤,久病入络,致瘀血内停,痰浊上蒙。临床以本虚标实,虚多实少,虚实兼杂者多见。

(一)心脾不足

(1)证候:健忘失眠,心悸气短,神倦纳呆,舌淡,脉细弱。

(2)分析:思虑过度,耗心损脾。心气虚则心悸气短;脾气虚则神倦纳呆;心血不足,血不养神则健忘失眠;舌淡,脉细为心脾两虚之象。

(二)痰浊上扰

(1)证候:善忘嗜卧,头重胸闷,口黏,呕恶,咳吐痰涎,苔腻,脉弦滑。

(2)分析:喜食肥甘,损伤脾胃,脾失健运,痰浊内生,痰湿中阻,则胸闷,咳吐痰涎,呕恶;痰浊重着黏滞,故嗜卧,口黏;痰浊上扰,清阳闭阻,故善忘;苔腻,脉弦滑为内有痰浊之象。

(三)瘀血闭阻

(1)证候:突发健忘,心悸胸闷,伴言语迟缓,神思欠敏,表现呆钝,面唇暗红,舌质紫黯,有瘀点,脉细涩或结代。

(2)分析:肝郁气停,瘀血内滞,脉络被阻,气血不行,血滞心胸,心悸胸闷;神识受攻,则突发健忘,神思不敏;脉络血瘀,气血不达清窍,则表现迟钝;唇暗红,舌紫黯,有瘀点,脉细涩或结代均为瘀血闭阻之象。

(四)肾精亏耗

(1)证候:遇事善忘,精神恍惚,形体疲惫,腰酸腿软,头晕耳鸣,遗精早泄,五心烦热,舌红,脉细数。

(2)分析:年老精衰,或大病,纵欲致肾精暗耗,髓海空虚,则遇事善忘,精神恍惚;精衰则血少,上不达头,则头晕耳鸣;下不荣体,则形体疲惫;肾虚则腰酸腿软;精亏则遗精早泄;五心烦热,舌红,脉细数均为肾之阴精不足之象。

四、治疗

本病以本虚标实,虚多实少,虚实夹杂者多见。治疗当以补虚泻实,以补益为主。

(一)中药治疗

1.心脾不足

(1)治法:补益心脾。

(2)处方:归脾汤加减。

本方具有补益心脾作用,用于心脾不足引起的健忘。方中人参、炙黄芪、白术、生甘草补脾益气;当归身、龙眼肉养血和营;茯神、远志、酸枣仁养心安神;木香调气,使补而不滞。

2.痰浊上扰

(1)治法:降逆化痰,开窍解郁。

(2)处方:温胆汤加减。

方中半夏、苍术、竹茹、枳实化痰泄浊;白术、茯苓、甘草健脾益气;加菖蒲、郁金开窍解郁。

3.瘀血痹阻

(1)治法:活血化瘀。

(2)处方:血府逐瘀汤加减。

方中桃仁、红花、当归、生地黄、赤芍、牛膝、川芎化瘀养血活血;柴胡、枳壳、桔梗行气以助血行;甘草益气扶正。

4.肾精亏耗

(1)治法:补肾益精。

(2)处方:河车大造丸加减。

方中紫河车大补精血;熟地黄、杜仲、龟甲、牛膝益精补髓;天门冬、麦门冬滋补阴液;人参益气生津;黄柏清相火。加菖蒲开窍醒脑;酸枣仁、五味子养心安神。

(二)针灸治疗

1.基本处方

四神聪透百会、神门、三阴交。

四神聪透百会,穴在巅顶,百会属督脉,督脉入络脑,针用透刺法,补脑益髓,养神开窍;神门为心之原穴,三阴交为足三阴经交会穴,二穴相配,补心安神,以助记忆。

2.加减运用

(1)心脾不足证:加心俞、脾俞、足三里以补脾益心。诸穴针用补法。

(2)痰浊上扰证:加丰隆、阴陵泉以蠲饮化痰,针用平补平泻法。余穴针用补法。

(3)瘀血闭阻证:加合谷、血海以活血化瘀,针用平补平泻法。

余穴针用补法。

（4）肾精亏耗证：加心俞、肾俞、太溪、悬钟以填精益髓。诸穴针用补法。

(三)其他针灸疗法

1.耳针疗法

取心、脾、肾、神门、交感、皮质下，每次取 2～3 穴，中等刺激，留针 20～30 分钟，隔天 1 次，10 次为一个疗程，或用王不留行籽贴压，每隔 3～4 天更换 1 次，每天按压数次。

2.头针疗法

取顶颞后斜线、顶中线、颞后线、额旁 1 线、额旁 2 线、额旁 3 线、枕上旁线，平刺进针后，快速捻转，120～200 次/分，留针 15～30 分钟，间歇运针 2～3 次，每天 1 次，10～15 次为 1 个疗程。

3.皮肤针疗法

取胸部夹脊穴，用梅花针由上至下叩刺，轻中等度刺激，每天或隔天 1 次，10 次为 1 个疗程。

五、转归预后

针刺和中药治疗本病有较好的疗效，如配合心理治疗则效果更佳。对老年人之健忘，疗效一般。本节所述健忘，是指后天失养，脑力渐至衰弱者，先天不足、生性愚钝的健忘不属于此范围。

第五节　眩　　晕

一、概说

眩是眼花，晕是头运。轻者闭目即止；重者如坐舟车中，旋转不定，以致不能站立；严重的更可伴见恶心、呕吐、出汗等症状。

本病发生的原因，历代各家学说颇不一致。如《黄帝内经》指出"诸风掉眩，皆属于肝"和"上气不足""髓海不足"，刘河间认为由于风火所致,朱丹溪则偏主于痰,而张景岳又强调"无虚不作眩,当以治虚为主"。陈修园则综合各家所说,阐明上列几个因素的相互关系。按之临床实践,一般是属于虚者居多,如阴虚则肝风内动,血少则脑失濡养,精亏则髓海不足,均易导致眩晕。此外,亦有由于痰浊壅遏,或化火上蒙所致。至于治疗方面,应以平肝潜阳、滋肾填精、养血补脾为原则;如因痰、因火,又宜参以涤痰降火之法。

二、病因、病机

(1)肝为风木之脏,体阴用阳,其性刚劲,主动主升。如谋虑太过,或忧郁恼怒,每使肝阴暗耗,肝火偏亢,风阳升动,上扰清空,因而发生眩晕;如肾水素亏,水不涵木,木少滋荣,肝体不足,肝用偏亢,亦令风阳上扰,发为眩晕。皆属下虚上盛、本虚标实之证。

(2)思虑烦劳,内伤心脾,心虚则血液循环不周,脾虚则生化之源不旺,以致血虚不能上奉于脑,因而引起眩晕。如金创、吐衄、妇人崩漏等失血过多,从而发生眩晕,亦属常见。

(3)肾为先天之本,藏精生髓。若先天不足,肾阴不充,或房劳太甚,施泄无度,均使肾精亏耗,不能生髓;而脑为髓海,髓海不足,于是上下俱虚,发生眩晕。

(4)饮食伤胃,劳倦伤脾,脾胃不足,健运失司,以致水谷不化精微,聚湿生痰,痰气交阻,则清阳不升,浊阴不降,引起眩晕泛恶。

眩晕的发生,虽有上述诸因,但一般以肝阳上扰及气血两虚最为普遍。

三、辨证施治

(一)肝阳上扰

(1)主证:眩晕每因烦劳或恼怒而增剧,面时潮红,急躁易怒,少寐多梦,舌苔黄,质红,口苦,脉弦数。

(2)证候分析:肝气郁结,最易化火,火升则面时潮红,急躁易怒。肝阳旺,扰乱心神,则寐少梦多。舌苔黄,质红,口苦,脉弦数,乃阴虚火旺所致。

(3)治法:以平肝潜阳、滋养肝肾为主。

(4)方药:天麻钩藤饮加减。本方以天麻、钩藤、石决明平肝潜阳,牛膝、杜仲、桑寄生益肾为主,黄芩、山栀清肝火为佐。如偏于火盛,可加龙胆草、丹皮以清肝泄热;偏于风盛者,可加龙骨、牡蛎以镇肝息风。如兼见腰膝酸软,遗精疲乏,脉弦细数,舌质光红,则宜育阴潜阳,可用大定风珠。本方适应于肝肾阴分大亏,而风阳翕张,眩晕较甚者。药后诸证轻减,可常服杞菊地黄丸以滋肾养肝。

(二)气血亏虚

(1)主证:眩晕而兼见面色㿠白,发色不泽,唇甲不华,心悸少寐,体倦懒言,神疲纳减,舌质淡,脉细弱。在大病或失血之后,每多见此。甚者眩晕昏倒,劳累即发。

(2)证候分析:心主血脉,其华在面;脾司健运,生化气血。心脾亏损,气血不足,则面色㿠白,发色不泽,唇甲不华。血虚不能养心,则心悸少寐。气虚则体倦懒言,神疲纳减,劳累即发。舌质淡,脉细弱,为气血两虚之象。

(3)治法:补益心脾。

(4)方药:归脾汤为主方。本方益气健脾,以助生化之源;兼能补血养肝,而安心神。如脾阳不足,健运无权,食少便溏,畏寒肢冷,难以进补者,可先与健脾温中,用《近效》白术附子汤嚼加党参、炮姜之属。待脾阳渐复,再与归脾汤加减调理。若失血过多,突然晕倒,应急用六味回阳饮以救治之。本方须重用人参,为血脱益气之法。如失血不止,可加阿胶珠、侧柏炭等。

(三)肾气不足

(1)主证:眩晕而见精神萎靡,记忆减退,腰酸膝软,遗精耳鸣。偏于阳虚者,四肢不温,舌质淡,脉沉细;偏于阴虚者,五心烦热,舌质红,脉弦细。

(2)证候分析:《黄帝内经》云:“精生气,气生神”。精髓不足,则神亦萎靡不振,记忆减退。腰为肾府,肾虚则腰酸膝软,遗精耳鸣。偏于阳虚者,阳虚则生外寒,故四肢不温,而舌质淡,脉沉细;偏于阴虚者,阴虚则生内热,故五心烦热,而舌质红,脉弦细。

(3)治法:偏于阳虚者,宜补肾助阳;偏于阴虚者,宜补肾益阴。

(4)方药:补肾助阳用右归丸,方中熟地黄、山萸肉、杜仲为补肾主药,附子、肉桂、鹿角胶可以益火助阳。补肾益阴宜左归丸,方中熟地黄、山萸肉、菟丝子、牛膝、龟板胶补益肾阴,鹿角胶可以填精补髓。二方均可酌加龙骨、牡蛎之类,以收敛浮阳。

(四)痰浊中阻

(1)主证:眩晕而见头重如蒙,胸闷恶心,少食多寐,舌苔白腻,脉象濡滑。

(2)证候分析:痰浊蒙蔽清阳,则眩晕而重;停阻中焦,气机不利,故胸闷恶心。脾阳不振,则少食多寐。苔白腻,脉濡滑,为痰湿内蕴之征。

(3)治法:宜化湿祛痰为主。

(4)方药:用半夏白术天麻汤。本方用二陈汤化湿除痰,加白术以健脾,天麻以息风,是标本兼顾之法。倘痰郁化火,证兼头目胀痛,心烦口苦,舌苔黄腻,脉象弦滑者,宜温胆汤加黄连、黄芩以化痰泄热。

眩晕一证,临床上颇为常见,一般可先辨其标本虚实。本虚以肝肾不足、心脾亏损为主;标实以风(肝风)、火、痰为主。其间属于肝阳上扰者,更宜留意是否卒中(中风)之先兆。

第六节 痴 呆

痴呆是多由髓减脑消或痰瘀痹阻脑络,神机失用而引起在无意识障碍状态下,以呆傻愚笨、智能低下、善忘等为主要临床表现的一种脑功能减退性疾病。轻者可见神情淡漠,寡言少语,反应迟钝,善忘等;重者为终日不语,或闭门独居,或口中喃喃,言词颠倒,或举动不经,忽笑忽哭,或不欲食,数天不知饥饿等。

《左传》对本病有记载,曰:"成十八年,周子有兄而无慧,不能辨菽麦,不知分家犬","不慧,盖世所谓白痴"。晋代《针灸甲乙经》以

"呆痴"命名。唐代孙思邈在《华佗神医密传》中首载"痴呆"病名。明代《景岳全书·杂证谟》有"癫狂痴呆"专篇,指出本病由多种病因渐致而成;临床表现具有"千奇百怪""变易不常"的特点;病位在心以及肝胆二经;若以大惊猝恐,一时偶伤心胆而致失神昏乱者,宜七福饮或大补元煎主之;本病"有可愈者,有不可愈者,亦在乎胃气元气之强弱"。陈士铎《辨证录》立有"呆病门",认为"大约其始也,起于肝气之郁;其终也,由于胃气之衰",对呆病症状描述也甚详,且提出"开郁逐痰、健胃通气"为主的治法,用洗心汤、转呆丹、还神至圣汤等。《石室秘录》曰:"治呆无奇法,治痰即治呆也"。王清任《医林改错·脑髓说》曰:"高年无记性者,脑髓渐空"。另外,古人在卒中(中风)与痴呆的因果关系方面也早有认识,《灵枢·调经论》曰:"血并于上,气并于下,乱而善忘"。《临证指南医案》指出:"中风初起,神呆遗尿,老人厥中显然"。《杂病源流犀烛·中风》进而指出:"有中风后善忘"。是中医较早有关血管性痴呆的记载。

西医学诊断的老年性痴呆、脑血管性痴呆及混合性痴呆、代谢性脑病、中毒性脑病等,可参考本节进行辨证论治。

一、病因、病机

痴呆有因老年精气亏虚,渐成呆傻,亦有因情志失调、外伤、中毒等引起者。虚者多因气血不足,肾精亏耗,导致髓减脑消,脑髓失养;实者常见痰浊蒙窍、瘀阻脑络、心肝火旺,终致神机失用而致痴呆。临床多见虚实夹杂证。

(一)脑髓空虚

脑为元神之府,神机之源,一身之主,而肾主骨生髓通于脑。老年肝肾亏损或久病血气虚弱,肾精日亏,则脑髓空虚,心无所虑,精明失聪,神无所依而使灵机记忆衰退,出现迷惑愚钝,反应迟钝,发为痴呆。此类痴呆发病较晚,进展缓慢。

(二)气血亏虚

《素问·灵兰秘典论》:"心者,君主之官,神明出焉"。《灵枢·天年》曰:"六十岁心气始衰,苦忧悲"。年迈久病损伤于中,或情志不遂木郁克土,或思虑过度劳伤心脾,或饮食不节损伤脾胃,皆可致脾胃运化失司,气血生化乏源。心之气血不足,不能上荣于脑,神明失养则神情涣散,呆滞善忘。

(三)痰浊蒙窍

《石室秘录》曰:"痰气最盛,呆气最深"。久食肥甘厚味,肥胖痰湿内盛;或七情所伤,肝气久郁克伐脾土;或痫、狂久病积劳,均可使脾失健运,痰湿上扰清窍,脑髓失聪而致痴呆。

(四)瘀阻脑络

七情久伤,肝气郁滞,气滞则血瘀;或中风、脑部外伤后瘀血内阻,均可瘀阻脑络,脑髓失养,神机失用,发为痴呆。

(五)心肝火旺

年老精衰,髓海渐空,复因烦恼过度,情志相激,水不涵木,肝郁化火,肝火上炎;或水不济火,心肾不交,心火独亢,扰乱神明,发为痴呆。

总之,痴呆病位在脑,与肾、心、肝、脾四脏功能失调相关,尤以肾虚关系密切。其基本病机为髓减脑消,痰瘀痹阻,火扰神明,神机失用。其证候特征以肾精、气血亏虚为本,以痰瘀痹阻脑络邪实为标。其病性不外乎虚、痰、瘀、火。

虚,指肾精、气血亏虚,髓减脑消;痰,指痰浊中阻,蒙蔽清窍;瘀,指瘀血阻痹,脑脉不通;火,指心肝火旺,扰乱神明。痰、瘀、火之间相互影响,相互转化,如痰浊、血瘀相兼而致痰瘀互结;肝郁、痰浊、血瘀均可化热,而形成痰火、痰热、瘀热,上扰清窍;若进一步发展耗伤肝肾之阴,水不涵木,阴不制阳,则肝阳上亢,化火生风,风阳上扰清窍,使痴呆加重。虚实之间也常相互转化,如实证的痰浊、瘀血日久,损伤心脾,则气血不足,或伤及肝肾,则阴精不足,均使脑髓失养,实证由此转化为虚证;虚证病久,气血亏乏,脏腑功能受累,气血运行失畅,或积湿为痰,或留滞为瘀,又可因虚致实,虚实兼夹而成难治之候。

二、诊断

(1)痴呆是一种脑功能减退性疾病,临床以呆傻愚笨、智能低下、善忘等为主要表现。本病记忆力障碍是首发症状,先表现为近记忆力减退,进而表现为远记忆力减退。

（2）起病隐匿,发展缓慢,渐进加重,病程一般较长。患者可有中风、头晕、外伤等病史。

三、相关检查

神经心理学检查,颅脑 CT、MRI、脑电图、生化等检查,有助于明确病性。

四、鉴别诊断

(一)郁病

郁病是以情志抑郁不畅,胸闷太息,悲伤欲哭或胸胁、胸背、脘胁胀痛,痛无定处,或咽中如有异物不适为特征的疾病;主要因情志不舒、气机郁滞所致,多见于中青年女性,也可见于老年人,尤其是中风过后常并发郁病,郁病无智能障碍症状。而痴呆可见于任何年龄,虽亦可由情志因素引起,但其以呆傻愚笨为主,常伴有生活能力下降或人格障碍,症状典型者不难鉴别。

部分郁病患者常因不愿与外界沟通而被误认为痴呆,取得患者信赖并与之沟通后,两者亦能鉴别。

(二)癫证

癫证是以沉默寡言、情感淡漠、语无伦次、静而多喜为特征的精神失常疾病,俗称"文痴",可因气、血、痰邪或三者互结为患,以成年人多见。痴呆则属智能活动障碍,是以神情呆滞、愚笨迟钝为主要表现的脑功能障碍性疾病。另外,痴呆的部分症状可自制,治疗后有不同程度的恢复;重证痴呆患者与癫证在临床证候上有许多相似之处,临床难以区分,CT、MRI 检查有助于鉴别。

(三)健忘

健忘是指记忆力差,遇事善忘的一种病证,其神识如常,晓其事却易忘,但告知可晓,多见于中老年患者;由于外伤、药物所致健忘,一般经治疗后可以恢复。痴呆老少皆可发病,以神情呆滞或神志恍惚,不知前事或间事不知、告知不晓为主要表现,虽有善忘但仅为兼伴症,其与健忘之"善忘前事"有根本区别。

健忘可以是痴呆的早期临床表现,这时可不予鉴别,健忘病久也可转为痴呆,CT、MRI检查有助于两者的鉴别。

五、辨证论治

(一)辨证要点

本病乃本虚标实之证,临床上以虚实夹杂者多见。本虚者不外乎精髓、气血;标实者不外乎痰浊、瘀血、火邪。无论为虚为实,都能导致脏腑功能失调以及髓减脑消。因而辨证当以虚实或脏腑失调为纲领,分清虚实,辨明主次。

1.辨虚实

本病病因虽各有不同,但终不出虚实两大类。虚者,以神气不足、面色失荣、形体枯瘦、言行迟弱为特征,并结合舌脉、兼次症,分辨气血、肾精亏虚;实者,智能减退、反应迟钝,兼见痰浊、瘀血、风火等表现。由于病程较长,证情顽固,还需注意虚实夹杂的病机属性。

2.辨脏腑

本病病位主要在脑,但与心、肝、脾、肾相关。若年老体衰、头晕目眩、记忆认知能力减退、神情呆滞、齿枯发焦、腰膝酸软、步履艰难,为病在脑与肾;若兼见双目无神,筋惕肉瞤,毛甲无华,为病在脑与肝肾;若兼见食少纳呆,气短懒言,口涎外溢,四肢不温,五更泄泄,为病在脑与脾肾;若兼见失眠多梦,五心烦热,为病在脑与心肾。

(二)治疗原则

虚者补之,实者泻之。补虚益损,解郁散结是其治疗大法。脾肾不足,髓海空虚之证,宜培补先天、后天,以冀脑髓得充,化源得滋;对于气郁血瘀痰滞者,气郁应开,血瘀应散,痰滞应清,以冀气充血活,窍开神醒。

(三)分证论治

1.髓海不足

(1)主症:耳鸣耳聋,记忆模糊,失认失算,精神呆滞。

(2)兼次症:发枯齿脱,腰脊酸痛,骨痿无力,步履艰难,举动不灵,反应迟钝,静默寡言。

(3)舌脉:舌瘦色淡或色红,少苔或无苔,多裂纹;脉沉细弱。

(4)分析:肾主骨生髓,年高体衰,肾精渐亏,脑髓失充,灵机失运,故见精神呆滞,举动不灵,反应迟钝,记忆模糊,失认失算等痴呆诸症。肾开窍于耳,其华在发,肾精不足,故耳鸣耳聋,发枯易脱。腰为肾府,肾主骨,精亏髓少,骨骼失养,故见腰脊酸痛,骨痿无力、步履艰难;齿为骨之余,故齿牙动摇,甚则早脱。舌瘦色淡或色红,苔少或无苔,多裂纹,脉沉细弱为精亏之象。

(5)治法:补肾益髓,填精养神。

(6)方药:七福饮加减。方中重用熟地黄滋阴补肾,营养先天之本;合当归养血补肝;人参、白术、炙甘草益气健脾,强壮后天之本;远志、杏仁、宣窍化痰。本方填补脑髓之力尚嫌不足,应选加鹿角胶、龟板胶、阿胶、紫河车、猪骨髓等血肉有情之品,还可以本方加减制蜜丸或膏剂以图缓治,或可用参茸地黄丸或河车大造丸补肾益精。

若肝肾阴虚,年老智能减退,腰膝酸软,头晕耳鸣者,可去人参、白术、紫河车、鹿角胶,加怀牛膝、生地黄、枸杞子、女贞子、制首乌;若兼言行不一,心烦溲赤,舌质红,少苔,脉细而弦数,是肾精不足,水不制火而心火妄亢,可用六味地黄丸加丹参、莲子心、菖蒲等清心宣窍;也有舌质红而苔黄腻者,是内蕴痰热,干扰心窍,可加用清心滚痰丸去痰热郁结,俟痰热化净,再投滋补之品;若肾阳亏虚,症见面白无华,形寒肢冷,口中流涎,舌淡者,加热附片、巴戟天、益智仁、淫羊藿、肉苁蓉等。

2.气血亏虚

(1)主症:呆滞善忘,倦怠嗜卧,神思恍惚,失认失算。

(2)兼次症:少气懒言,口齿含糊,词不达意,心悸失眠,多梦易惊,神疲乏力,面唇无华,爪甲苍白,纳呆食少,大便溏薄。

(3)舌脉:舌质淡胖边有齿痕;脉细弱。

(4)分析:心主神明,心之气血亏虚,神明失养,故见呆滞善忘,神思恍惚,失认失算等痴呆症状。心血不足,心神失养,故心悸失眠、多梦易惊;血虚不荣肌肤爪甲,故面唇无华、爪甲苍白。气虚则少气懒言,神疲乏力,倦怠嗜卧;脾气不足,胃气亦弱,故纳呆食少;脾气亏虚,水湿不化,故大便溏薄。气血亏虚,脉道失充,故脉细弱。

(5)治法:益气养血,安神宁志。

(6)方药:归脾汤加减。方中以人参、黄芪、白术、甘草补脾益气;当归养肝血而生心血;茯神、枣仁、龙眼肉养心安神;远志交通心肾而定志宁心;木香理气醒脾,以防益气补血之药滋腻滞气。

纳呆食少,加谷芽、麦芽、鸡内金、山楂等消食;纳呆伴头重如裹,时吐痰涎,头晕时作,舌苔腻,加陈皮、半夏、生薏苡仁、白豆蔻健脾化湿和胃;纳呆伴舌红少苔,加天花粉、玉竹、麦冬、生麦芽养阴生津;失眠多梦,加夜交藤、合欢皮;若舌质偏暗,舌下有青筋者,加入川芎、丹参等以养血活血;若伴情绪不宁,易忧善愁者,可加郁金、合欢皮、绿萼梅、佛手等理气解郁之品。

3.痰浊蒙窍

(1)主症:终日无语,表情呆钝,智力衰退,口多涎沫。

(2)兼次症:头重如裹,纳呆呕恶,脘腹胀痛,痞满不适,哭笑无常,喃喃自语,呆若木鸡。

(3)舌脉:舌质淡胖有齿痕,苔白腻;脉滑。

(4)分析:痰浊壅盛,上蒙清窍,脑髓失聪,神机失运,而致表情呆钝、智力衰退、呆若木鸡等症。痰浊中阻,中焦气机不畅,脾胃受纳运化失司,故脘腹胀痛、痞满不适、纳呆呕恶。痰阻气机,清阳失展,故头重如裹。口多涎沫,舌质淡胖有齿痕,苔腻,脉滑均为痰涎壅盛之象。

(5)治法:健脾化浊,豁痰开窍。

(6)方药:洗心汤加减。方中党参、甘草培补中气;半夏、陈皮健脾化痰;附子助阳化痰;茯神、枣仁宁心安神,神曲和胃。

若纳呆呕恶,脘腹胀痛,痞满不适以脾虚明显者,重用党参、茯苓,可配伍黄芪、白术、山药、麦芽、砂仁等健脾益气之品;若头重如裹,哭笑无常,喃喃自语,口多涎沫以痰湿重者,重用陈皮、半夏,可配伍制南星、莱菔子、佩兰、白豆蔻、全瓜蒌、贝母等理气豁痰之品;痰浊化热,上扰清窍,舌质红,苔黄腻,脉滑数者,将制南星改用胆南星,并加瓜蒌、栀子、黄芩、天竺黄、竹沥;若伴有肝郁化火,灼伤肝血心阴,症见心烦躁动,言语颠倒,歌笑不休,甚至反喜污秽,或喜食炭灰,宜用转呆丹加味,本方在洗心汤基础上,加用当归、白芍柔肝养血,丹参、麦冬、天花粉滋养心胃阴液,用柴胡合白芍疏肝解郁,用柏子仁合茯苓、枣仁加强养心安神之力;属风痰瘀阻,症见眩晕或头痛,失眠或嗜睡,或肢体麻木阵作,肢体无力或肢体僵直,脉弦滑,可用半夏白术天麻汤;脾肾阳虚者,用金匮肾气丸,加干姜、黄芪、白豆蔻等。

4.瘀血内阻

(1)主症:言语不利,善忘,易惊恐,或思维异常,行为古怪。

(2)兼次症:表情迟钝,肌肤甲错,面色黧黑,甚者唇甲紫黯,双目晦暗,口干不欲饮。

(3)舌脉:舌质暗,或有瘀点瘀斑;脉细涩。

(4)分析:瘀阻脑络,脑髓失养,神机失用,故见表情迟钝,言语不利,善忘,思维异常,行为古怪等痴呆症状。瘀血内阻,气血运行不利,肌肤失养,故肌肤甲错,面色黧黑,甚者唇甲紫黯。口干不欲饮,舌质暗或有瘀点瘀斑,脉细涩均为瘀血之象。

(5)治法:活血化瘀,通络开窍。

(6)方药:通窍活血汤加减。方中麝香芳香开窍,活血散结通络;桃仁、红花、赤芍、川芎活血化瘀;葱白、生姜合菖蒲、郁金以通阳宣窍。

如瘀血日久,血虚明显者,重用熟地黄、当归,再配伍鸡血藤、阿胶、鳖甲、蒸首乌、紫河车等以滋阴养血;气血不足,加党参、黄芪、熟地黄、当归益气补血;气虚血瘀为主者,宜补阳还五汤加减;若见肝郁气滞,加柴胡、枳实、香附疏肝理气以行血;久病血瘀化热,致肝胃火逆,症见头痛、呕恶等,应加钩藤、菊花、夏枯草、栀子、竹茹等清肝和胃之品;若痰瘀交阻伴头身困重,口流涎沫,纳呆呕恶,舌紫黯有瘀斑,苔腻,脉滑,可酌加胆南星、半夏、莱菔子、瓜蒌以豁痰开窍;病久入络者,宜加蜈蚣、僵蚕、全蝎、水蛭、地龙等虫类药以疏通经络,同时加用天麻、葛根;兼见肾虚者,可加益智仁、补骨脂、山药。

5.心肝火旺

（1）主症：急躁易怒，善忘，判断错误，言行颠倒。

（2）兼次症：眩晕头痛，面红目赤，心烦不寐，多疑善虑，心悸不安，咽干口燥，口臭口疮，尿赤便干。

（3）舌脉：舌质红，苔黄；脉弦数。

（4）分析：脑髓空虚，复因心肝火旺，上扰神明，故见善忘，判断错误，言行颠倒，多疑善虑等痴呆之象。心肝火旺，上犯巅顶，故头晕头痛；气血随火上冲，则面红目赤。肝主疏泄，肝性失柔，情志失疏，故急躁易怒。心肾不交则心烦不寐、心悸不安。口臭口疮、口干舌燥、尿赤便干为火甚伤津之象，舌质红、苔黄，脉弦数均为心肝火旺之候。

（5）治法：清热泻火，安神定志。

（6）方药：黄连解毒汤加减。方中黄连可泻心火；黄芩、栀子清肝火；黄柏清下焦之火。加用生地黄清热滋阴，菖蒲、远志、合欢皮养心安神，柴胡疏肝。本方大苦大寒，中病即止，不可久服，脾肾虚寒者慎用。

若心火偏旺者用牛黄清心丸；大便干结者加大黄、火麻仁。

六、预后转归

痴呆的病程一般较长。虚证患者，若长期服药，积极接受治疗，部分精神症状可有明显改善，但不易根治；实证患者，及时有效地治疗，待实邪去，方可获愈。虚中夹实者，病情往往缠绵，更需临证调理，方可奏效。

第七节　中　风

一、概说

中风以突然昏仆，不省人事，或口眼㖞斜，语言不利，半身不遂为主证。因病起急骤，而又见证多端，与自然界中风性善行而数变的特征相似,故古代医家从广义角度上去认识风病,类比称为中风;与《伤寒论》所述之中风,名同而质异。

中风病因学说的发展,可以概括分为两个阶段。在唐宋以前,多以"内虚邪中"立论,如《灵枢·刺节真邪篇》说:"营卫稍衰,则真气去,邪气独留,发为偏枯"。《金匮要略》谓"络脉空虚",然后风邪乘虚入中,并以病情之浅深轻重,分为中经中络,入脏入腑。宋元时代,刘河间主张"心火暴盛",李东垣认为"正气自虚",而朱丹溪则以为由于"湿痰生热"所引起。三家之说,各有发挥,但都着重于内在因素,实为中风学说的一大转折。明代张景岳,更明确指出"本皆内伤积损颓败而然,原非外感风寒所致"。他以"凡此病者,多以素不能慎,或七情内伤,或酒色过度,先伤五脏之真阴",说明中风发病之因;"阴亏于前,而阳损于后;阴陷于下,而阳乏于上,以致阴阳相失,精气不交",为中风致病之本;并引述《素问·调经论》"血之与气,并走于上,则为大厥"之证,正时人所谓猝倒暴仆之中风,亦即痰火上壅之中风,因此倡"非风"之说。此后,清代叶天士又进一步阐明"精血衰耗,水不涵木,木少滋荣,故肝阳偏亢"的发病机制。

归纳以上各家学说,不难理解中风一证,主要系由于平素生活不知谨慎,或思虑烦劳过度,以致气血亏虚,阴阳失调,偶尔再受外来因素的影响,因而诱发本病。轻则出现经络证候,不经昏仆,便突发口眼㖞斜,或语言不利,或半身不遂;重则神气无根,阴阳偏败,血随气逆,并走于上,而猝然昏仆,不省人事,继续出现各种颓败症状,甚至转归死亡。可知古人命名中风,不过喻其暴变之势,实非尽属外来之风所致。

二、病因、病机

中风的发病,是在患者素属气血亏虚,与心、肝、肾三经之阴阳失去平衡的情况下,加以忧思恼怒,或饮酒饱食,或房事劳累等诱因,以致阴陷于下,肝阳暴张,阳化风动,血随气逆,挟痰挟火,横窜经隧,则喝僻不遂,蒙蔽清窍,则突然昏仆,不省人事,形成上实下虚,阴阳互不维系的危急证候。其机制亦颇复杂,兹分述如下。

（1）将息失宜，或年老力衰，阴阳失调，肾元不固，虚风内动，挟痰浊壅阻机窍，神志不用，以致突然昏仆不语。

（2）五志过极，心火暴盛，或肾阴不足，水不涵木。阴虚阳实，热气怫郁，心神昏冒，遂至猝倒无知。

（3）气血虚衰，风邪乘虚入中经络，形成口眼㖞斜，半身不遂。或脉络因寒收引，血菀于上；或阴虚而肝风翕张，猝然昏仆。

（4）饮食不节，脾失健运，聚湿生痰，痰郁化热；肝火挟痰热上逆，蒙蔽清窍，流走经络，是以突然昏仆，㖞僻不遂。

三、辨证施治

中风之发生，总不离乎在本为阴阳偏胜，气血逆乱；在标为风火交煽，痰气壅塞，形成本虚标实，上盛下虚的证候。但病情有轻重，病位有浅深，轻者只见口眼㖞斜，语言不利，或半身不遂；重者常突然昏仆，不省人事。故临床上依据以上两种情况，除用针灸疗法外，在方药治疗上，亦分为在经在络、入腑入脏而进行辨证施治。

（一）在经在络

1.络脉空虚，风痰痹阻

（1）主症：肌肤不仁，手足麻木，突然口眼㖞斜，语言不利，甚则半身不遂，或兼见寒热、肢体拘急等证，舌苔白腻，脉象浮滑。

（2）证候分析：正气不足，络脉空虚，腠理不密，风邪得以乘虚而入，引动痰湿流窜经络，故肌肤不仁，手足麻木；如闭阻脉络，气血流行不畅，则发生口眼㖞斜，语言不利，或半身不遂等证。由于风邪外袭，营卫不和，故可兼见寒热或肢体拘急。苔白腻，脉浮滑，为痰湿内盛之征。

（3）治法：祛风通络，养血和营。

（4）方药：用大秦艽汤叫为主方。方中地黄、当归、川芎、白芍可以行血养血，亦即"血行风自灭"之意；羌活、防风可以解表；白术、茯苓健脾而化湿痰。痰湿重者可去地黄；如无内热，可去石膏、黄芩；或加僵蚕、全蝎以祛风通络，半夏、胆南星以化湿痰。

2.肾阴下亏,风火上亢

(1)主症:头痛眩晕,耳鸣目糊,突然发生口眼㖞斜,舌强言謇,或手足重滞,半身不遂,舌质红,脉弦滑数。

(2)证候分析:头痛眩晕,耳鸣目糊,为风阳内动,上扰清空所致。风阳挟痰走窜经络,故见口眼㖞斜、舌强言謇、手足重滞、半身不遂等证。舌质红,脉弦滑数,为阴虚阳亢、痰热内蕴之象。

(3)治法:平肝潜阳,化痰通络。

(4)方药:用天麻钩藤饮加减。方用天麻、钩藤、石决明平肝潜阳以息风,牛膝、杜仲、桑寄生滋养肾阴以涵肝木为主。如痰多可加川贝、竹沥、天竺黄之类。

(二)入腑入脏

1.闭证

(1)主症:突然昏仆,不省人事,两手握固,牙关紧闭,面赤气粗,舌苔黄腻,脉弦滑而数者为"阳闭";如见静而不烦,面白唇紫,痰涎壅盛,四肢不温,苔白滑腻,脉象沉滑者为"阴闭"。

(2)证候分析:肝阳暴张,阳亢风动,气血上逆,痰火壅盛,清窍闭塞,是以突然昏仆,不省人事;火性急迫,是以牙关紧闭,面赤气粗,两手握固;内风挟痰火为患,故舌苔黄腻,脉弦滑而数,是"阳闭"之征。如风痰偏盛,上壅清窍,神机闭塞,其证静而不烦,面白唇紫,四肢不温,为痰涎闭塞,阳气不能运行,故苔白滑腻,脉象沉滑,是"阴闭"之征。

(3)治法:闭证宜先开窍,再用平肝潜阳、息风豁痰等法。

(4)方药:阳闭先用至宝丹嚼以辛凉开窍,再用羚羊角汤加减。羚羊角汤有清肝降火、滋阴潜阳的作用。方中羚羊角为清肝息风主药,使火降风熄,则气血亦不致上逆,神志得以渐苏。或加牛膝、益母草以引血下行;如痰多则加天竺黄、陈胆南星、川贝母、石菖蒲等以助开窍化痰之力。

阴闭先用苏合香丸以辛温开窍,再用导痰汤加天麻、僵蚕、石菖蒲、郁金等以息风豁痰。

2.脱证

（1）主证：突然昏仆，不省人事，目合口开，鼻鼾息微，手撒遗尿，舌痿，脉细弱。

（2）证候分析：由于元气衰微，阴阳离决，故出现目合、口开、鼻鼾、手撒、遗尿等危证。舌痿，脉细弱，为阴血大亏，元阳虚脱之象。如兼见四肢逆冷，汗出痰壅，面赤如妆，脉浮大无根，或沉细欲绝，为阴竭于下，孤阳上越，有暴脱之危，预后不良。

（3）治法：脱证宜固，可用益气回阳，或壮水制火等法。

（4）方药：益气回阳，急用参附汤。本方力专效速，人参用量应倍于附子。以阴血大亏，阳亦随之而亡，独参犹恐不及，必合气雄性烈之附子，方克有济。如属肾阴大亏，虚阳浮越，足冷面赤，则用地黄饮子以壮水制火。方中熟地黄、山萸肉、五味子补真阴；石斛、麦冬滋阴液；石菖蒲、远志豁痰开窍；佐以桂、附引火归元，正所以固其下元，以防虚脱。

本病在神志清醒以后，多有后遗症状可见，兹复述于下。①半身不遂：是由于气血亏虚、瘀阻脉络所致。初宜益气养血，祛瘀通络，用补阳还五汤；继宜益气通阳，调和营卫，用黄芪桂枝五物汤。②口眼㖞斜：是风痰阻于络道所致。宜祛风除痰，通利络道，用牵正散。③舌喑不语：有虚实的不同。实证属风痰阻于廉泉，宜祛风豁痰，宣通窍络，用解语丹；虚证属肾虚精气不能上承，宜壮水之主，用地黄饮子加减。

综上所述，可知中风一证，主要在于平素将息失宜，以致气血亏虚，营卫空疏，造成阴阳偏胜的内在局面，偶受外来因素的影响，从而诱发。有如巍峨大厦，而基础不固，一遇大风，则颓然崩倒。故一经发作，类多难于治疗；尤其是卒中昏迷而程度深沉的，预后不佳，虽经急救，后遗诸证亦往往不能短期恢复，且又有复中的可能。因此，在未发之前，如有中风预兆，必须加强防治，是非常重要的。朱丹溪说："眩晕者，中风之渐也"。李用粹在《证治汇补》中说："平人手指麻木，不时晕眩，乃中风先兆，须预防之，宜慎起居，节饮食，远房帏，调情志"。故临证之时，对于年在四旬以上，而经常出现头痛、眩晕、肢麻,以及一时性语言不利等证,多属中风先兆,切宜注意。除了李氏所提出的预防知识以外,也可同时应用药物防治,一般以平肝息风、滋阴潜阳为主,可参考"眩晕"篇风阳上扰的辨证施治方法,并结合针刺、气功等疗法,以提高防治效果。

第八节 痫 病

痫病是指以短暂的感觉障碍,肢体抽搐,意识丧失,甚则仆倒,口吐涎沫,两目上视或口中怪叫,移时苏醒,醒后如常人为主要临床表现的一种反复发作性神志异常的病证。俗称"羊痫风""痫厥""胎病"。尤以青少年多发,男性多于女性。

痫病的有关论述首见于《黄帝内经》,如《灵枢·癫狂》记有:"癫疾始生,先不乐,头重痛,视举,目赤,甚作极,已而烦心"。此后历代医家对其病因、症状及治疗都有丰富的论述。

《难经·五十九难》云:"癫疾始发,意不乐,僵仆直视,其脉三部阴阳俱盛是也"。巢元方《诸病源候论》中将不同病因引起的痫病,分为风痫、惊痫、食痫、痰痫等,描述其发作特点为"痫病……醒后又复发,有连日发者,有一天三五发者"。陈无择《三因极一病证方论·癫痫方论》指出:"癫痫病皆由惊动,使脏气不平,郁而生涎,闭塞诸经,厥而乃成。或在母胎中受惊,或少小感风寒暑湿,或饮食不节,逆于脏气"。朱丹溪《丹溪心法·痫》:"无非痰涎壅塞,迷乱心窍"。《古今医鉴·五痫》指出:"夫痫者有五等,而类五畜,以应五脏,发则猝然倒仆,口眼相引,手足搐搦,背脊强直,口吐涎沫,声类畜叫,食顷乃苏"。以上论述指出了惊恐、饮食不节、母腹中受惊、偶感风寒、痰涎等是致痫的主要病因。

《证治准绳·痫》指出痫病与卒中、痉病等病证的不同:"痫病仆时口中作声,将醒时吐涎沫,醒后又复发,有连日发者,有一天三五发者。中风、中寒、中暑之类则仆时无声,醒时无涎沫,醒后不再复发。痉病虽亦时发时止，然身强直反张如弓，不如痫之身软，或如猪犬牛羊之鸣也"。

对于本病治疗，《扁鹊心书》记载："痫，中脘灸五十壮"。《备急千金要方》："痫之为病，目反、四肢不举，灸风府……又灸项上、鼻人中、下唇承浆，皆随年壮"。《临证指南医案·癫痫》："痫之实者，用五痫丸以攻风，控涎丸以劫痰，龙荟丸以泻火；虚者，当补助气血，调摄阴阳，养营汤、河车丸之类主之"。王清任则认为痫病的发生与元气虚"不能上转入脑髓"和脑髓瘀血有关，并创龙马自来丹、黄芪赤风汤治之。

现代医学的癫痫病，出现痫病的临床表现时，可参考本节进行辨证论治。

一、病因、病机

痫病之发生，多由先天因素，七情所伤，痰迷心窍，脑部外伤或其他疾病之后造成脏腑功能失调，气机逆乱，阴阳失衡，元神失控所致，而尤以痰邪作祟最为重要。心脑神机失用为本，风、痰、火、瘀致病为标，先天遗传与后天所伤是两大致病因素。

(一)先天因素

痫病始于幼年者，与先天因素密切相关。先天因素有两方面。一是如《素问·奇病论》中所说："因未产前腹内受损……或七情所致伤胎气"；二是父母禀赋不足，或父母本身患癫痫，导致胎儿精气不足，影响胎儿发育，出生后，小儿脏气不平，易生痰生风，导致痫病发作。

(二)七情失调

主要责之于惊恐。由于突受大惊大恐，"惊则气乱""恐则气下"，造成气机逆乱，进而损伤肝肾，致使阴不敛阳而生热生风，痫病发作。小儿脏腑娇嫩，元气未充，神气怯弱，或素蕴风痰，更易因惊恐而发生本病。正如《三因极一病证方论·癫痫叙论》指出"癫痫病，皆由惊动，使脏气不平"。

(三)痰迷心窍

过食醇酒厚味，以致脾胃受损，精微不布，湿浊内聚成痰；或劳伤思虑,脏腑失调,气郁化火,火热炼液成痰,一遇诱因,痰浊或随气逆,或随风动,蒙蔽心窍,壅塞经络,从而发生痫证。即如《丹溪心法》指出的"无非痰涎壅塞,迷闷孔窍",故有"无痰不作痫"之说。

(四)脑部外伤

由于跌仆撞击,或出生时难产,均能导致颅脑受伤。外伤之后,气血瘀阻,血流不畅则神明遂失;筋脉失养,则血虚动风而发病。

此外,或因六淫之邪所干,或因饮食失调,或患他病之后,均可致脏腑受损,积痰内伏,一遇劳作过度,生活起居失于调摄,遂致气机逆乱而触动积痰,痰浊上扰,闭塞心窍,壅塞经络,发为痫病。

痫病病位主要责之于心肝,而与五脏均有关联。本病的发生,主要是由于风、火、痰、瘀等病理因素导致心、肝、脾、肾脏气失调,引起一时性阴阳紊乱,气逆痰涌,火炎风动,蒙蔽清窍,心脑神机失用所致。其中,心脑神机失用为本,风、火、痰、瘀致病为标,病理因素又总以痰为主。

二、诊断要点

(一)症状

(1)任何年龄、性别均可发病,但多在儿童期、青春期或青年期发病,多因先天因素或有家族史,每因惊恐、劳累、情志过极、饮食不节、头部外伤等诱发。

(2)痫病大发作,突然昏倒,不省人事,两目上视,四肢抽搐,口吐涎沫,或有异常叫声,移时苏醒,醒后除疲乏无力外,一如常人。

(3)痫病小发作,突然呆木,瞬间意识丧失,面色苍白,动作中断,手中物件落地,或头突然向前下垂,两目上视,多在数秒至数分钟恢复,清醒后对上述症状全然无知等。

(4)局限性发作可见多种形式,如口、眼、手等局部抽搐,而无突然昏倒,或凝视,或无语言障碍,或无意识动作等,多在数秒至数分钟即止。

（5）发作前可有眩晕胸闷等先兆。

(二)检查

脑电图呈阳性反应,必要时做脑 CT、MRI 等相应检查,有助于诊断。

三、鉴别诊断

(一)中风

痫病重证应与中风相鉴别。痫病重证与中风均有突然仆倒,不省人事的主证,但痫证无半身不遂、口眼㖞斜等症,且醒后一如常人;而中风亦无痫证之口吐涎沫、两目上视或口中怪叫等症,醒后遗留偏瘫等后遗症状。

(二)厥证

两者均无后遗症,厥证除见突然仆倒,不省人事主证外,还有面色苍白,四肢厥冷,但无口吐涎沫,两目上视,四肢抽搐和口中怪叫之见症,临床上亦不难区别。

四、辨证

痫病主要辨别发病持续时间和间隔时间的长短,一般持续时间长则病重,时间短则病轻;间隔时间长则病轻,时间短则病重。确定病性属风、痰、热、瘀,辨证施治。

(一)发作期

1.阳痫

（1）证候:病发前多有眩晕,头痛而胀,胸闷乏力,喜欠伸等先兆症状,或无明显症状,旋即仆倒,不省人事,面色潮红或紫红,牙关紧闭,两目上视,项背强直,四肢抽搐,口吐涎沫或喉中痰鸣,或发怪叫,移时苏醒,除感疲乏、头痛外,一如常人,舌质红,苔黄腻,脉弦数或弦滑。

（2）分析:此为癫痫大发作。先天不足或肝火偏旺,郁久化热,火动生风,煎熬津液,结而为痰,痰火阻闭心窍,则发痫病典型症状;舌红、苔黄腻,脉弦滑或弦数,均为痰热壅盛之象。

2.阴痫

(1)证候:发痫则面色晦暗青灰而黄,手足清冷,双眼半开半合,昏聩偃卧,手足拘急,或抽搐时作,口吐涎沫,一般口不啼叫,或声音微小,或仅为呆木无知,不闻不见,不动不语,或动作中断,手中物件落地;或头突然向前倾下,又迅速抬起;或二目上吊数秒乃至数分钟即可恢复,病发后对上述症状全然无知,多一天频作十数次或数十次,醒后周身疲乏,或如常人,舌质淡,苔白腻,脉多沉细或沉迟。

(2)分析:此为癫痫发作不典型者或癫痫小发作。饮食劳倦,脾胃受损,精微不布,湿浊内聚成痰;或久病不愈,气血亏虚,脏腑失调,痰湿内结,上蒙清窍,而致痫病诸证,痰湿尚未化热,故无热象;痫疾频发,耗伤气血,故醒后周身疲乏;舌脉俱为痰湿之象。

(二)休止期

1.痰火扰神

(1)证候:急躁易怒,心烦失眠,气高息粗,痰鸣辘辘,口苦咽干,便秘溲黄,病发后,病情加重,甚则彻夜难眠,目赤,舌红,苔黄腻,脉多沉弦滑而数。

(2)分析:过食醇酒厚味,聚湿成痰,痰浊郁久化热或肝郁化火,炼液为痰,痰火上扰清窍心神,故见急躁易怒,心烦失眠,气高息粗,痰鸣辘辘,口苦,甚则彻夜难眠,目赤;痰热伤津则咽干,便秘溲黄;舌脉俱为痰热之象。

2.风痰闭阻

(1)证候:发病前后多有眩晕、胸闷乏力等先兆症状,发作时猝然仆倒,昏不识人,喉中痰鸣,口吐白沫,手足抽搐,舌质红,苔白腻,脉多弦滑有力。

(2)分析:痰浊上扰,清阳不展,则发作前后常有眩晕、胸闷乏力等症;肝风内动,肝气不畅,则情志不舒;风痰上涌,则痰多;苔白腻,脉滑,均为肝风挟痰浊之象。

3.心脾两虚

(1)证候:反复发痫不愈,神疲乏力,面色无华,身体消瘦,纳呆便溏,舌质淡,苔白腻,脉沉弱。

（2）分析：反复发痫不愈，耗伤气血，不能濡养全身，上充于面，故神疲乏力，面色无华，身体消瘦；后天之本不运，则纳呆便溏；舌脉均为气血耗伤，痰浊留滞之象。

4.肝肾阴虚

（1）证候：痫证频作，神思恍惚，面色晦暗，头晕目眩，两目干涩，耳轮焦枯不泽，健忘失眠，腰膝酸软，大便干燥，舌红苔薄黄，脉沉细而数。

（2）分析：先天不足，或突受惊恐，造成气机逆乱，进而损伤肝肾，或痫证频发而耗伤肝肾，致使阴不敛阳，虚风内动，故痫证频作；肝肾精血不能上充，而脑为髓之海，肝开窍于目，肾开窍于耳，故神思恍惚，面色晦暗，头晕目眩，两目干涩，耳轮焦枯不泽，健忘失眠；肾虚则腰膝酸软；精血不足则阴液亏虚，肠道失濡，故见大便干燥；舌脉均为阴虚有热之象。

5.瘀阻清窍

（1）证候：平素头晕头痛，常伴单侧肢体抽搐，或一侧面部抽动，颜面口角青紫，舌质暗红或有瘀斑，舌苔薄白，脉涩或弦。多继发于颅脑外伤、产伤、颅内感染性疾病或先天脑发育不全。

（2）分析：瘀血阻窍或颅脑外伤等致平素头痛头晕，脑络闭塞，脑神失养，气血失调而肝风内动，痰随风动，常伴单侧肢体抽搐；风痰闭阻，心神被蒙，痰蒙清窍故而发病，舌苔脉象均为瘀血阻络之象。

五、治疗

本病治疗宜分标本虚实。频繁发作，以治标为主，着重清肝泻火，豁痰息风，开窍定痫；平时则补虚以治其本，宜益气养血，健脾化痰，滋补肝肾，宁心安神。

（一）中药治疗

1.发作期

（1）阳痫。

1）治法：开窍醒神，清热涤痰息风。

2)处方:黄连解毒汤或以此方送服定痫丸。

方中以黄芩、黄连、黄柏、栀子苦寒直折,清泻上、中、下三焦之火。定痫丸源于《医学心悟》,有豁痰开窍,息风止痉之功。方中贝母、胆南星苦凉性降,用以清化热痰,其中贝母甘润,使苦躁而不伤阴;半夏燥湿化痰;天麻息风化痰。可加全蝎、僵蚕以助天麻息风止痉之功;朱砂、琥珀镇静安神;石菖蒲、远志宁心开窍。

(2)阴痫。

1)治法:开窍醒神,温化痰涎。

2)处方:五生饮加减。

方以生南星、生半夏、生白附子辛温燥湿祛痰;半夏降逆散结;川乌大辛大热,散寒除滞;黑豆补肾利湿。可加二陈汤以健脾除痰。

兼气虚者,加党参、黄芪、白术以补气;血虚者,加当归、丹参、夜交藤养血而不滋腻。

2.休止期

(1)痰火扰神。

1)治法:清肝泻火,化痰开窍。

2)处方:当归龙荟丸加减。

方中以龙胆草、青黛、芦荟直入肝经而泻肝火;大黄、黄连、黄芩、黄柏、栀子苦寒而通泻上、中、下三焦之火,其中尤以大黄推陈致新,降逆而不留邪,涤痰散结;配木香、麝香辛香走窜,通窍而调气,使清热之力益彰;又恐苦寒之药太过,以当归和血养肝。诸药相合,使痰火得泻,气血宣通,阴阳调顺,神安志宁而病向愈。可加茯苓、姜半夏、橘红,健脾益气化痰,以宏药力。

若大便秘结较重者,可加生大黄;若痰黏者可加竹沥水。

(2)风痰闭阻。

1)治法:平肝息风,豁痰开窍。

2)处方:定痫丸。

方中天麻、全蝎、僵蚕平肝息风止痉;川贝母、胆南星、姜半夏、竹沥、石菖蒲涤痰开窍而降逆;琥珀、茯神、远志、辰砂镇心安神定痫;茯苓、陈皮健脾益气化痰;丹参理血化瘀通络。

若痰黏不利者,加瓜蒌;痰涎清稀者加干姜、细辛;若纳呆者可加白术、茯苓。

（3）心脾两虚。

1）治法:补益气血,健脾宁心。

2）处方:六君子汤合温胆汤加减。

方中以四君子汤健脾益气;陈皮、半夏、竹茹化除留滞之痰;枳实行气散结;姜枣养胃而调诸药。可加远志、枣仁、夜交藤以宁心安神。

若食欲缺乏加神曲、山楂、莱菔子行气消食导滞。若体虚不盛,可酌加僵蚕、蜈蚣息风化痰,通络止痉;便溏者加焦米仁、炒扁豆、炮姜等健脾止泻。

（4）肝肾阴虚。

1）治法:滋养肝肾,平肝息风。

2）处方:大补元煎加减。

方中以人参、炙甘草、熟地黄、枸杞子、山药、当归、山茱萸、杜仲益气养血,滋养肝肾;可加鹿角胶、龟板胶养阴益髓;牡蛎、鳖甲滋阴潜阳。

若心中烦热者,可加竹叶、灯心草;大便秘结甚者,可加火麻仁、肉苁蓉。

（5）瘀阻清窍。

1）治法:活血祛瘀,息风通络。

2）处方:通窍活血汤加减。

方中赤芍、川芎、桃仁、红花活血祛瘀;麝香、老葱,通阳开窍,活血通络;地龙、僵蚕、全蝎息风定痫。

若兼痰热,可加竹沥、胆南星;兼肝火上扰,加菊花、石决明;兼阴虚,加麦冬、鳖甲;兼心肾亏虚,加党参、枸杞、熟地黄。

（二）针灸治疗

1.发作期

（1）基本处方:水沟、后溪、合谷、太冲、腰奇。

水沟属督脉,后溪通督脉,二穴合用,通督调神;合谷配太冲,合称"四关",可开关启闭;腰奇是治疗癫痫的经外奇穴。

（2）加减运用：主要有以下几种。

1）阳痫：加十宣或十二井穴（选3～5穴）点刺出血，以清热泻火、开关启闭。余穴针用泻法。

2）阴痫：加足三里、关元、三阴交以益气养血、温化痰饮，针用补法。余穴针用平补平泻法。

病在夜间发作：加照海以调阴跷。诸穴针用平补平泻法。

病在白昼发作：加申脉以调阳跷。诸穴针用平补平泻法。

2.休止期

（1）基本处方：百会、大椎、风池、腰奇。

百会、大椎同经相配，通督调神;风池位于头部，为脑之分野，足少阳经别贯心，经脉交会至百会，可疏调心脑神机;腰奇是治疗癫痫的经外奇穴。

（2）加减运用，主要有以下几类。

1）痰火扰神证：加行间、内关、合谷、丰隆以豁痰开窍、清热泻火，针用泻法。余穴针用平补平泻法。

2）风痰闭阻证：加本神、太冲、丰隆以平肝息风、豁痰开窍。诸穴针用泻法。

3）心脾两虚证：加心俞、脾俞以补益心脾、益气养血。诸穴针用补法。

4）肝肾阴虚证：加肝俞、肾俞、太溪以补益肝肾、潜阳安神，针用补法。余穴针用平补平泻法。

5）瘀阻清窍证：加太阳、膈俞以活血化瘀，太阳刺络出血。余穴针用泻法。

（3）其他：有以下两类疗法。

1）耳针疗法：取脑、神门、心、枕、脑点，每次选2～3穴，毫针强刺激，留针30分钟，间歇捻针，隔天1次。或埋揿针，3～4天换1次。

2）穴位注射疗法：取足三里、内关、大椎、风池，每次选用2～3穴，用维生素 B_1 注射液，每穴注射 0.5 mL。

第九节 癫 狂

一、定义

癫病以精神抑郁，表情淡漠，沉默痴呆，语无伦次，静而少动为特征；狂病以精神亢奋，狂躁刚暴，喧扰不宁，毁物打骂，动而多怒为特征。癫病与狂病都是精神失常的疾病，两者在临床上可以互相转化，故常并称。

二、源流

癫之病名最早见于马王堆汉墓出土的《足臂十一脉灸经》"数癫疾"。癫狂病名出自《黄帝内经》。该书对于本病的症状，病因、病机及治疗均有较详细的记载。

在症状描述方面，如《灵枢·癫狂篇》说："癫疾始生，先不乐，头重痛，视举，目赤，甚作极，已而烦心""狂始发，少卧，不饥，自高贤也，自辨智也，自尊贵也，善骂詈，日夜不休"。

在病因、病机方面，《素问·至真要大论篇》说："诸躁狂越，皆属于火"。《素问·脉要精微论篇》说："衣被不敛，言语善恶，不避亲疏者，此神明之乱也"。《素问·脉解篇》又说："阳尽在上，而阴气从下，下虚上实，故狂癫疾也"。指出了火邪扰心和阴阳失调可以发病。《灵枢·癫狂篇》又有"得之忧饥""得之大恐""得之有所大喜"等记载。明确指出情志因素亦可以导致癫狂的发生。《素问·奇病论篇》说："人生而有病癫疾者，此得之在母腹中时"。指出本病具有遗传性。

在治疗方面，《素问·病能论篇》说："帝曰：有病怒狂者，其病安生？岐伯曰：生于阳也。帝曰：治之奈何？岐伯曰：夺其实即已，夫食入于阴，长气于阳，故夺其食则已，使之服以生铁落为饮，夫生铁落者，下气疾也"。至《难经》则明确提出癫与狂的鉴别要点，如《二十难》记有"重阳者狂，重阴者癫"，而《五十九难》对癫狂二证则从症状表现上加以区别,其曰:"狂癫之病何以别之? 然:狂疾之始发,少卧而不饥,自高贤也,自辩智也,自倨贵也,妄笑好歌乐,妄行不休是也。癫疾始发,意不乐,僵仆直视,其脉三部阴阳俱盛是也"。对两者的鉴别可谓要言不烦。

汉代张仲景《金匮要略·五脏风寒积聚病脉证治》说:"邪哭(作"入"解)使魂魄不安者,血气少也,血气少者属于心,心气虚者,其人则畏;合目欲眠,梦远行而精神离散,魂魄妄行。阴气衰者为癫,阳气衰者为狂"。对本病的病因做进一步的探讨,提出因心虚而血气少,邪乘于阴则为癫,邪乘于阳则为狂。

唐宋以后,对癫狂的证候描述更加确切,唐代孙思邈《备急千金要方·风癫》曰:"示表癫邪之端,而见其病,或有默默而不声,或复多言而漫说,或歌或哭,或吟或笑,或眠坐沟渠,瞰于粪秽,或裸形露体,或昼夜游走,或嗔骂无度,或是蛊蛊精灵,手乱目急"。对癫狂采用针药并用的治疗方式。

金元时期对癫狂的病因学说有了较大的发展。如金代刘完素《素问玄机原病式·五运主病》说:"经注曰多喜为癫,多怒为狂,然喜为心志,故心热甚则多喜而为狂,况五志所发,皆为热,故狂者五志间发"。元代朱丹溪《丹溪心法·癫狂篇》云:"癫属阴,狂属阳……大率多因痰结于心胸间"。提出了癫狂的发病与"痰"有关的理论,并提出"痰迷心窍"之说,对于指导临床实践具有重要意义,也为后世许多医家所遵循。此时不仅对病因、病机的认识更臻完善,而且从实践中也积累了一些治疗本病的经验。如治癫用养心血、镇心神、开痰结,治狂用大吐下之法。此外,《丹溪心法》还记有精神治疗的方法。

及至明清两代,不少医家对本病证治理法的研究多有心得体会。如明代楼英《医学纲目》卷二十五记有:"狂之为病少卧,少卧则卫独行,阳不行阴,故阳盛阴虚,令昏其神。得睡则卫得入于阴,而阴得卫镇,不虚,阳无卫助,不盛,故阴阳均平而愈矣"。对《黄帝内经》狂病,由阴阳失调而成的理论有所发挥。再如李梴、张景岳等对癫狂二证的区别,分辨甚详。明代李梴《医学入门·癫狂》说:"癫者异常也,平日能言,癫则沉默;平日不言,癫则呻吟,甚则僵卧直视,心常不乐""狂者凶狂也,轻则自高自是,好歌好舞,甚则弃衣而走,逾垣上屋,又甚则披头大叫,不避水火,且好杀人"。明代张介宾《景岳全书·癫狂痴呆》说:"狂病常醒,多怒而暴;癫病常昏,多倦而静。由此观之,则其阴阳寒热,自有冰炭之异"。明代王肯堂《证治准绳》中云:"癫者,俗谓之失心风。多因抑郁不遂……精神恍惚,言语错乱,喜怒不常"。这一时期的医家肯定了癫狂痰迷心窍的病机,治疗多主张治癫宜解郁化痰、宁心安神为主;治狂则先夺其食,或降其火,或下其痰,药用重剂,不可畏首畏尾。明代戴思恭《证治要诀·癫狂》提出:"癫狂由七情所郁,遂生痰涎,迷塞心窍"。明代虞抟《医学正传》以牛黄清心丸治癫狂,取其豁痰清心之意。至王清任又提出了血瘀可病癫狂的论点,并认识到本病与脑有着密切的关系。如王清任《医林改错》癫狂梦醒汤谓:"癫狂一证……乃气血凝滞脑气,与脏腑气不接,如同做梦一样"。清代何梦瑶《医碥·狂癫痫》剖析狂病病机为火气乘心,劫伤心血,神不守舍,痰涎入踞。清代张璐《张氏医通·神志门》集狂病治法之大成:"上焦实者,从高抑之,生铁落饮;阳明实则脉伏,大承气汤去厚朴加当归、铁落饮,以大利为度;在上者,因而越之,来苏膏,或戴人三圣散涌吐,其病立安,后用洗心散、凉膈散调之;形证脉气俱实,当涌吐兼利,胜金丹一服神效……《黄帝内经》云:喜乐无极则伤魂,魄伤则狂,狂者意不存,当以恐胜之,以凉药补魄之阴,清神汤"。

综上所述,历代医家则对癫狂的病因、病机、临床症状及治疗进行了较多的论述,对后世有较大的影响。

三、范围

癫病与狂病都是精神失常的疾病,其表现类似于西医学的某些精神疾病,精神分裂症的精神抑郁型,心境障碍中躁狂抑郁症的抑郁型、抑郁发作大致相当于癫病。精神分裂症的紧张性兴奋型及青春型、心境障碍中躁狂抑郁症的躁狂型、躁狂发作、急性反应性精神疾病的反应兴奋状态大致相当于狂病。凡此诸病出现症状、舌苔、脉象等临床表现与本节所述相同者,均可参考本节进行辨证论治。

四、病因、病机

癫狂发生的原因,总与七情内伤密切相关,或以思虑不遂,或以悲喜交加,或以恼怒惊恐,皆能损伤心、脾、肝、胆,导致脏腑功能失调和阴阳失于平秘,进而产生气滞、痰结、火郁、血瘀等,蒙蔽心窍而引起神志失常。狂病属阳,癫病属阴,病因、病机有所不同。如清代叶天士《临证指南医案》龚商年按:"狂由大惊大恐,病在肝胆胃经,三阳并而上升,故火炽则痰涌,心窍为之闭塞。癫由积忧积郁,病在心脾包络,三阴蔽而不宣,故气郁则痰迷,神志为之混淆"。

癫狂发生的存在原发病因、继发病因和诱发因素。原发病因有禀赋不足,情志内伤和饮食不节;继发病因有气滞、痰结、火郁、血瘀等;诱发因素有情志失节,人事怫意,突遭变乱及剧烈的情志刺激。癫病起病多缓慢,渐进发展,癫病病位在肝、脾、心、脑,病之初起多表现为实证,后转换为虚实夹杂,病程日久,损伤心、脾、脑、肾,转为虚证。狂病急性发病,狂病病位在肝、胆、胃、心、脑,病之初起为阳证、热证、实证,渐向虚实夹杂转化,终至邪去正伤,渐向癫病过渡。

兹从气、痰、火、瘀四个方面对本病的病因、病机列述如下。

(一)气机阻滞

《素问·举痛论篇》有"百病皆生于气"之说,平素易怒者,由于郁怒伤肝,肝失疏泄,则气机失调,气郁日久,则进一步形成气滞血瘀,或痰气互结,或气郁化火,阻闭心窍而发为癫狂。正如《证治要诀·癫狂》所说"癫狂由七情所郁,遂生痰涎,迷塞心窍"。

(二)痰浊蕴结

自从金元时期朱丹溪提出癫狂与"痰"有关的论点以后,不少医家均宗其说。如明代张景岳《景岳全书·癫狂痴呆》说:"癫病多由痰气,凡气有所逆,痰有所滞,皆能壅闭经络,格塞心窍"。近代张锡纯《医学衷中参西录·医方》明确指出"癫狂之证,乃痰火上泛,瘀塞其心与脑相连窍络,以致心脑不通,神明皆乱"。由于长期的忧思郁怒造成气机不畅,肝郁犯脾,脾失健运,痰涎内生,以致气血痰结。

或因脾气虚弱,升降失常,清浊不分,浊阴蕴结成痰,则为气虚痰结。无论气郁痰结或气虚痰结,总由"痰迷心窍"而病癫病。若因五志之火不得宣泄,炼液成痰,或肝火乘胃,津液被熬,结为痰火;或痰结日久,郁而化火,以致痰火上扰,心窍被蒙,神志遂乱,也可发为狂病。

(三)火郁扰神

《黄帝内经》早就指出狂病与火有关。如《素问·至真要大论篇》指出:"诸躁狂越,皆属于火"。《素问·阳明脉解篇》又说:"帝曰:病甚则弃衣而走,登高而歌,或至不食数天,逾垣上屋,所上之处,皆非其素所能也,病反能者何也? 岐伯曰:四肢者,诸阳之本也,阳盛则四肢实,实则能登高也""帝曰:其妄言骂詈不避亲疏而歌者何也? 岐伯曰:阳盛则使人妄言骂詈,不避亲疏而不欲食,不欲食故妄走也"。因阳明热盛,上扰心窍,以致心神昏乱而发为狂病。《景岳全书·癫狂痴呆》亦说:"凡狂病多因于火,此或以谋为失志,或以思虑郁结,屈无所伸,怒无所泄,以致肝胆气逆,木火合邪,是诚东方实证也,此其邪盛于心,则为神魂不守,邪乘于胃,则为暴横刚强"。

综上所述,胃、肝、胆三经实火上升扰动心神,皆可发为狂病。

(四)瘀血内阻

由于血瘀使脑气与脏腑之气不相连接而发狂。如清代王清任《医林改错》说:"癫狂一证,哭笑不休,詈骂歌唱,不避亲疏,许多恶态,乃气血凝滞,脑气与脏腑气不接,如同做梦一样"。并自创癫狂梦醒汤治疗本病。另外,王清任还创立脑髓说,其曰:"灵机记性在脑者,因饮食生气血,长肌肉,精汁之清者,化而为髓""小儿无记性者,脑髓未满,高年无记性者,脑髓渐空"。联系本病的发生,如头脑发生血瘀气滞,使脏腑化生的气血不能正常的充养元神之府,或因血瘀阻滞脉络,气血不能上荣脑髓,则可造成灵机混乱,神志失常发为癫狂。

综上所述,气、痰、火、瘀均可造成阴阳的偏盛偏衰,而历代医家多以阴阳失调作为本病的主要病机。如《素问·生气通天论篇》说:"阴不胜其阳,则脉流薄疾,并乃狂"。又《素问·宣明五气论篇》说:"邪入于阳则狂,邪入于阴则痹,搏阳则为癫疾"。《难经·二十难》

说:"重阳者狂,重阴者癫"。所谓重阴重阳者,医家论述颇不一致。有说阳邪并于阳者为重阳,阴邪并于阴者为重阴;有说三部阴阳脉皆洪盛而牢为重阳,三部阴阳脉皆沉伏而细为重阴;还有认为气并于阳而阳盛气实者为重阳,血并于阴而阴盛血实者为重阴。概言之,两种属阳的因素重叠相加称为重阳,如平素好动、性情暴躁,又受痰火阳邪,此为重阳而病狂;两种属阴的因素重叠相加,称为重阴,如平素好静,情志抑郁,又受痰郁阴邪,此为重阴而病癫。此后在《诸病源候论》《普济方》以及明清许多医家的著述中,也都说明机体阴阳失调,不能互相维系,以致阴虚于下,阳亢于上,心神被扰,神明逆乱而发癫狂。

此外,张仲景《伤寒论》尚有蓄血发狂的记载,应属血瘀一类;由于思虑太过,劳伤心脾,气血两虚,心失所养亦可致病。《医学正传·癫狂痫证》说:"癫为心血不足"。癫狂病的发生还与先天禀赋有关,若禀赋充足,体质强壮,阴平阳秘,虽受七情刺激也只是短暂的情志失畅;反之禀赋素虚,肾气不足,复因惊骇悲恐,意志不遂等七情内伤,则每可引起阴阳失调而发病。禀赋不足而发病者往往具有家族遗传性,其家族可有类似的病史。

五、诊断与鉴别诊断

(一)诊断

1.发病特点

本病发生与内伤七情密切相关,性格暴躁、抑郁、孤僻、易于发怒、胆怯疑虑等,是发病的常见因素;头颅外伤、中毒病史对确定诊断也有帮助。但其主要诊断依据是灵机、情志、行为三方面的失常。所谓灵机即记性、思考、谋虑、决断等方面的功能表现。

2.临床表现

本病的临床症状大致可分为 4 类,兹分述于后。

(1)躁狂症状:如弃衣而走,登高而歌,数天不食而能逾垣上屋,所上之处,皆非其力所能,妄言骂詈,不避亲疏,妄想丛生,毁物伤人,甚至自杀等,其证属实热,为阳气有余的症状。

（2）抑郁症状：如精神恍惚，表情淡漠，沉默痴呆，喃喃自语或语无伦次，秽洁不知，颠倒错乱，或歌或笑，悲喜无常，其证多偏于虚。为阴气有余的症状，或为痰气交阻。

（3）幻觉症状：幻觉是患者对客观上不存在的事物，却感到和真实的一样，可有幻视、幻听、幻嗅、幻触等症。如早在《灵枢·癫狂》就对幻觉症状有明确的记载："目妄见，耳妄闻……善见鬼神"。再如明代李梴《医学入门·癫狂》记有："视听言动俱妄者，谓之邪祟，甚则能言平生未见闻事及五色神鬼"。此处所谓邪祟，即为幻觉症状。

（4）妄想症状：妄想是与客观实际不符合的病态信念，其判断推理缺乏令人信服的根据，但患者坚信其正确而不能被说服。正如《灵枢·癫狂》所说："自高贤也，自辨智也，自尊贵也"。《中藏经·癫狂》也说："有自委曲者，有自高贤者"。此外，还可有疑病、自罪、被害、嫉妒等妄想症状。

这些临床症状不是中毒、热病所致，头颅 CT 及其他辅助检查没有阳性发现。

总之，癫病多见抑郁症状，呆滞好静，其脉多沉伏细弦；狂病多见躁狂症状，多怒好动，其脉多洪盛滑数，这是两者的区别。至于幻觉症状和妄想症状则既可见于癫病，也可见于狂病。

（二）鉴别诊断

1.痫病

痫病是以突然仆倒，昏不知人，四肢抽搐为特征的发作性疾病，与本病不难区分。但自秦汉至金元时代，往往癫、狂、痫同时并称，常常混而不清，尤其是癫病与痫病始终未能明确分清，及至明代王肯堂才明确提出癫狂与痫病的不同。如《证治准绳·癫狂痫总论》说："癫者或狂或愚，或歌或笑，或悲或泣，如醉如痴，言语有头无尾，秽洁不知，积年累月不愈"；"狂者病之发时猖狂刚暴，如伤寒阳明大实发狂，骂詈不避亲疏，甚则登高而歌，弃衣而走，逾垣上屋，非力所能，或与人语所未尝见之事"；"痫病发则昏不知人，眩仆倒地，不省高下，甚而瘛疭抽掣，目上视，或口眼㖞斜，或口作六畜之声"。至此已将癫狂与痫病截然分开，为后世辨证治疗指出了正确方向。

2.谵语、郑声

谵语是因阳明实热或温邪入于营血,热邪扰乱神明,而出现神志不清、胡言乱语的重症。郑声是指疾病晚期心气内损,精神散乱而出现神识不清,不能自主,语言重复,语声低怯,断续重复而语不成句的垂危征象。狂病与谵语、郑声在症状表现上是不同的,如《东垣十书·此事难知集·狂言谵语郑声辨》记有"狂言声大开自与人语,语所未尝见事,即为狂言也。谵语者,合目自语,言所日用常见常行之事,即为谵语也。郑声者,声战无力,不相接续,造字出于喉中,即郑声也"。

3.脏躁

脏躁好发于妇人,其症为悲伤欲哭,数欠伸,像如神灵所作,但可自制,一般不会自伤及伤害他人,与癫狂完全丧失自知力的神志失常不同。

六、辨证

(一)辨证要点

1.癫病审查轻重

精神抑郁,表情淡漠,寡言呆滞是癫病的一般症状,初发病时常兼喜怒无常,喃喃自语,语无伦次,舌苔白腻,此为痰结不深,证情尚轻。若病程迁延日久,则见呆若木鸡,目瞪如愚,灵机混乱,舌苔渐变为白厚而腻,乃痰结日深,病情转重。久则正气日耗,脉由弦滑变为滑缓,终至沉细无力。倘使病情演变为气血两虚,而症见神思恍惚,思维贫乏,意志减退者,则病深难复。

2.狂病明辨虚实

狂病应区分痰火、阴虚的主次先后,狂病初起是以狂暴无知,情感高涨为主要表现,概由痰火实邪扰乱神明而成。病久则火灼阴液,渐变为阴虚火旺之证,可见情绪焦躁,多言不眠,形瘦面赤舌红等症状。这一时期,分辨其主次先后,对于确定治法处方是很重要的。一般说,亢奋症状突出,舌苔黄腻,脉弦滑数者,是痰火为主,而焦虑、烦躁、失眠、精神疲惫,舌质红少苔或无苔,脉细数者,是阴虚为主。至于痰火、阴虚证候出现的先后,则需对上述证候,舌苔、脉象的变化作动态的观察。

(二)证候

1.癫病

(1)痰气郁结。

1)症状:精神抑郁,表情淡漠,寡言呆滞,或多疑虑,语无伦次,或喃喃自语,喜怒无常,甚则忿不欲生,不思饮食。舌苔白腻,脉弦滑。

2)病机分析:因思虑太过,所愿不遂,使肝气被郁,脾失健运而生痰浊。痰浊阻蔽神明,故出现抑郁、呆滞、语无伦次等症;痰扰心神,故见喜怒无常,忿不欲生,又因痰浊中阻,故不思饮食。苔腻、脉滑皆为气郁痰结之征。

(2)气虚痰结。

1)症状:情感淡漠,不动不语,甚则呆若木鸡,目瞪如愚,傻笑自语,生活被动,灵机混乱,甚至目妄见,耳妄闻,自责自罪,面色萎黄,便溏溲清。舌质淡,舌体胖,苔白腻,脉滑或脉弱。

2)病机分析:癫久正气亏虚,脾运力薄而痰浊益甚。痰结目深,心窍被蒙,故情感淡漠而呆若木鸡,甚至灵机混乱,出现幻觉症状;脾气日衰故见面色萎黄,便溏、溲清诸症。舌淡胖,苔白腻,脉滑或弱皆为气虚痰结之征。

(3)气血两虚。

1)病程漫长,病势较缓,面色苍白,多有疲惫不堪之象,神思恍惚,心悸易惊,善悲欲哭,思维贫乏,意志减退,言语无序,魂梦颠倒。舌质淡,舌体胖大有齿痕,舌苔薄白,脉细弱无力。

2)病机分析:癫病日久,中气渐衰,气血生化乏源,故面色苍白,肢体困乏,疲惫不堪;因心血内亏,心失所养,可见神思恍惚,心悸易惊,意志减退诸症。舌胖,脉细是气血俱衰之征。

2.狂病

(1)痰火扰心。

1)症状:起病急,常先有性情急躁,头痛失眠,两目怒视,面红目赤,突然狂暴无知,情感高涨,言语杂乱,逾垣上屋,气力逾常,骂詈叫号,不避亲疏,或毁物伤人,或哭笑无常,登高而歌,弃衣而走,渴喜冷饮,便秘溲赤,不食不眠。舌质红绛,苔多黄腻,脉弦滑数。

2)病机分析:五志化火,鼓动阳明痰热,上扰清窍,故见性情急躁、头痛失眠;阳气独盛,扰乱心神,神明昏乱,症见狂暴无知,言语杂乱,骂詈不避亲疏;四肢为诸阳之本,阳盛则四肢实,实则登高、逾垣、上屋,而气力超乎寻常。舌绛苔黄腻,脉弦而滑数,皆属痰火壅盛,且有伤阴之势。以火属阳,阳主动,故起病急骤而狂暴不休。

(2)阴虚火旺。

1)症状:狂病日久,病势较缓,精神疲惫,时而躁狂,情绪焦虑、紧张,多言善惊,恐惧而不稳,烦躁不眠,形瘦面红,五心烦热。舌质红,少苔或无苔,脉细数。

2)病机分析:狂乱躁动日久,必致气阴两伤,如气不足则精神疲惫,仅有时躁狂而不能持久。由于阴伤而虚火旺盛,扰乱心神,故症见情绪焦虑,多言善惊,烦躁不眠,形瘦面红等。舌质红,脉细数,也为阴虚内热之征。

(3)气血凝滞。

1)症状:情绪躁扰不安,恼怒多言,甚则登高而歌,弃衣而走,或目妄见,耳妄闻,或呆滞少语,妄思离奇多端,常兼面色暗滞,胸胁满闷,头痛心悸,或妇人经期腹痛,经血紫黯有块。舌质紫黯有瘀斑,舌苔或薄白或薄黄,脉细弦,或弦数,或沉弦而迟。

2)病机分析:本证由血气凝滞使脑气与脏腑气不相接续而成,若瘀兼实热,苔黄,脉弦致,多表现为狂病;若瘀兼虚寒,苔白,脉沉弦而迟,多表现为癫病。但是无论属狂属癫,均以血瘀气滞为主因。

七、治疗

(一)治疗原则

1.解郁化痰,宁心安神

癫病多虚,为重阴之病,主于气与痰,治疗宜解郁化痰,宁心安神,补养气血为主要治则。

2.泻火逐痰,活血滋阴

狂病多实,为重阳之病,主于痰火、瘀血,治疗宜降其火,或下其痰,或化其瘀血,后期应予滋养心肝阴液,兼清虚火。

概言之,癫病与狂病总因七情内伤,使阴阳失调,或气并于阳,或血并于阴而发病,故治疗总则以调整阴阳,以平为期,如《素问·生气通天论篇》所说:"阴平阳秘,精神乃治"。

(二)治法方药

1.癫病

(1)痰气郁结。

1)治法:疏肝解郁,化痰开窍。

2)方药:逍遥散合涤痰汤加减。药用柴胡配白芍疏肝柔肝,可加香附、郁金以增理气解郁之力,其中茯苓、白术可以健脾化浊。涤痰汤为二陈汤增入胆南星、枳实、人参、石菖蒲、竹茹而成,胆南星、竹茹辅助二陈汤化痰,石菖蒲与郁金可以开窍,枳实配香附可以理气,人参可暂去之。

单用上方恐其效力不达,须配用十香返生丹,每服 1 丸,日服两次,是借芳香开窍之力,以奏涤痰散结之功;若癫病因痰结气郁而化热者,症见失眠易惊,烦躁不安而神志昏乱,舌苔转为黄腻,舌质渐红,治当清化痰热,清心开窍,可用温胆汤送服至宝丹。

(2)气虚痰结。

1)治法:益气健脾,涤痰宣窍。

2)方药:四君子汤合涤痰汤加减。药用人参、茯苓、白术、甘草四君益气健脾以扶正培本。再予半夏、胆南星、橘红、枳实、石菖蒲、竹茹涤除痰涎,可加远志、郁金,既可理气化痰,又能辅助石菖蒲宣开心窍。

若神思迷惘,表情呆钝,症情较重,是痰迷心窍较深,治宜温开,可用苏合香丸,每服 1 丸,日服两次,以豁痰宣窍。

(3)气血两虚。

1)治法:益气健脾,养血安神。

2)方药:养心汤加减。方中人参、黄芪、甘草补脾益气;当归、川芎养心血;茯苓、远志、柏子仁、酸枣仁、五味子宁心神;更有肉桂引药入心,以奏养心安神之功。

若兼见畏寒蜷缩,卧姿如弓,小便清长,下利清谷者,属肾阳不足,应加入温补肾阳之品,如补骨脂、巴戟天、肉苁蓉等。

2.狂病

(1)痰火扰心。

1)治法:泻火逐痰,镇心安神。

2)方药:泻心汤合礞石滚痰丸加减。方中大黄、黄连、黄芩苦寒直折心肝胃三经之火,知母滋阴降火而能维护阴液,佐以生铁落镇心安神。礞石滚痰丸方用青礞石、沉香、大黄、黄芩、朴硝,逐痰降火,待痰火渐退,礞石滚痰丸可改为包煎。

胸膈痰浊壅盛,而形体壮实,脉滑大有力者,可采用涌吐痰涎法,三圣散治之,方中瓜蒂、防风、藜芦三味,劫夺痰浊,吐后如形神俱乏,当以饮食调养。阳明热结,躁狂谵语,神志昏乱,面赤腹满,大便燥结,舌苔焦黄起刺或焦黑燥裂,舌质红绛,脉滑实而大者,宜先服大承气汤急下存阴,再投凉膈散加减清以泻实火;病情好转而痰火未尽,心烦失眠,哭笑无常者,可用温胆汤送服朱砂安神丸。

(2)阴虚火旺。

1)治则:滋阴降火,安神定志。

2)方药:选用二阴煎加减,送服定志丸。方中生地黄、麦门冬、玄参养阴清热;黄连、木通、竹叶、灯心草泻热清心安神;可加用白薇、地骨皮清虚热;茯神、炒酸枣仁、甘草养心安神。定志丸方用人参、茯神、石菖蒲、甘草,其方健脾养心,安神定志,可用汤药送服,也可布包入煎。

若阴虚火旺兼有痰热未清者,仍可用二阴煎适当加入全瓜蒌、胆南星、天竺黄等。

(3)气血凝滞。

1)治则:活血化瘀,理气解郁。

2)方药:选用癫狂梦醒汤加减,送服大黄䗪虫丸。方中重用桃仁合赤芍活血化瘀,还可加用丹参、红花、水蛭以助活血之力;柴胡、香附理气解郁;青陈皮、大腹皮、桑白皮、苏子行气降气;半夏和胃,甘草调中。

如蕴热者可用木通加黄芩以清之；兼寒者加干姜、附子助阳温经。大黄䗪虫丸方用大黄、黄芩、甘草、桃仁、杏仁、芍药、干生地黄、干漆、虻虫、水蛭、蛴螬、䗪虫。可祛瘀生新,攻逐蓄血,但需要服用较长时期。

(三)其他治法

1.单方验方

(1)黄荛花:取花蕾及叶,晒干研粉,成人每天服 1.5～6 g,饭前一次服下,10～20 天为 1 个疗程,主治狂病属痰火扰心者。一般服后有恶心、呕吐、腹泻等反应,故孕妇、体弱、素有胃肠病者忌用。

(2)巴豆霜:1～3 g,分 2 次间隔半小时服完,10 次为 1 个疗程,一般服用 2 个疗程,第 1 个疗程隔天 1 次,第 2 个疗程隔两日 1 次。主治狂病,以痰火扰心为主者。

2.针灸

取穴以任督二脉、心及心包经为主,其配穴总以清心醒脑,豁痰宣窍为原则,其手法多采用 3 人或 5 人同时进针法,狂病多用泻法,大幅度捻转,进行强刺激,癫病可用平补平泻的手法。

(1)癫病主方:①中脘、神门、三阴交。②心俞、肝俞、脾俞、丰隆。两组可以交替使用。

(2)狂病主方:①人中、少商、隐白、大陵、丰隆。②风府、大椎、身柱。③鸠尾、上脘、中脘、丰隆。④人中、风府、劳宫、大陵。每次取穴一组,4 组穴位可以轮换使用。狂病发作时,可独取两侧环跳穴,用四寸粗针,行强刺激,可起安神定志作用。

3.灌肠疗法

痰浊蒙窍的癫病:以生铁落、牡蛎、石菖蒲、郁金、胆南星、法半夏、礞石、黄连、竹叶、灯心草、赤芍、桃仁、红花组方,先煎生铁落、礞石 30 分钟,去渣加其他药物煎 30 分钟,取汁灌肠。

4.饮食疗法

(1)心脾不足者:黄芪莲子粥,取黄芪,文火煎 10 分钟,去渣,入莲子、粳米,煮粥。

(2)心肾不交者:百合地黄粥。生地黄切丝,煮 1～2 分钟,去渣,入百合,粳米煮成粥,加蜂蜜适量。

八、转归及预后

癫病属痰气郁结而病程较短者,及时祛除壅塞胸膈之痰浊,复以理气解郁之法,较易治愈;若病久失治,则痰浊日盛而正气日虚,乃成气虚痰结之证;或痰郁化热,痰火渐盛,转变为狂病。

气虚痰结证如积极调治,使痰浊渐化,正气渐复,则可以向愈,但较痰气郁结证易于复发。若迁延失治或调养不当,正气愈虚而痰愈盛,痰愈盛则症愈重,终因灵机混乱,日久不复而成废人。

气血两虚治以扶正固本,补养心脾之法,使气血渐复,尚可向愈,但即使病情好转,也多情感淡漠,灵机迟滞,工作效率不高,且复发机会较多。

狂病骤起先见痰火扰心之证,急投泻火逐痰之法,病情多可迅速缓解;若经治以后,火势渐衰而痰浊留恋,深思迷惘,其状如癫,乃已转变为癫病。如治不得法或不及时,致使真阴耗伤,则心神昏乱日重,其证转化为阴虚火旺,若此时给予正确的治疗,使内热渐清而阴液渐复,则病情可向愈发展。如治疗失当,则火愈旺而阴愈伤,阴愈亏则火愈亢,以致躁狂之症时隐时发,时轻时重。

另外,火邪耗气伤阴,导致气阴两衰,则迁延难愈。狂病日久出现气血凝滞,治疗得法,血瘀征象不断改善,则癫狂症状也可逐渐好转。若病久迁延不愈,可形成气血阴阳俱衰,灵机混乱,预后多不良。

九、预防与护理

癫狂之病多由内伤七情而引起,故应注意精神调摄。

在护理方面,首先应正确对待患者的各种病态表现,不应讥笑、讽刺,要关心患者。

(1)对于尚有一些适应环境能力的轻证患者,应注意调节情志活动,如以喜胜忧,以忧胜怒等。

(2)对其不合理的要求应耐心解释,对其合理的要求应尽量满足。

（3）对重证患者的打人、骂人、自伤、毁物等症状，要采取防护措施，注意安全，防止意外。

（4）对于拒食患者应找出原因，根据其特点进行劝导、督促、喂食或鼻饲，以保证营养。

（5）对有自杀、杀人企图或行为的患者，必须严密注意，专人照顾，并将危险品如刀、剪、绳、药品等严加收藏，注意投河、跳楼、触电等意外行为。

第十节 头　　痛

头痛是指由于外感或内伤而引起，导致脉络不畅或失养，清窍不利，以患者自觉头部疼痛为特征的一种常见病证。本病可单独出现，也可见于多种急、慢性疾病过程中，有时亦是某些相关疾病加重或恶化的先兆。若头痛属某一疾病过程中所出现的兼症，则不属本节讨论范围。

头痛之记载源于《黄帝内经》，在《素问·风论》中称之为"脑风""首风"，提出外感内伤均可导致本病发生，如《素问·风论》曰："新沐中风，则为首风"；《素问·五藏生成》云："是以头痛癫疾，下虚上实。"并指出六经病变皆可导致头痛。

汉代张仲景在《伤寒论》中指出了太阳病、阳明病、少阳病、厥阴病头痛的见证，创立了不同头痛的治疗方药。李东垣在《东垣十书》中将头痛分为外感与内伤两类，根据病因和症状不同，指出头痛有湿热头痛、偏头痛、真头痛、气虚头痛、血虚头痛、厥逆头痛等，还在《黄帝内经》和《伤寒论》的基础上，补充了太阴头痛和少阴头痛，为头痛分经用药奠定了基础。

《丹溪心法·头痛》中又提出了痰厥头痛和气滞头痛，并指出头痛"如不愈各加引经药，太阳川芎，阳明白芷，少阳柴胡，太阴细辛，厥阴吴茱萸"，至今对临床仍有指导意义。

部分医著中还有"头风"的记载,实际上仍属于头痛。如《证治准绳·头痛》说:"医书多分头痛、头风为二门,然一病也,但有新久去留之分耳。浅而近者名头痛,其痛卒然而至,易于解散速安也;深而远者为头风,其痛作止不常,愈后遇触复发也。皆当验其邪所从来而治之。"

清代医家王清任在《医林改错·头痛》中论述血府逐瘀汤证时说:"头痛无表证,无里证,无气虚、痰饮等证,忽犯忽好,百方不效,用此方一剂而愈。"提出了瘀血导致头痛的学说。至此,对头痛的辨证施治理论已基本完备。

头痛见于西医学之内、外、精神、神经、五官等各科疾病中。本节主要讨论内科范畴的头痛,如血管性头痛、紧张性头痛、三叉神经痛、外伤后头痛、神经官能症等,其他各科头痛也可参考本节内容辨证论治。

一、病因、病机

头痛的发生是因外感或内伤导致邪扰清窍,或脉络失养而为病。外感者以风邪为主,内伤者与肝、脾、肾关系密切。

(一)感受外邪

多由起居不慎,感受风寒湿热之邪,邪壅经络,气血受阻而发为头痛。因风为百病之长,"伤于风者,上先受之""巅高之上,惟风可到",故六淫之中以风邪为主要病因。

若夹寒邪,寒凝血滞,脉络不畅,不通则痛;若夹热邪,风热上炎,侵扰清窍而为头痛;若夹湿邪,风伤于巅,湿困清阳,蒙蔽清空而为头痛。若感湿较重,湿邪困脾,尚可致痰湿内生,清窍蒙蔽,形成外感与内伤并存。

(二)情志内伤

情志不遂,忧郁恼怒,肝失疏泄,郁而化火,上扰清窍,可发为头痛;若火郁日久,火盛伤阴,肝失濡养,肾精被伐,肝肾精血不能上承,也可引发头痛。

(三)先天不足或房事不节

先天禀赋不足或纵欲过度,可使肾精亏虚。肾主骨生髓,脑为髓海,肾精亏损日久,可致髓海空虚而为头痛。少数肾虚头痛与阴损及阳、清阳不升有关。

(四)饮食劳倦或久病体虚

饮食不节或劳倦过度可使中焦脾胃受伤,脾为气血生化之源,脾虚气血生化乏源,气血不能上荣脑髓脉络,则发为头痛。

久病、产后、失血等也可形成营血亏损,脑髓失充,脉络失荣而头痛。若脾失健运,痰湿内生,痰浊闭阻清窍,清阳不升,又可形成痰浊头痛。

(五)头部外伤或久病入络

跌仆闪挫,头部外伤,或久痛不解,均可导致气滞血瘀,脑络痹阻,不通则痛;久病瘀血不去,新血不生,常在瘀血之中夹有血虚,形成虚实错杂之证。

总之,头痛的病位虽在头,但病变涉及脾、肝、肾等脏腑,风、火、痰、瘀、虚为致病之主要因素,脉络阻闭、清窍失养为其主要病机。

二、诊断

(一)诊断要点

1.病史

常有感受外邪、情志不遂、劳倦过度、头部外伤等诱因,或有反复发作病史。疼痛持续时间、发作频率、疼痛轻重等常与病程有关。病程长者多发作频繁、持续时间长、疼痛重;病程短者多偶尔发作、持续时间短、疼痛轻。

2.临床特征

突然发病或反复发作,以前额、额颞、巅顶、顶枕部或全头部疼痛为主症,多表现为跳痛、胀痛、昏痛、刺痛、隐痛等。有突然而作,痛无休止者;也有反复发作,时痛时止者;头痛发作可持续数分钟、数小时、数天或数周不等。

(二)辅助检查

外感头痛可伴有血常规异常,内伤头痛常有血压改变,必要时做脑脊液、脑电图检查,有条件者可做经颅多普勒、颅脑 CT 和 MRI 等检查,以排除器质性疾病。

(三)类证鉴别

本病应与下列头痛症状突出的疾病鉴别。

1.真头痛

表现为突然剧烈头痛,或持续痛而阵发加重,甚至呈喷射状呕吐不已,以致肢厥、抽搐,是临床急重症之一。

2.眩晕

眩晕与头痛可单独出现。也可同时出现。眩晕以头晕眼花,站立不稳,甚则天旋地转为主要特征,多为虚证,以内伤为主要病因;头痛以头部疼痛为主,多为实证,其病因有外感和内伤之分。

三、辨证要点

(一)辨疼痛轻重

一般来说,以外感者疼痛较重,内伤者疼痛较轻;寒厥头痛、偏头痛较重,气虚、血虚、肝肾阴虚头痛较轻;气虚头痛早晨加重;血虚头痛午后加重。

(二)辨疼痛性质

痰湿头痛多重坠或胀;肝火头痛多跳痛;寒厥头痛刺痛伴有寒冷感;阳亢者头痛而胀;气血、肝肾阴虚者隐痛绵绵或空痛。

(三)辨部位

前额为阳明头痛,后部为太阳头痛,两侧为少阳头痛,巅顶为厥阴头痛。一般气血亏虚、肝肾阴虚以全头作痛为多;阳亢者痛在枕部,多连颈肌;寒厥者痛在巅顶;肝火者痛在两颞。

(四)辨影响因素

气虚头痛与过劳有关;肝火头痛因情志波动而加重;寒湿头痛常随天气变化而变化;肝阳上亢头痛常因饮酒或暴食而加重;肝肾阴虚者每随失眠加重而加重;偏头痛者常遇风寒则痛发。

(五)辨外感内伤

外感头痛起病急,一般疼痛较重,多表现为跳痛、灼痛、重痛、掣痛、胀痛,痛无休止,多有感邪病史,属实证;内伤头痛起病缓,一般疼痛较轻,多表现为隐痛、昏痛、空痛,痛势悠悠,时作时止,遇劳或情志刺激加重,属虚证或虚实错杂证。

四、中药治疗

本病的发生是因脉络瘀阻或清窍失养而成,因此治疗时须以缓急止痛为基本原则。外感者宜祛邪活络,内伤者宜调理脏腑气血阴阳;实证者攻邪为主,虚证者补虚为要。

(一)外感头痛

1.风寒头痛

(1)证候:起病较急,头痛剧烈,连及项背,恶风畏寒,遇风尤剧,口淡不渴;舌淡苔薄白,脉多浮紧。

(2)证候分析:本证以风寒侵袭,脉络瘀阻为主要病机。寒性收引凝滞,风寒袭表,脉络瘀阻较甚,故头痛剧烈;风寒首犯太阳,太阳主一身之表,故见恶风畏寒、脉浮紧等表证;太阳经脉布于项背,故痛连项背;口淡不渴、脉浮紧均为风寒外袭之征。本证以头痛剧烈,连及项背,遇风尤剧,脉浮紧为辨证要点。

(3)治法:疏风散寒。

(4)方药:川芎茶调散加减。若风寒表证明显,重用川芎,加苏叶、生姜,减薄荷;鼻塞者加苍耳子、辛夷;素体阳虚,恶寒较重者,加制川乌、麻黄、桂枝。

若巅顶头痛,干呕,吐涎沫,甚则四肢厥冷,苔白,脉弦,为寒犯厥阴,治当温散厥阴寒邪,宜用吴茱萸汤加半夏、藁本、川芎。

若头痛、背冷、脉沉细或弦紧,为寒邪客于少阴,治当温散少阴寒邪,宜用麻黄附子细辛汤加白芷、川芎。

2.风热头痛

(1)证候:头胀痛,甚则头痛如裂,发热或恶风,口渴喜饮,面红目赤,便秘溲黄;舌红苔黄,脉浮数。

(2)证候分析:本证以风热上扰清窍,脑络失和为主要病机。风热上扰,故见头胀痛,甚则头痛如裂;风热袭表,故见发热或恶风,口渴喜饮;热伤津液,故见便秘溲黄;面红目赤、舌红苔黄、脉浮数均为风热袭表之象。本证以头胀痛,甚则头痛如裂,发热或恶风,舌红苔黄,脉浮数为辨证要点。

(3)治法:疏风清热。

(4)方药:芎芷石膏汤加减。热盛者去藁本,改用黄芩、薄荷、蔓荆子、山栀子辛凉清热;若热盛伤津,症见舌红少津,加知母、麦冬、石斛、天花粉清热生津;若大便秘结,口舌生疮,腑气不通者,合用黄连上清丸,以苦寒通腑泄热。

3.风湿头痛

(1)证候:头痛如裹,肢体困重,胸闷纳呆,腹胀,或大便稀溏;苔白腻,脉濡滑。

(2)证候分析:本证以风湿上蒙清窍,阻遏清阳为主要病机。湿性黏滞,易阻遏阳气,而头又为诸阳之会,故风湿最易致清阳不升而出现头痛如裹,肢体困重;湿邪最易困阻脾胃,故见胸闷纳呆,腹胀,便溏;苔白腻,脉濡滑均为湿象。本证以头痛如裹,肢体困重,苔白腻,脉濡滑为辨证要点。

(3)治法:祛风胜湿。

(4)方药:羌活胜湿汤加减。若症见胸闷纳呆、便溏,证属湿浊中阻,加苍术、厚朴、陈皮等燥湿宽中;若恶心呕吐者,加生姜、半夏、藿香等化浊降逆止呕;若身热汗出不畅,胸闷口渴,为暑湿所致,宜用黄连香薷饮加藿香、佩兰等清暑化湿。

(二)内伤头痛

1.肝阳头痛

(1)证候:头胀痛,眩晕,心烦易怒,或兼胁痛,夜寐不宁,口干口苦;舌红苔薄黄,脉沉弦有力。

(2)证候分析:本证的病机主要是肝阳上亢,风阳上扰。虚阳亢于上,气血并走于头面,故见头胀痛;阳亢生风,故见眩晕;阳热有余,故见心烦易怒,夜寐不宁,口干口苦;舌红苔薄黄、脉沉弦有力均属肝阳上亢之征。本证以头胀痛,眩晕,舌红苔薄黄,脉沉弦有力为辨证要点。

(3)治法:平肝潜阳。

(4)方药:天麻钩藤饮加减。眩晕重者加生龙牡以加强重镇潜阳之力;若头痛朝轻暮重,或遇劳加剧,脉弦细,舌红苔薄少津,属肝肾阴虚,酌加生地黄、何首乌、女贞子、枸杞子、旱莲草滋养肝肾;失眠重者,加枣仁、柏子仁,配合琥珀粉冲服。

2.痰浊头痛

(1)证候:头痛昏蒙,胸脘痞闷,呕恶痰涎;苔白腻,脉沉弦或沉滑。

(2)证候分析:本证的病机主要是痰浊中阻,上蒙清窍。痰为阴邪,易阻滞气机,并可随气升降,若痰浊内盛,既可阻滞清阳上升,又可占据阳位而上蒙清窍,故可引起头痛昏蒙;痰湿中阻脾胃,脾失健运,升降失和,故见胸脘痞闷,呕恶痰涎;苔白腻、脉滑均为痰浊内盛之征。本证以头痛昏蒙,胸脘痞闷,呕恶,苔白腻为辨证要点。

(3)治法:健脾化痰,降逆止痛。

(4)方药:半夏白术天麻汤加减。若痰郁化热显著,症见舌苔黄腻、口干苦,加竹茹、枳实、黄芩清热燥湿化痰;胸脘痞闷重,加厚朴、枳壳、瓜蒌;呕恶痰涎,加生姜、砂仁、藿梗。

3.瘀血头痛

(1)证候:头痛如刺,固定不移,经久不愈,或头部有外伤史;舌紫或有瘀斑、瘀点,苔薄白,脉沉细或细涩。

(2)证候分析:本证的病机主要是瘀血阻窍,络脉不通,不通则痛。瘀血为有形之邪,阻滞经络较甚,故见头痛固定,痛如锥刺;瘀血化解较难,故多病势缠绵,经久不愈;舌紫脉涩均为瘀血之征。本证以头痛如刺,固定不移,舌紫或有瘀斑、瘀点,苔薄白,脉沉细或细涩为辨证要点。

(3)治法:活血化瘀通窍。

(4)方药:通窍活血汤加减。头痛日久酌加全蝎、蜈蚣等虫类药搜逐风邪、活络止痛;病久多伴气血两虚,可加四君子汤健脾益气,另加当归养血活血,以助活络化瘀之力;若因受风寒而头痛加重,可加细辛、桂枝,待痛缓再予调理。

4.血虚头痛

(1)证候:头痛而晕,心悸不宁,失眠多梦,面色萎黄;舌淡苔薄白,脉沉细而弱。

(2)证候分析:本证的病机主要是营血不足,脑络失养。"血主濡之",血对各脏腑组织具有营养作用,血虚头目失养则头痛而晕;心失所养则心悸失眠多梦;肌肤失养则面色萎黄;舌淡苔薄白、脉沉细而弱也是血虚之征。本证以头痛眩晕,心悸失眠多梦,舌淡苔薄白,脉沉细而弱为辨证要点。

(3)治法:养血疏风止痛。

(4)方药:加味四物汤加减。方以四物汤加菊花、蔓荆子组成,具有养血疏风之功,临证可酌加阿胶、龟板胶、鸡子黄等血肉有情之品;若心悸失眠,加龙眼肉、枣仁、远志、茯神;兼气虚者,加党参、黄芪,或以八珍汤加减;本证常有食少纳呆等脾虚见症,可酌加山楂、麦芽、神曲等助运化,以促气血化生。

5.气虚头痛

(1)证候:头痛绵绵,遇劳则重,神疲乏力,面色㿠白,自汗,气短,畏风,食欲缺乏;舌淡苔薄,脉细无力。

(2)证候分析:本证病机主要是气虚清阳不升,清窍失养。头为诸阳之会,清阳不升,头目失养,故头痛绵绵,面色㿠白;劳则气耗,故遇劳则重;气虚运化无力,故食欲缺乏;气虚鼓动无力,故神疲乏力,气短;气虚卫外不固,故自汗,畏风;舌淡苔薄、脉细无力亦气虚之象。本证以头痛绵绵,遇劳加重,神疲乏力,舌淡苔薄,脉细无力为辨证要点。

(3)治法:益气升清。

(4)方药:顺气和中汤加减。以补中益气汤加细辛、蔓荆子、川芎组成,有益气升清止痛之功,为气虚头痛的有效方剂。自汗、气短、畏风者加五味子、煅牡蛎,或配合玉屏风散常服;若心悸失眠,属气血两虚,可加龙眼肉、枣仁、茯神,待痛减以归脾丸善后。

6.肾虚头痛

(1)证候:头空痛,眩晕,耳鸣少寐,腰痛酸软,遗精,带下,神疲乏力;舌红少苔,脉沉细无力。

(2)证候分析:本证的病机主要是肾精亏虚,髓海不足,脑失所养。脑为髓海,肾主骨生髓,肾虚髓海空虚,故头空痛、眩晕;肾虚腰府失养,故腰痛酸软、耳鸣少寐;肾气亏虚,精关、带脉不固,故遗精、带下;舌红少苔,脉沉细无力均为肾虚之象。本证以头空痛,眩晕,耳鸣少寐,舌红少苔,脉沉细无力为辨证要点。

(3)治法:补肾养阴。

(4)方药:大补元煎加减。眩晕重者加菊花、枸杞子、钩藤;遗精或带下者加芡实、煅牡蛎、益智仁;耳鸣重者加磁石、生龙骨、珍珠母;待病情好转,可常服杞菊地黄丸或六味地黄丸补肾阴、潜肝阳以巩固疗效。

若肾虚头痛属肾阳不足者,多伴畏寒肢冷,小便清长,舌淡胖,脉沉细,可用右归丸加减以温补肾阳、填精补髓。若兼见外感寒邪者,可予麻黄附子细辛汤。

上述各证的治疗应根据头痛部位而选用不同的引经药,如太阳头痛选羌活、防风;少阳头痛选用川芎、柴胡;阳明头痛选白芷、葛根;太阴头痛选用苍术;少阴头痛选用细辛;厥阴头痛选吴茱萸、藁本等。

此外,临床可见头痛如雷鸣,头面起核或憎寒壮热,名曰"雷头风",多为湿热夹痰所致,宜用清震汤加味以清宣升散、除湿化痰。

另外还有偏头风,其病暴发,痛势甚剧,或左或右,或连及眼、齿,痛止如常人,又称偏头痛,此多为肝经风火所致,治宜平肝熄风为主,可予天麻钩藤饮或羚角钩藤汤。

五、其他疗法

(1)风热头痛用银翘解毒片(丸)、羚翘解毒片、桑菊感冒冲剂、维 C 银翘片等。

(2)风湿头痛用藿香正气丸(水、液、软胶囊)等。

(3)气虚头痛用补中益气丸等。

(4)肾虚头痛用六味地黄丸、肾气丸、左归丸、右归丸等。

(5)血虚头痛用归脾丸等。

六、预防与调护

(1)头痛在急性发作期应适当休息,保证睡眠,不宜食用炸烤辛辣等厚味生热助火食物,同时限制烟酒。

(2)若患者精神紧张,情绪不稳,宜疏导劝慰以稳定情绪。

(3)在头痛缓解后应注意情志、饮食及寒温等的调护,以防复发。

(4)可根据中医辨证运用食疗、气功等辅助治疗。

第十一节 郁　证

一、病名本义

郁证由情志不舒、气机郁滞所致,是以心情抑郁,情绪不宁,胸部满闷,胁肋胀痛,或易怒喜哭,或咽中如有异物梗塞等症为主要表现的一类病证。

根据郁证的临床表现及其以情志内伤为致病原因的特点,主要见于西医学的神经衰弱、癔症及焦虑症等。另外,也见于更年期综合征及反应性精神疾病。

二、病名沿革

郁字有积滞、蕴结等含义。郁的概念最早见于《黄帝内经》,如《素问·六元正纪大论》中阐述了五常之气太过不及郁而可致土郁、木郁、金郁、火郁、水郁之发。《金匮要略·妇人杂病脉证并治》记载了属于郁证的脏躁及梅核气两种病证。金元时代,《丹溪心法·六郁》已将郁证列为一个专篇,指出:"气血冲和,万病不生,一有怫郁,诸病生焉。故人身诸病,多生于郁。"明代虞抟在《医学正传·郁证》首先采用"郁证"作为病证名称。赵献可在《医贯·郁病论》指出:

"凡病之起,多由于郁。郁者,抑而不通之义。"强调了七情致郁的理论,明确了郁证的范围。

三、历代论述

《素问·六元正纪大论》曰:"五运之气,……郁极乃发,待时而作也。"论述了外感六淫而致郁。另外,《黄帝内经》中也有关于情志致郁的论述。

《金匮要略·妇人杂病脉证并治》记载了属于郁证的脏躁及梅核气两种病证,并观察到这两种病证多发于女性,创制的半夏厚朴汤、甘麦大枣汤等治疗方剂沿用至今。《诸病源候论·气病诸候·结气候》说:"结气病者,忧思所生也。心有所存,神有所止,气留而不行,故结于内。"指出忧思会导致气机郁结。金元朱震亨首倡气郁、血郁、痰郁、湿郁、火郁、食郁的六郁理论。并强调了气郁为先,相因为病的病机演变规律。《丹溪心法·六郁》曰:"故人生诸病,多生于郁","郁者,结聚而不得发越也,当升者不得升,当降者不得降,当变化者不得变化也,此为传化失常,六郁之病见矣。"明代张介宾提出了"因病而郁"和"因郁而病"的观点。清代王清任对郁证中血行郁滞的病机作了必要的强调,对于活血化瘀法在治疗郁证中的应用作出了贡献。

近代医家大多认为,郁证的病因主要是情志内伤,病机主要为肝失疏泄,脾失健运,心失所养及脏腑阴阳气血失调。郁病初起病变以气滞为主,常兼血瘀、郁火、痰结、食滞等,多属实证。病久则由实转虚,随其影响的脏腑及损耗气血阴阳的不同,而形成心、脾、肝、肾亏虚的不同病变。

四、新说探讨

(一)进一步明确情志失调是郁证的主要病因

《黄帝内经》首先把情志不畅作为郁证发病的原因之一,后世认识到情志因素在郁证发病上的重要性。如朱丹溪所说:"气血冲和,万病不生,一有怫郁,诸病生焉","郁为七情不舒,遂成气结,既郁日久,变生多端"。随着社会工业化、城市化的发展,人口结构、家庭结构、文化教育、价值观念的改变,近代更加重视心理社会因素与精神疾病的关系,进一步明确情志失调是郁证发病的主要原因。如社会秩序、伦理、人际关系、生活环境、经济状况、事业得失、名誉地位等引起情志变动,都可成为郁证的病因。

(二)五脏受害,气机失调是郁证的基本病变

《素问·阴阳应象大论篇》说:"人有五脏化五气,以生喜怒悲忧恐。"一旦情志不遂,太过与不及,皆可引起五脏气机壅滞,升降失常。郁证病变以肝、心、脾、脑为主,还涉及肺、肾、胆、胃、女子胞等脏腑。近代中医认为,郁证的产生与神经系统、内分泌系统、免疫系统、循环系统和胆汁的分泌异常有关,这与中医认为郁证的基本病变是五脏受害,气机失调颇为相近。

(三)郁证属形神失调疾病

形为神之宅,神乃形之主;形衰则神无所主,神乱则形有所伤。若离开形神学说就无法认识郁证的病因学说。"凡病无不起于郁者,如气运之乖和也,则五郁之病生。"各种致病因素如六淫、七情、饮食、劳倦等,其致病特点各有不同,然而无不表现在伤形、伤神两方面。形神合一则五脏六腑的阴阳和谐、气血充盈,而神明昌盛,情志畅达。形神失调则五脏功能失调、气血紊乱而诱发郁证。

传统中医有"因郁致病"和"因病致郁"学说,因郁致病是郁证的主要发病过程,是由伤神到伤形;因病致郁是郁证的另一发病过程,是由伤形(躯体脏腑)到伤神。郁有两层含义:一是指情志怫郁,闷闷不乐,心境低落,抑郁不欢,这是心理精神层面上的含义;二是指脏腑气机郁滞,尤指肝气郁滞,这是生理病理方面的改变,为躯体生物层面的含义。中医认为,心身是统一的,心身二者相互影响,即可"因郁致病"也可"因病致郁"。木郁论始于情绪,心肾不交是其发生的根本原因,肝失疏泄是其中介环节。广义的郁证,包括《黄帝内经》所言"五气"之郁,涵盖外感和内伤等各种因素引起的脏腑经络气血郁滞的病证。狭义的郁证,指以情志不舒为病因,气机郁滞为基本病变的病证。当今临床,因病致郁和因郁致病都相当常见,而且还常形成恶性循环。

(四)重视郁证虚实夹杂及虚实转化

郁证之实证多属初郁不久、体质壮实、病变部位浅、病种单纯者;郁证之虚证多属久郁不解,或禀赋体弱,或原有宿疾,病变部位较深,病种复杂者,后者多虚中夹实。初在气机失调,再由气及血,由气滞到血瘀,进而导致湿、痰、热、食相因或相兼为病。病久正气受损,伤及心脾肾等脏,甚至可导致虚损重症。本病虽以气、血、湿、痰、火、食六郁邪实为主,但病延日久则易由实转虚,如火郁伤阴而导致阴虚火旺、心肾阴虚之证;或因脾伤,气血生化不足,心神失养,而导致心脾两虚之证。如《类证治裁·郁证》说:"七情内起之郁,始而伤气,继必及血,终乃成劳。"

五、治疗思路研究

(一)疏肝解郁

凡因抑郁恼怒,情志不舒、气机不畅而致肝郁气滞证,可用疏肝解郁法。肝郁气滞为郁证初期常见证型,疏肝解郁法为治疗的基本法则。木郁达之,郁证多从肝论治,贵在疏肝理气。《证治汇补》提出:"郁病虽多,皆因气不周流,法当顺气为先。"

(二)化痰散郁

土郁夺之,即疏理脾胃,化痰祛湿。常选香砂平胃之方。病久脾虚则以香砂六君健脾理气化湿;偏寒湿则投实脾饮温阳化湿;偏湿热则用香连丸;腹满便秘宜用承气汤类化裁。

(三)泄热开郁

火郁发之,旨在清降发泄,刘河间倡"火热致郁"论,认为火性炎上,夹痰、夹湿、夹瘀、动血,故以"双解散"发火郁而清里热,李东垣用"升阳散火汤"益中气而发火郁。孙一奎在火郁治法中以黄连解毒汤、导赤散、八正散之类引而下之。清代杨粟山制升降散,畅气机、调升降、通腑实、宣郁火,对火郁证治独树一帜。

(四)温肾折郁

"水郁者,肾郁也。折者,决折之谓也",思虑太过,久病阳气耗伤或阴损及阳,阳虚不能制水,寒水随气上逆。温肾以抑水邪。六味地黄三补三泻,以杜水邪;金匮肾气丸用附、桂温肾阳,以助气化;若心肾阳虚,选真武汤、茯苓四逆汤温肾阳而折水邪;若肾虚水肿,取济生肾气方;若水道闭阻,宜滋肾通关散加减以通关利窍,或用温肾折郁汤(肉桂、丁香、白术、茯苓、猪苓、泽泻、木通、豆蔻仁)治疗。

(五)滋肾疏肝

因情志内伤,或房事不节,久病失调,伤及肝肾所致肝肾阴虚。治以滋肾平肝,育阴潜阳,以大补阴丸合二至丸。有学者认为肝郁以虚证居多,从肝肾阴虚与脾胃虚弱入手,肝肾阴虚予自拟肝肾膏(熟地黄、枸杞子、女贞子、墨旱莲、玉竹、桑叶);气虚血少予自拟保肝膏(黄芪、白术、大枣、何首乌、党参、当归、白芍、川楝子、陈皮、红花)。

(六)益气补血

忧愁思虑,久则损伤心脾,治此先用归脾汤加减,待症状缓解后,再用益神补心丹巩固治疗。

(七)开郁化瘀

气为血之帅,气行则血行,气滞则血瘀。治宜行气活血,开郁化瘀,血府逐瘀汤加减,王永炎认为本证在治疗过程中,应以行气化瘀为主,用药不宜过峻,宜活血而不宜破血。

(八)养血调肝

郁久心营虚耗,出现精神恍惚不宁,悲忧不乐,治宜养心安神,调养气血,方用合欢皮汤。朱金丹认为女子经、孕、产、乳均以血为用,机体常处于不足于血、有余于气的状态,气有余则易遏郁,血不足则气无所附。气血滞涩或成郁,所以妇人之病,以开郁行气为主,开郁行气应着眼于养肝体调肝用。

(九)辨证与辨病治疗

1.辨证治疗

黄文东在《实用中医内科学》创造性地将"郁证"列为"气血津液病证"类病证,形成了肝气郁积、气郁化火、血行郁滞、痰气郁结、心阴亏虚、心脾两虚、肝阴亏虚和心神惑乱等九大理法方药体系,精选历代效方25张,除了丹溪治郁所用越鞠丸、六郁汤以外,张介宾所创新方如:柴胡疏肝散、解肝散、化肝煎、通瘀煎、二阴煎和七福饮皆被列为治郁要方。王永炎主编的《今日中医内科》将郁证临床治疗分为实证四型、虚证四型,并引入了针灸疗法。周仲英主编的《中医内科学》将郁证分为以下几种类型。①肝气郁结:疏肝解郁,理气畅中,方用柴胡疏肝汤。②气郁化火:疏肝解郁,清肝泻火,方用丹栀逍遥散。③气滞血瘀:行气活血,开郁化瘀,方用血府逐瘀汤。④痰气郁结:行气开郁,化痰散结,方用半夏厚朴汤。⑤心阴亏虚:滋阴养血,补心安神,方用天王补心丹。⑥心脾两虚:健脾养心,益气补血,方用归脾汤。⑦肝肾亏虚:滋养阴精,补益肝肾,方用滋水清肝饮。⑧心神惑乱:养心安神,方用甘麦大枣汤。

2.辨证结合辨病治疗

目前临床常用的方法是辨证结合辨病治疗。郁证主要见于西医学的神经衰弱、癔症及焦虑症、更年期综合征及反应性精神疾病,由于形成机制不尽相同,审查疾病特点,制定相关治则,辨病论治。

辨证结合辨病的第一种方法是确立西医病名,然后针对疾病的特点辨证分型治疗。

神经症原名神经官能症,分为 6 型:①肝郁化火证,以柴胡清肝汤加减。②肝郁脾虚证,以柴胡疏肝散合归脾汤加减。③心脾两虚证,以归脾汤加减。④肝肾阴虚证,以一贯煎合酸枣仁汤加减。⑤脾肾阳虚证,以附子理中汤合真武汤加减。⑥心肾不交证,以百合地黄汤合交泰丸加减。

反应性精神疾病分为 6 型:①肝气郁结证,以柴胡疏肝散合越鞠丸加减。②肝血瘀滞证,以血府逐瘀汤加减。③心脾两虚证,以归脾汤加减。④肝郁脾虚证,以柴胡疏肝散合归脾汤加减。⑤忧郁伤神证,以甘麦大枣汤加减。⑥脾肾阳虚证,以右归丸加减。

辨证结合辨病治疗的第二种方法是按常规辨证施治,结合原发病特点加减用药。

抑郁症:可选加柴胡、香附、川芎、枳壳、芍药、陈皮疏肝理气解郁;选加当归、桃仁、红花、赤芍、牛膝、牡丹皮活血化瘀,改善微循环;选生地黄、黄芩、栀子、天花粉、郁金、陈皮、苍术调整炎性及抑炎性免疫因子的平衡失调,纠正异常的免疫功能;选人参、白术、黄芪、茯神、龙眼肉、酸枣仁、木香、炙甘草、生姜、大枣调节神经内分泌系统。

更年期抑郁症:可选柴胡、芍药、陈皮、川芎、枳壳、炙甘草、香附解郁宁神;选加枸杞子、女贞子、墨旱莲、杜仲、柴胡、佛手、生龙齿、百合、地黄、龟甲、知母、枸杞子、菟丝子、淫羊藿、巴戟天、肉苁蓉、黄檗、黄连、茯苓调节内分泌紊乱。

六、临床治疗研究

此处仅讨论中医有一定优势而临床又较为常见的几种郁证的中医治疗。

(一)抑郁症中药治疗

1.辨证施治

韩旭等辨证治疗抑郁症,分为以下 6 型:①气郁痰结,蒙蔽心窍,方用半夏厚朴汤加味;②肝火挟痰,上扰心神,方用丹栀逍遥散加减;③气血不足,心神失养,方用血府逐瘀汤加减;④心脾两虚,神志失养,方用归脾汤加减;⑤心肾不交,阴虚火旺,方用天王补心丹加减;⑥心胆气虚,神志不宁,方用甘麦大枣汤加减。

有学者以肝论治抑郁症,辨证分八型:肝郁气滞,肝郁化火,肝郁痰阻,肝郁血瘀,肝郁脾虚,肝郁肾虚,肝郁血虚,肝郁气虚。分别选用柴胡疏肝散,丹栀逍遥散,顺气导滞汤,血府逐瘀汤,逍遥散,一贯煎,四逆散合归脾汤,四逆散合四君子汤加减。

也有学者分五型辨证治疗本病:肝气郁结,痰浊内蕴,瘀血遏阻,心脾两虚,肝肾阴虚。分别选用逍遥散或柴胡疏肝散,黄连温胆汤,血府逐瘀汤,归脾汤,百合地黄汤合六味地黄汤加减。

2.专方专药治疗

魏绪华等自拟百合汤(百合、生地黄、知母、麦冬、五味子)随症加减治疗抑郁症。有用解郁汤(柴胡、香附、郁金、合欢皮、栀子等)治疗抑郁症。还有学者另辟蹊径,从心肺论治,强调养阴清热润肺,运用百合地黄汤加减治疗抑郁症,均取得满意疗效。

3.中西医结合治疗

有学者对抑郁症患者辨证分 5 型:肝气郁结、心脾气虚、痰热内蕴、阴虚火旺和胆虚痰瘀,分别选用柴胡疏肝散、甘麦大枣汤、柴胡达原饮、二阴煎、顺气导滞汤等加减,配合西医抗精神药物治疗,提示中西医结合治疗精神疾病有见效快、疗效确切、缩短病程的优点。也有用西药丙米嗪治疗基础上辨证施用中药,分肝郁脾虚、心脾两虚、肝肾阴虚 3 型,分别选用逍遥散、归脾汤和六味地黄汤加减,疗效显著,不良反应明显减少。

有学者将近年来中医治疗本病的方药进行统计分析,发现有 80% 以上的医家采用柴胡疏肝散、丹栀逍遥散、血府逐瘀汤、黄连温胆汤、归脾汤、六味地黄汤治疗本病,均取得较满意的疗效。结果提示,中药治疗抑郁症有一定规律性,方药较为集中,临床有较好效果。

(二)更年期抑郁症的中药治疗

1.辨证治疗

谭勇等将本病分肝肾阴虚、心肾不交、心脾两虚 3 型,分别以六味地黄丸、黄连阿胶汤合天王补心丹、归脾汤等方加减治疗,取得了较为满意的效果。也有认为更年期抑郁症的病理特点以肾阴虚为本,心肝郁火为标,将其分为两型。①心肝郁火型:治宜清肝解郁宁神,以越鞠丸、交泰丸加减治其标,再以杞菊地黄汤合柏子仁丸加减滋阴养血、宁心安神治其本。②心肾阴虚型:治宜滋肾宁心、疏肝解郁,以滋肾清心汤治疗。均获良效。

2.专方专药治疗

董莉用更欣方(熟地黄、白芍、天麻、钩藤、龙齿、牡蛎等)治疗更年期抑郁症,也有学者用更年健方(生地黄、龟甲、知母、白芍、枸杞子、菟丝子、淫羊藿、巴戟天、肉苁蓉、黄檗、黄连、茯苓),用补肾安神汤(仙茅、淫羊藿、当归、知母、黄檗、合欢皮、远志、丹参、白芍、夜交藤、磁石、珍珠母、柴胡、甘草)治疗本病,均获良好效果。有以越鞠丸为主方行气解郁,配合甘麦大枣汤、百合地黄汤养心安神(苍术、川芎、黑山栀、香附、神曲、甘草、淮小麦、大枣、百合)加减治疗更年期抑郁症,妄想明显者重用淮小麦,加石菖蒲、郁金、生铁落,幻觉明显者加磁石、灯心草。失眠者加酸枣仁、合欢皮,食欲减退者去栀子加山楂、麦芽、砂仁,舌苔厚腻者加藿香、佩兰、豆蔻仁、生薏苡仁、厚朴。

3.中西医结合治疗

赵鸿韬等将更年期抑郁症患者在服用博乐欣同时加服中药血府逐瘀胶囊(含桃仁、当归、红花、枳壳、川芎、柴胡、怀牛膝、赤芍等),结果显示中西医结合治疗更年期抑郁症疗效优于单用西药。也有学者应用帕罗西汀配合中药治疗更年期抑郁症,中药用自拟疏肝解郁汤,基本方组成:柴胡、白芍、熟地黄、女贞子、当归、香附、枳壳、郁金、琥珀、甘草,提示中西医结合方法治疗本病起到了标本兼治的功效。有学者采用补肾平肝清心中药(生地黄、龟甲、白芍、牡丹皮、龙骨、酸枣仁、莲心等)配合西药利维爱治疗更年期抑郁症,认为补肾平肝清心方具有调节机体阴阳的功效。

更年期抑郁症已成为生物-心理-社会医学模式的一个典型病症。随着疾病认识的发展,对神经内分泌免疫网络认识广泛逐步深入,人们已知更年期情感障碍与神经、内分泌、免疫系统有关,近年相关临床资料提示:①治疗大多强调解郁宁神,滋阴养血,常用方剂柴胡疏肝散、越鞠丸、交泰丸、杞菊地黄汤柏子仁丸、六味地黄丸、黄连阿胶汤、天王补心丹、归脾汤等。②药物常用柴胡、芍药、陈皮、川芎、枳壳、炙甘草、香附、枸杞子、女贞子、墨旱莲、杜仲、柴胡、佛手、生龙齿、百合、地黄、龟甲、知母、枸杞子、菟丝子、淫羊藿、巴戟天、肉苁蓉、黄檗、黄连、茯苓等。

七、其他治法

(一)外治法

1.敷贴法

(1)复方磁石湿敷方:磁石20 g,茯神15 g,五味子10 g,刺五加20 g。煎煮取汁,将纱布浸泡于药汁中,热敷患者前额及太阳穴,每晚1次。主治神经衰弱。

(2)复方珍珠敷脐方:珍珠层粉、丹参粉、硫黄、冰片各等量。取上药混匀,纳入脐窝,胶布固定即可,5~7天换敷1次。主治神经衰弱,失眠不寐。

2.砭石法

作时用砭石点刺人中、承浆二穴。未发作时,先用砭石在两侧章门穴施搓、擦基本手法,再于膻中至中极连线上施推擦基本手法,后用砭石点揉心俞、肝俞、胆俞等穴。主治癔症发作。

3.耳压法

取穴:主穴选皮质下、神门、心、肾。失眠配交感、脾;眩晕配枕、内耳;自主神经功能紊乱配大肠、小肠、肝、交感;癔症性呃逆配膈、交感、胃;神经性呕吐配胃、肝、交感。

用法:用王不留行籽胶布贴压双侧耳3~4个穴,隔天换贴1次,患者每天自己按压数次,以产生痛或酸胀感为度。

(二)针刺疗法

肝气郁结证取肝俞、期门、膻中、太冲、三阴交、神门穴。气郁化火证取风池、百会、合谷、通里、行间穴。痰气郁结证取膻中、内关、丰隆、中脘、太冲、阳陵泉穴。气滞血瘀证取肝俞、膈俞、太冲、膻中、足三里、神门穴。心阴亏虚证取百会、印堂、神门、合谷、足三里、太溪、大陵穴。

(三)穴位注射

主穴取足三里、阳陵泉、三阴交。心悸气短者,加心俞、内关;食欲缺乏,加胃俞、脾俞;腰膝酸软,神倦易乏者,加肾俞、命门。用复方丹参注射液注入各穴,每穴0.3~0.5 mL,隔天1次,10次为1个疗程。也有报道取心俞、肝俞、合谷、太溪、内关等穴,每次选用2~3个,以苯巴比妥0.1 mg、0.5%普鲁卡因10 mL、安那咖0.5 g混成药液,每穴注0.3~0.5 mL,主要用于癔症发作。

(四)情志疗法

情志疗法对郁证是一种独特而有效的治疗方法,言语开导疗法、移精变气疗法(移情易性疗法)、暗示疗法等均可选用。

<<<

第十二节 癔 证

本病是一种常见的神经官能症。在中医学里的"脏躁""厥证""奔豚气""梅核气"等病中可找到类似的描述。

一、病因、病机

现代医学认为癔证是由精神因素作用于易感个体引起的精神障碍。本病临床表现为心烦意乱、情绪激动而难以自控而哭笑无常;有些患者出现"癔症球",主观上有某种说不清楚的东西或团块在咽底部环状软骨水平处,引起胀满、受压或阻塞等不适感。本病与中医的脏躁一致,《金匮要略》云:"妇人脏躁,喜悲伤欲苦,象如神灵所作,数欠伸。"

盖肝主疏泄而畅气机,胆主决断而为中正之官,若对社会环境认识异常,导致忧愁思虑、情志不遂,则肝胆疏泄失常,胆失决断、中正,势必导致气机逆乱,上及于脑,导致神失明断,从而心烦意乱、妄想、情绪激动而难以自控,哭笑无常、呵欠频作。

神由精气血化生,若素体虚弱,气血不足,或大病久病,气血耗伤,或忧愁思虑过度,耗伤阴血,或情志不遂,气郁化火伤阴,导致上输不足,髓海空虚,元神失养,神失依附而妄动,从而心烦意乱、妄想、情绪激动而难以自控,哭笑无常、呵欠频作。

神能驾驭气血运行,影响气机,脏躁日久又导致气血不和,脏腑失调,气化失常,出现躯体症状。脏腑失调,气化失常,导致痰湿瘀血内生,阻滞气机,又影响元神之用,反复发作则病情加重。

一般说来,本病初起多在气,以气机郁滞为主;郁久则化火及血,阴血耗伤,甚至脉络瘀滞,脏腑失调,躯体症状明显。

二、治疗思路

治疗以调和气血、养阴安神为基本原则,常用甘草、淮小麦、百合、生地黄、酸枣仁、白芍、郁金。并应积极进行心理疏导,鼓励患者积极参与社会活动,消除其不良心理状态,必要时予以暗示治疗。

三、辨证论治

(一)气阴两虚

(1)证候:精神恍惚,心神不宁,悲忧喜笑无常,入夜兴奋不寐,或手舞足蹈,或肢体震颤,潮热盗汗,五心烦热,舌质红少苔,脉细数无力。

(2)治法:益气养阴,养心安神。

(3)方药:甘麦大枣汤合百合地黄汤化裁。以甘凉之小麦、百合、白芍、生地黄养肝补心,除烦安神;炙甘草补养心气,和中缓急;甘温质滋之大枣益气和中,润燥缓急。炒酸枣仁、远志养心安神。香附、郁金理气解郁,石菖蒲与郁金开窍醒神,以复神明之用。多梦难寐加酸枣仁、夜交藤;若面色苍白,心悸怔忡者,宜加何首乌、熟地黄、阿胶。阴虚明显加沙参、麦冬、玉竹养阴,夹瘀加丹参、郁金、红花、琥珀活血化瘀,失眠严重加夜交藤、合欢花安神。

(二)痰气交阻

(1)证候:精神萎靡,情志抑郁,表情淡漠,胸闷纳呆,太息频作,嗳气呕恶,咽中梗阻,如有物阻,咯之不出,咽之不下,舌苔白腻,脉弦滑。

(2)治法:化痰理气,平冲降逆。

(3)方药:半夏厚朴汤加味。以半夏和胃降逆,化痰开结,行气开郁,下气除满。厚朴苦辛而温,行气开郁,下气除满,助半夏以降逆散结。茯苓甘淡渗湿健脾,助半夏以化痰。生姜辛散温行,助半夏和胃而止呕。苏叶芳香疏散,宣肺疏肝,助厚朴行气宽胸,宣通郁结之气。石菖蒲、郁金芳香开窍,化痰醒神;瓜蒌、旋覆花、代赭石降逆止呕。气郁较甚者,加香附、郁金等以增强其行气解郁之功;胁肋疼痛者,加川楝子、延胡索以疏肝理气止痛;咽痛者,加玄参、桔梗以解毒散结,宣肺利咽。

(三)痰热互结

(1)证候:急躁易怒,喜悲欲哭或喜怒无常、头痛目眩、心烦胸闷、咳痰黄稠,渴不欲饮,尿赤便秘,头痛面赤,自觉少腹有一股气上冲胸咽,烦闷欲死,昏仆倒地,四肢麻木,肢体拘紧痉挛,舌红苔黄厚腻,脉滑数。

(2)治法:清热化痰。

(3)方药:黄连温胆汤加减。以黄连苦寒泻火、清心除烦、解毒燥湿,半夏燥湿化痰,竹茹甘寒,涤痰、开郁、清热、止呃除烦,枳实清热和胃化痰;茯苓利水渗湿,且能健脾以杜生痰生源;陈皮健脾燥湿理气化痰;生姜温脾和胃、温散行痰。甘草调和诸药,且能化痰。加柴胡理气解郁,石菖蒲、郁金、瓜蒌芳香辟秽、化痰开窍,川芎活血行气,山楂健脾消痰、活血化瘀,生龙齿、远志镇静安神。

(四)寒气上逆

(1)证候:形寒肢冷,精神萎靡,少气无力,气从少腹上冲心胸,恶心欲呕,发作欲死,舌淡苔白,脉沉细。

(2)治法:温经散寒、平冲降逆。

(3)方药:桂枝加桂汤加减。以桂枝辛温散寒,温阳化气;芍药益阴敛营。半夏、生姜降逆平冲,生姜辛温既助桂枝散寒,又能暖胃止呕。肉桂温肾纳气;大枣甘平益气补中,姜、枣相合,可以升腾脾胃生发之气而调畅气机。炙甘草益气和中,合桂枝以温阳,合芍药以益阴缓急,且调和诸药。加茯苓健脾渗湿,吴茱萸温中降逆。

(五)肝气郁结

(1)证候:精神抑郁,多疑善虑,胸闷胁痛,喜太息,脘腹胀闷,纳呆食少,或突然倒地,四肢逆冷,肢体呈痉挛性拘急僵直,双目紧闭,移时恢复。妇女多伴乳房胀痛,月经不调或痛经,舌淡苔白,脉弦。

(2)方药:柴胡疏肝散加减。以柴胡疏肝解郁,白芍养肝敛阴,一散一收,助柴胡疏肝,相反相成;枳实泻脾气之壅滞,调中焦之运化与柴胡同用一升一降,加强疏肝理气之功,以达郁邪;白芍、甘草配伍缓急;川芎行气开郁,活血化瘀,助柴胡疏肝;厚朴、半夏宽胸畅通宣泄郁气;香附、陈皮理气和胃,且有助于消除上腹痛不适等症;香附、郁金、千层纸理气解郁。咽干口苦者加栀子、杭菊花或绵茵陈;胸胁不适加合欢花、素馨花宽胸解郁。气郁化火加丹皮、郁金、赤芍、山栀子凉肝泄热。

(六)痰瘀阻窍

(1)证候:精神恍惚,悲忧善哭,或突然失明,或失声不语、或突然耳聋,或突然肢体瘫痪,舌质紫暗或有瘀斑,瘀点,脉弦涩。

(2)治法:豁痰开窍。

(3)方药:涤痰汤加减。以半夏、茯苓、橘红、胆星涤痰,竹茹、枳实清热化痰,川芎、丹参、郁金活血化瘀通窍,柴胡理气解郁;石菖蒲芳香开窍、化痰醒神,以复神明之用;酸枣仁、远志、夜交藤养心安神。

四、其他治疗方法

(一)针灸治疗

(1)主穴:上脘、中脘、下脘、双侧日月、肝俞、心俞、人中、三阴交、合谷、百会、印堂、鸠尾、气海、内关、合谷、大椎、足三里、丰隆、涌泉。

(2)配穴:脏躁加劳宫、神门、曲池;瘫痪加外关、神门、阳陵泉、太冲;气郁噫气加太冲;奔豚加膻中;嗜睡木僵加四神聪、风池;角弓反张加风府、阳陵泉;四肢僵直加曲池、阳陵泉;口唇震颤加地仓;眼睑震颤加血海、照海;面肌痉挛加下关、颊车;痉挛性斜颈加风池、绝骨;痉挛性腰扭转加肾俞、委中;头项震颤加天柱、列缺;周身震颤加肝俞、血海;癔性失语加天突、廉泉、通里;癔性失明加风池、丝竹空;癔性耳聋加听宫、翳风;癔性瘫痪加极泉、环跳;咽喉异物感加天突、膻中、照海;吞咽不利加廉泉;癔证性呕吐、呃逆加天突;胸闷气短加膻中;多汗加复溜;遗尿加中极;肠鸣腹胀加天枢。

(二)推拿治疗

手指按摩穴位:神门、人中、合谷、百会、内关、涌泉、鸠尾、气海。

(三)拔罐治疗

除手指按摩穴位外,其他穴位用"拔罐发泡疗法"治疗。病重留罐1.5小时,病轻留罐1小时,达到出水泡为止,取下罐,用针刺破水泡,让病邪水湿、痰饮、瘀血、沫排出体外,在出水泡处涂抹上青油,用消毒后的卫生纸盖在出水泡处,用胶布固定上,第一次治疗完备。如天气不冷时治疗,出水泡处可以不着任何处理,第二次用同样的方法治疗。病重者每天治疗 2 次,10 次为 1 个疗程。以病邪水湿、痰饮、瘀血、沫出尽为痊愈标准。

第十三节 颤 证

一、临床诊断

(1)具有头部及肢体颤抖、摇动,不能自制的特定临床表现,轻者只表现为肢体发僵,头部或肢体轻微震颤,或可以自制;重者头部震摇较剧,肢体颤动不已,四肢强急,甚至表现为扭转痉挛。

(2)常伴动作笨拙、活动减少、多汗流涎、语言缓慢不清、烦躁不寐、神志呆滞、大便秘结、嗅觉减退等。

(3)好发于中老年人,男性稍多于女性,一般起病隐袭,逐渐加重,不能自行缓解。部分患者发病与情志有关,或继发于脑部病变。

具备以上临床表现,结合年龄、起病形式即可诊断颤证。

帕金森病是颤证中的代表性疾病,其诊断目前主要依据临床症状和体征作出,而理化检查主要用于本病的鉴别诊断。研究表明,正电子发射断层成像术(positron emission tomography,PET)、单光子发射计算机断层成像术(single photon emission computed tomography,SPECT)以及高效液相色谱等检查,可能有助于帕金森病的早期诊断。肝豆状核变性是一常染色体隐性遗传所致铜代谢障碍性疾病,临床多表现为明显的肢体震颤,可通过眼角膜色素环检查、血清铜、铜氧化酶、铜蓝蛋白和 24 小时尿铜测定等铜生化检查或基因检测,帮助临床诊断或确诊;由甲状腺功能亢进引起的肢体震颤,则可以通过甲状腺功能的检测而得到确诊。临床可采用统一帕金森病评定量表(unified parkinson′s disease rating scale,UPDRS)评估帕金森病患者的病情程度。神经心理学量表如简易精神状态检查表(MMSE)、蒙特利尔认知评估量表(Montreal cognitive assessment,MoCA),汉密尔顿抑郁量表(Hamilton depression scale,HAMD)和汉密尔顿焦虑量表(Hamilton anxiety scale,HAMA)可用于颤证患者认知及抑郁、焦虑状态的评估。

二、病证鉴别

颤证需与瘛疭相鉴别,见表2-1。

表 2-1 颤证与瘛疭鉴别要点

鉴别要点	颤证	瘛疭
起病特点	多隐袭起病,渐进加重	多急性起病,可伴有短阵间歇
病程时间	病程较长	病程较短
主症特点	手足屈伸牵引,弛纵交替,动作幅度较大	头颈、手足不自主颤动、振摇,动作幅度小,频率快
伴随症状	常伴动作笨拙、活动减少、多汗流涎、语言缓慢不清	常伴发热、神昏、两目上视

三、病机转化

(一)病位

颤证的病位在脑髓、筋脉,与肝、脾、肾关系密切;基本病机为肝风内动,筋脉失养。

(二)病性

病性总属本虚标实,临床以虚实夹杂多见,本虚为气血阴精亏虚;标实为风、火、痰、瘀留滞。

风以阴虚生风为主,也有阳亢风动或痰热化风者。痰或因脾虚不能运化水湿而成,或热邪煎熬津液所致。痰邪多与肝风或热邪兼夹为患,闭阻气机,致使肌肉筋脉失养,或化热生风致颤。火有实火、虚火之分。虚火为阴虚生热化火,实火为五志过极化火,火热耗灼阴津,扰动筋脉不宁。久病多瘀,瘀血常与痰浊合而为病,阻滞经脉,影响气血运行,致筋脉肌肉失养而致颤。本病标本之间相互影响,风、火、痰、瘀可因虚而生,反过来,上述实邪又进一步耗伤阴津气血,加重虚证,虚虚实实,变生诸证。此外,风、火、痰、瘀之间也可相互作用,并可兼夹及转化。

四、辨证论治

(一)治则治法

治疗原则为扶正祛邪,标本兼顾。病程早期,本虚之象多不明显,常见风火相煽、痰热壅阻、痰瘀互结之标实证,治疗当以清热、化痰、熄风为主,兼以通络;颤证日久,其肝肾亏虚、气血不足,阴阳两虚等本虚之象逐渐突出,且久病入络,血脉瘀滞,筋脉失濡,治疗当滋补肝肾,益气养血,调补阴阳,活血通脉为主,兼以熄风。由于本病多在本虚的基础上出现标实表现,因此在治疗上更应重视补虚,强调补益肝肾。本证病程长,治疗不能速效,临证投药时,不可频频更方易法。

(二)分证论治

本病一般分为风阳内动、痰热动风、气血亏虚、血瘀风动、髓海不足、阳气虚衰 6 类证候。

1.风阳内动证

风阳内动证、痰热动风证多见于颤证初期,以肝、脾受损,肝风内动,痰浊瘀血等标实为主,其中风阳内动证以肢体颤动粗大,不能自制,面赤烦躁,舌红苔薄黄,脉弦为其特点。

2.痰热动风证

痰热动风证以肢体震颤,胸脘痞闷,口苦口黏,舌红苔黄腻,脉滑数为其主要表现。此时病程短、正气不衰、邪气不盛,经积极治疗可使风火平熄,痰消瘀除,气血得充,筋脉得养,颤证尚可缓解。如若早期失治误治可致机体阴精气血进一步耗伤,导致气血亏虚、脉络瘀滞、真阴亏耗或阴损及阳,表现为气血亏虚证、血瘀风动证、髓海不足证和阳气虚衰证等颤证晚期证候者,属于颤证之顽疾,多难根治,预后较差。

3.气血亏虚证

气血亏虚证以肢体颤抖,神疲乏力,动则气短,心悸健忘,舌淡苔白,脉沉细弱为其特点。

4.血瘀风动证

血瘀风动证多以肢颤头摇,面色晦暗,肌肤甲错,舌质紫黯或夹瘀斑,脉弦涩为其临床特征。

5.髓海不足证

髓海不足证则主要表现为头摇肢抖,腰膝酸软,头晕耳鸣,失眠健忘,舌质红,舌苔薄白,脉沉细等。

6.阳气虚衰证

阳气虚衰证则以肢体颤动,筋脉拘挛,畏寒肢冷,腰酸膝软,舌淡苔白,脉沉细为其重要特征。

(三)临证备要

1.病位

颤证病位在脑髓、筋脉,一般多有痰浊、瘀血阻滞经脉,气血不畅的临床表现,据"血行风自灭"之理,临证运用养血活血、化痰祛瘀通脉之品对减轻震颤往往可收良效。常选用当归、白芍、鸡血藤、川芎、红花、桃仁、丹参等养血活血;石菖蒲、白僵蚕、胆南星、天竺黄等消解顽痰。白芍乃养血濡筋,缓急止颤的良药,宜重用至15~30 g。

2.病性

颤证属"风病"范畴,临床对各证型的治疗均可在辨证的基础上配合熄风之法。

临床每遇颤证日久,邪伏较深,其他熄风之药不能奏效时,往往使用虫类药可获良效。正如叶天士所言:"久病邪正混处其间,草木不能见效,当以虫蚁疏通逐邪。"虫类药不但熄风定颤,且有搜风通络之功,常用虫类药物有蜈蚣、地龙、全蝎、僵蚕等,然虫类药物作用峻猛,耗气伤阴,一般不宜单独使用,多配以益气养阴,滋补肝肾之法。服药方法以焙研为末吞服为佳,入煎剂效逊。此外,羚羊角在颤证的临床治疗中有肯定的疗效,久颤不愈者可配合应用,但其价格较贵,临证时可用山羊角代替。但对于肝豆状核变性引起的震颤患者,则不可使用上述金石类熄风药(如龙骨、牡蛎、珍珠母等)和虫类药,因此类药物含铜量较高,服后往往加重病情。

颤证病情延绵,治疗难取速效,需告知患者应长期坚持治疗;临证时宜守法守方,不可频繁更方易法,欲过分求速反易致病情复杂,变证丛生。

(四)常见变证的治疗

1.便秘

如大便干结,口干舌燥,或伴头晕耳鸣,面红心烦,舌干红,脉细数或沉而无力者选用增液承气汤加减,以滋阴增液,泄热通便。如大便秘结,畏寒肢冷,小便清长,舌淡苔白,脉沉迟者可予济川煎加减,以温补肾阳,润肠通便。

2.郁证

如急躁易怒,胸胁胀满,目赤头痛,眩晕耳鸣,舌红,苔黄,脉弦数者,可予丹栀逍遥散加减,以疏肝解郁,清肝泻火;如精神抑郁,性情急躁,面色晦暗,胸胁刺痛,痛有定处,舌质紫黯或夹瘀斑,脉弦涩者,可予四物化郁汤,以补血活血,解郁安神。

(五)其他疗法

1.中成药

(1)天麻钩藤颗粒:平肝熄风,清热安神。适用于颤证风阳内动证。

(2)六味地黄丸:滋阴补肾。适用于颤证肾阴不足证。

(3)全天麻胶囊:平肝熄风。适用于颤证风阳内动证。

(4)血府逐瘀胶囊:活血化瘀,行气止痛。适用于颤证血瘀风动证。

2.针灸推拿

(1)针灸:针灸治疗本病取得了较确切的临床疗效,本病多为本虚标实之证,治疗主张补虚泻实,调节脏腑。治疗方法也由传统的毫针转向多种针具及方法综合应用,临床治疗多以头针为主,综合应用体针、腹针、梅花针、三棱针、灸疗等多种器具和治疗方法。针刺头部穴位不仅可以激发头部经气,调节头部阴阳,并因十四经脉直接或间接通向头部,平衡全身气血和阴阳,改善全身症状。

(2)推拿:对于缓解早期出现的僵直效果较好,推拿可松解肌筋,解除僵硬。临证时动作宜轻柔和缓,要对颈、腰、四肢各关节及肌肉进行推拿,维持关节的活动幅度。

3.康复训练

(1)放松锻炼:放松和深呼吸锻炼有助于减轻帕金森病患者心理紧张,减轻在公共场所行动不便、动作缓慢及肢体震颤等症状。

(2)关节运动范围训练:力求每个关节的活动都要到位,注意避免过度的牵拉。

(3)平衡训练:加强姿势反射、平衡、运动转移和旋转运动的训练。双足分开站立,向前后左右移动重心,跨步运动并保持平衡;躯干和骨盆左右旋转,并使上肢随之进行大的摆动;重复投扔和拣回物体;运动变换训练包括床上翻身、上下床、从坐到站、床到椅的转换等。

(4)步态训练:关键在于抬高脚尖和跨大步距。患者两眼平视,身体站直,两上肢的协调摆动和下肢起步合拍,跨步要尽量慢而大,两脚分开,两上肢在行走时做前后摆动,同时还要进行转弯和跨越障碍物训练。转弯时要有较大的弧度,避免一只脚与另一只脚交叉。

第三章

心内科病证的中医治疗

第一节 心 悸

心悸是指阴阳失调,气血失和,心神失养,出现心中悸动不安,甚则不能自主的一类病证。一般多呈阵发性,每因情绪波动或劳累过度而发。心悸发作时常伴不寐、胸闷、气短,甚则眩晕、喘促、心痛、晕厥。心悸包括惊悸和怔忡。

心悸的病名首见《黄帝内经》。《素问·本病论》曰:"热生于内,气痹于外,足胫疫疼,反生心悸"。《素问·气交变大论》对心悸的临床表现及脉象的变化亦有了生动的描述,如"心儋儋大动""其动应衣""心怵惕""心下鼓""惕惕然而惊,心欲动""惕惕如人将捕之"。《素问·三部九候论》曰:"参伍不调者病……其脉乍疏乍数、乍迟乍疾者,日乘四季死"。最早认识到心悸,严重脉律失常与疾病预后的关系。在病因、病机方面认识到宗气外泄,突受惊恐,复感外邪,心脉不通,饮邪上犯,皆可引起心悸。如《素问·平人气象论》曰:"乳之下,其动应衣,宗气泄也"。《素问·举痛论》曰:"惊则心无所倚,神无所归,虑无所定,故气乱矣"。《素问·痹论》曰:"脉痹不已,复感于邪,内舍于心……心痹者,脉不通,烦则心下鼓"。《素问·评热病论》曰:"诸水病者,故不得卧,卧则惊,惊则咳甚也"。汉代张仲景在《伤寒杂病论》中详述了"惊悸""心动悸""心中悸""喘悸""眩悸"的辨证论治纲领,如《伤寒论·辨太阳病脉证治》曰:"脉浮数者,法当汗出而愈。若下之,身重,心悸者,不可发汗,当自汗出乃解……

伤寒二三日,心中悸而烦者,小建中汤主之","伤寒,脉结代,心动悸,炙甘草汤主之"。《金匮要略·血痹虚劳病脉证治》中提到"卒喘悸,脉浮者,里虚也";《金匮要略·痰饮咳嗽病脉证治》提到:"凡食少饮多,水停心下,甚者则悸……眩悸者,小半夏加茯苓汤主之"。《金匮要略·惊悸吐衄下血胸满瘀血病脉证治》中有"寸口脉动而弱,动即为惊,弱则为悸"。认为心悸的病因、病机为惊扰、水饮、虚损、汗后受邪等,记载了心悸时结、代、促脉及其区别,所创之炙甘草汤、麻黄附子细辛汤、苓桂甘枣汤、桂甘龙牡汤、小半夏加茯苓汤等仍是目前临床辨证治疗心悸的常用方剂。

汉代以后,诸医家从心悸、惊悸、怔忡等不同方面都有所发挥,并不断补充完善了心悸的病因、病机和治法方药。如宋代严用和《济生方·惊悸怔忡健忘门》首先提出怔忡病名,并对惊悸和怔忡的病因、病机,病情演变,治法方药做了较详细的论述。认为惊悸乃"心虚胆怯之所致",治宜"宁其心以壮其胆气",选用温胆汤、远志丸作为治疗方剂;怔忡因心血不足所致,亦有因感受外邪及饮邪停聚而致者,惊悸不已可发展为怔忡,治疗"当随其证,施以治法"。朱丹溪认为"悸者怔忡之谓",强调了虚与痰的致病因素,如《丹溪心法·惊悸怔忡》中认为"怔忡者血虚,怔忡无时,血少者多。有思虑便动,属虚。时作时止者,痰因火动"。明代《医学正传·惊悸怔忡健忘证》认为惊悸怔忡尚与肝胆有关,并对惊悸与怔忡加以鉴别。提出"怔忡者,心中惕惕然,动摇而不得安静,无时而作者是也;惊悸者,蓦然而跳跃惊动,而有欲厥之状,有时而作者是也"。明代《景岳全书·怔忡惊恐》中认为怔忡由阴虚劳损所致,指出"盖阴虚于下,则宗气无根而气不归源,所以在上则浮撼于胸臆,在下则振动于脐旁",生动地描述了心悸重证上及喉、下及腹的临床表现。其在治疗与护理上主张"速宜节欲节劳,切戒酒色。凡治此者,速宜养气养精,滋培根本",提出左归饮、右归饮、养心汤、宁志丸等至今临床广为应用的有效方剂。清代王清任、唐容川力倡瘀血致悸理论,开启了活血化瘀治疗心悸的先河。

一、病因、病机

本病的发生既有体质因素、饮食劳倦或情志所伤,亦有因感受外邪或药物中毒所致。其虚证者,多因气血阴阳亏虚,引起阴阳失调、气血失和、心神失养;实证者常见痰浊、瘀血、水饮、邪毒,而致心脉不畅、心神不宁。

(一)感受外邪

正气内虚,感受温热邪毒,首先犯肺系之咽喉,邪毒侵心,耗气伤阴,气血失和,心神失养,发为心悸;或感受风寒湿邪,痹阻血脉,日久内舍于心,心脉不畅,发为心悸。正如叶天士所说:"温邪上受,首先犯肺,逆传心包"。《素问·痹论》所云:"脉痹不已,复感于邪,内舍于心"。

(二)情志所伤

思虑过度,劳伤心脾,心血暗耗,化源不足,心失所养,发为心悸;恚怒伤肝,肝气郁结,久之气滞血瘀,心脉不畅,发为心悸,或气郁化火,炼液成痰,痰火上扰,心神不宁,发为心悸;素体心虚胆怯,暴受惊恐,致心失神、肾失志,心气逆乱,发为惊悸,日久则稍惊即悸,或无惊亦悸。正如《素问·举痛论》所云:"惊则心无所倚,神无所归,虑无所定,故气乱矣"。

(三)饮食不节

嗜食肥甘厚味,煎炸炙赙之品,或嗜酒过度,皆可蕴热化火生痰,痰火扰心,心神不宁,发为心悸;或饮食不节,损伤脾胃,脾运呆滞,痰浊内生,心脉不畅,而发心悸。正如唐容川所云:"心中有痰者,痰入心中,阻其心气,是以跳动不安"。

(四)体质虚弱

先天心体禀赋不足,阴阳失调,气血失和,心脉不畅,发为心悸;或素体脾胃虚弱,化源不足,或年老体衰,久病失养,劳欲过度,致气血阴阳亏虚,阴阳失调,气血失和,心失所养,而发为心悸。

(五)药物所伤

用药不当,或药物毒性较剧,损及于心,而致心悸。综上所述,心悸病因不外外感与内伤,其病机则不外气血阴阳亏虚,心失濡养;或邪毒、痰饮、瘀血阻滞心脉,心脉不畅,心神不宁。其病机关键为:阴阳失调,气血失和,心神失养。其病位在心,但与肺、脾、肝、肾密切相关。

本证以虚证居多,或因虚致实,虚实夹杂。虚者以气血亏虚,气阴两虚,心阳不振,心阳虚脱,心神不宁为常见;实者则以邪毒侵心,痰火扰心,心血瘀阻,水饮凌心为常见。虚实可相互转化,如脾失健运,则痰浊内生;脾肾阳虚,则水饮内停;气虚则血瘀;阴虚常兼火旺,或夹痰热;实者日久,可致正气亏耗;久病则阴损及阳,阳损及阴,形成阴阳两虚等复杂证候。

二、诊断

(1)自觉心慌不安,神情紧张,不能自主,心搏或快速,或缓慢,或心跳过重,或忽跳忽止,呈阵发性或持续性。

(2)伴有胸闷不适,易激动,心烦,少寐,乏力,头晕等,中老年发作频繁者,可伴有心胸疼痛,甚则喘促,肢冷汗出,或见晕厥。

(3)脉象对心悸的诊断有重要意义。心悸者常见疾、促、结、代、迟、涩、雀啄等脉;听诊示心搏或快速,或缓慢,或忽跳忽止,或伴有心音强弱不匀等。

(4)发作常由情志刺激、惊恐、紧张、劳倦过度、饮酒饱食等因素而诱发。

三、相关检查

血液分析、测血压、胸部 X 线片、心电图检查、动态心电图检查、心脏彩超检查等,有助于病因及心律失常的诊断。

四、鉴别诊断

(一)心痛

心痛见心慌不安,脉结代外,必以心痛为主症,多呈心前区或胸骨后压榨样痛、闷痛,常因劳累、感寒、饱餐或情绪波动而诱发,多呈短暂发作。但甚者心痛剧烈不止,唇甲发绀,或手足青至节,呼吸急促,大汗淋漓,甚至晕厥,病情危笃。心痛常可与心悸合并出现。

(二)奔豚

奔豚发作之时,亦觉心胸躁动不安。《难经·五十六难》曰:"发于小腹,上至心下,若豚状,或上或下无时"。称之为肾积。《金匮要略·奔豚气病脉证治》曰:"奔豚病从少腹起,上冲咽喉,发作欲死,复还止,皆从惊恐得之"。故本病与心悸的鉴别要点为:心悸为心中剧烈跳动,发自于心;奔豚乃上下冲逆,发自少腹。

(三)卑慄

《证治要诀·怔忡》描述卑慄症状为"痞塞不欲食,心中常有所歉,爱处暗室,或倚门后,见人则惊避,似失志状"。卑慄病因为"心血不足",虽有心慌,一般无促、结、代、疾、迟等脉出现,是以神志异常为主的疾病,与心悸不难鉴别。

五、辨证论治

(一)辨证要点

1.辨虚实

心悸证候特点多为虚实相兼,故当首辨虚实。虚当审脏腑气、血、阴、阳何者偏虚,实当辨痰、饮、瘀、毒何邪为主。其次,当分清虚实之程度。正虚程度与脏腑虚损情况有关,即一脏虚损者轻,多脏虚损者重。在邪实方面,一般来说,单见一种夹杂者轻,多种合并夹杂者重。

2.辨脉象

脉搏的节律异常为本病的特征性征象,故尚需辨脉象。如脉率快速型心悸,可有一息六至之数脉,一息七至之疾脉,一息八至之极脉,一息九至之脱脉,一息十至以上之浮合脉。脉率过缓型心悸,可见一息四至之缓脉,一息三至之迟脉,一息二至之损脉,一息一至之败脉,两息一至之夺精脉。脉律不整型心悸,脉象可见有数时一止,止无定数之促脉;缓时一止,止无定数之结脉;脉来更代,几至一止,止有定数之代脉,或见脉象乍疏乍数,忽强忽弱之雀啄脉。临床应结合病史、症状,推断脉症从舍。一般认为,阳盛则促,数为阳热。若脉虽数、促而沉细、微细,伴有面浮肢肿,动则气短,形寒肢冷,舌质淡者,为虚寒之象。阴盛则结,迟而无力为虚寒,脉迟、结、代者,一般多属阴类脉。其中,结脉表示气血凝滞,代脉常表示元气虚衰,脏气衰微。凡久病体虚而脉弦滑搏指者为逆,病情重笃而脉散乱模糊者为病危之象。

3.辨病与辨证相结

合对心悸的临床辨证应结合引起心悸原发疾病的诊断,以提高辨证准确性,如功能性心律失常所引起的心悸,常表现为心率快速型心悸,多属心虚胆怯,心神不宁于活动后反而减轻为特点;冠心病心悸,多为阴虚气滞,气虚气滞,或气阴两虚,肝气郁结,久之痰瘀交阻而致;病毒性心肌炎引起的心悸,初起多为风温先犯肺卫,继之热毒逆犯于心,随后呈气阴两虚、瘀阻络脉证;风湿性心肌炎引起的心悸,多由风湿热邪杂至,合而为痹,痹阻心脉所致;病态窦房结综合征多由心阳不振,心搏无力所致;慢性肺源性心脏病所引起的心悸,则虚实兼夹为患,多心肾阳虚为本,水饮内停为标。

4.辨惊悸怔忡

大凡惊悸发病,多与情志因素有关,可由骤遇惊恐,忧思恼怒,悲哀过极或过度紧张而诱发,多为阵发性,实证居多,但也存在内虚因素。病来虽速,病情较轻,可自行缓解,不发时如常人。怔忡多由久病体虚、心脏受损所致,无精神因素亦可发生,常持续心悸,心中惕惕,不能自控,活动后加重。病来虽渐,病情较重,每属虚证,或虚中夹实,不发时亦可见脏腑虚损症状。惊悸日久不愈,亦可形成怔忡。

(二)治疗原则

心悸由脏腑气血阴阳亏虚、心神失养所致者,治当补益气血,调理阴阳,以求气血调畅,阴平阳秘,配合应用养心安神之品,促进脏腑功能的恢复。心悸因于邪毒、痰浊、水饮、瘀血等实邪所致者,治当清热解毒、化痰蠲饮、活血化瘀,配合应用重镇安神之品,以求邪去正安,心神得宁。临床上心悸表现为虚实夹杂时,当根据虚实轻重之多少,灵活应用清热解毒、益气养血、滋阴温阳、化痰蠲饮、行气化瘀、养心安神、重镇安神之法。

(三)分证论治

1.心虚胆怯

(1)主症:心悸不宁,善惊易恐,稍惊即发,劳则加重。

(2)兼次症:胸闷气短,自汗,坐卧不安,恶闻声响,失眠多梦而易惊醒。

(3)舌脉:舌质淡红,苔薄白;脉动数,或细弦。

(4)分析:心为神舍,心气不足易致神浮不敛,心神动摇,失眠多梦;胆气怯弱则善惊易恐,恶闻声响;心胆俱虚则更易为惊恐所伤,稍惊即悸;心位胸中,心气不足,胸中宗气运转无力,故胸闷气短;气虚卫外不固则自汗;劳累耗气,心气益虚,故劳则加重。脉动数或细弦为气血逆乱之象。

(5)治法:镇惊定志,养心安神。

(6)方药:安神定志丸加琥珀、磁石、朱砂。方中龙齿、琥珀、磁石镇惊宁神,朱砂、茯神、菖蒲、远志安神定惊,人参补益心气。兼见心阳不振,加附子、桂枝;兼心血不足,加熟地黄、阿胶;心悸气短,动则益甚,气虚明显时,加黄芪以增强益气之功;气虚自汗加麻黄根、浮小麦、瘪桃干、乌梅;气虚夹瘀者,加丹参、桃仁、红花;气虚夹湿,加泽泻,重用白术、茯苓;心气不敛,加五味子、酸枣仁、柏子仁,以收敛心气,养心安神;若心气郁结,心悸烦闷,精神抑郁,胸胁胀痛,加柴胡、郁金、合欢皮、绿萼梅、佛手。

2.心脾两虚

(1)主症:心悸气短,失眠多梦,思虑劳心则甚。

(2)兼次症:神疲乏力,眩晕健忘,面色无华,口唇色淡,纳少腹胀,大便溏薄,或胸胁胀痛,善太息。

(3)舌脉:舌质淡,苔薄白;脉细弱,或弦细。

(4)分析:心脾两虚主要指心血虚、脾气弱之气血两虚证。思虑劳心,暗耗心血,或脾气不足,生化乏源,皆可致心失血养,心神不宁,而见心悸、失眠多梦。思虑过度可劳伤心脾,故思虑劳心则甚。血虚则不能濡养脑髓,故眩晕健忘;不能上荣肌肤,故面色无华,口唇色淡。纳少腹胀,大便溏薄,神疲乏力,均为脾气虚之表现。气血虚弱,脉道失充,则脉细弱。肝气郁结则胸胁胀痛,善太息,脉弦。

(5)治法:补血养心,益气安神。

(6)方药:归脾汤。方中当归、龙眼肉补养心血;黄芪、人参、白术、炙甘草益气以生血;茯神、远志、酸枣仁宁心安神;木香行气,使补而不滞。气虚甚者重用人参、黄芪、白术、炙甘草,少佐肉桂,取少火生气之意;血虚甚者加熟地黄、白芍、阿胶。若心动悸脉结代,气短,神疲乏力,心烦失眠,五心烦热,自汗盗汗,胸闷,面色无华,舌质淡红少津,苔少或无,脉细数,为气阴两虚,治以益气养阴,养心安神,用炙甘草汤加减。本方益气补血,滋阴复脉。若兼肝气郁结,胸胁胀痛,反酸、善太息,可改用逍遥散合左金丸为煎剂,以补益气血,调达肝郁,佐金以平木。

3.阴虚火旺

(1)主症:心悸少寐,眩晕耳鸣。

(2)兼次症:形体消瘦,五心烦热,潮热盗汗,腰膝酸软,咽干口燥,小便短黄,大便干结,或急躁易怒,胁肋胀痛,善太息。

(3)舌脉:舌红少津,苔少或无;脉细数或促。

(4)分析:肾阴亏虚,水不济火,以致心火亢盛,扰动心神,故心悸少寐;肾主骨生髓,腰为肾之府,肾虚则髓海不足,骨骼失养,故腰膝酸软,眩晕耳鸣;阴虚火旺,虚火内蒸,故形体消瘦,五心烦热,潮热盗汗,口干咽燥,小便短黄,大便干结;舌红少津,少苔或无苔,脉细数或促,为阴虚火旺之征。若肝气郁结,肝火内炽则急躁易怒,胁肋胀痛,善太息。

(5)治法:滋阴清火,养心安神。

(6)方药:天王补心丹或朱砂安神丸。阴虚心火不亢盛者,用天王补心丹。方中生地黄、玄参、麦冬、天冬养阴清热;当归、丹参补血养心;人参补益心气;朱砂、茯苓、远志、枣仁、柏子仁养心安神;五味子收敛心气;桔梗引药上行,以通心气。合而用之有滋阴清热,养心安神之功。汗多加山茱萸。若阴虚心火亢盛者,用朱砂安神丸。方中朱砂重镇安神;当归、生地黄养血滋阴;黄连清心泻火。合而用之有滋阴清火,养心安神之功。因朱砂有毒,不可过剂。本证亦可选用黄连阿胶汤。若肾阴亏虚,虚火妄动,梦遗腰酸者,此乃阴虚相火妄动,治当滋阴降火,方选知柏地黄丸加味,方中知母、黄柏清泻相火,六味地黄丸滋补肾阴,合而用之有滋阴降火之功。若兼肝郁,急躁易怒,胁肋胀痛,善太息,治法为养阴疏肝,可在六味地黄丸基础上加枳壳、青皮,常可获效。

4.心阳不振

(1)主症:心悸不安,动则尤甚,形寒肢冷。

(2)兼次症:胸闷气短,面色白,自汗,畏寒喜温,或伴心痛。

(3)舌脉:舌质淡,苔白;脉虚弱,或沉细无力。

(4)分析:久病体虚,损伤心阳,心失温养,则心悸不安;不能温煦肢体,故面色白,肢冷畏寒。胸中阳气虚衰,宗气运转无力,故胸闷气短。阳气不足,卫外不固,故自汗出。阳虚则无力鼓动血液运行,心脉痹阻,故心痛时作。舌质淡,脉虚弱无力,为心阳不振之征。

(5)治法:温补心阳。

(6)方药:桂枝甘草龙骨牡蛎汤。方中桂枝、炙甘草温补心阳,生龙齿、生牡蛎安神定悸。心阳不足,形寒肢冷者,加黄芪、人参、附子;大汗出者,重用人参、黄芪、浮小麦、山茱萸、麻黄根;或用独参汤煎服;兼见水饮内停者,选加葶苈子、五加皮、大腹皮、车前子、泽泻、猪苓;夹有瘀血者,加丹参、赤芍、桃仁、红花等;兼见阴伤者,加麦冬、玉竹、五味子;若心阳不振,以心动过缓为著者,酌加炙麻黄、补骨脂、附子,重用桂枝。如大汗淋漓,面青唇紫,肢冷脉微,气喘不能平卧,为亡阳征象,当急予独参汤或参附汤,送服黑锡丹,或参附注射液静脉注射或静脉点滴,以回阳救逆。

5.水饮凌心

(1)主症:心悸眩晕,肢面水肿,下肢为甚,甚者咳喘,不能平卧。

(2)兼次症:胸脘痞满,纳呆食少,渴不欲饮,恶心、呕吐,形寒肢冷,小便不利。

(3)舌脉:舌质淡胖,苔白滑;脉弦滑,或沉细而滑。

(4)分析:阳虚不能化水,水饮内停,上凌于心,故见心悸;饮溢肢体,故见水肿。饮阻于中,清阳不升,则见眩晕;阻碍中焦,胃失和降,则脘痞,纳呆食少,恶心、呕吐。阳气虚衰,不能温化水湿,膀胱气化失司,故小便不利。舌质淡胖,苔白滑,脉弦滑或沉细而滑,为水饮内停之象。

(5)治法:振奋心阳,化气利水。

(6)方药:苓桂术甘汤。本方通阳利水,为"病痰饮者,当以温药和之"的代表方剂。方中茯苓淡渗利水,桂枝、炙甘草通阳化气,白术健脾祛湿。兼见纳呆食少,加谷芽、麦芽、神曲、山楂、鸡内金;恶心、呕吐,加半夏、陈皮、生姜;尿少肢肿,加泽泻、猪苓、防己、葶苈子、大腹皮、车前子;兼见肺气不宣,水饮射肺者,表现胸闷、咳喘,加杏仁、前胡、桔梗以宣肺,加葶苈子、五加皮、防己以泻肺利水;兼见瘀血者,加当归、川芎、刘寄奴、泽兰叶、益母草;若肾阳虚衰,不能制水,水气凌心,症见心悸,咳喘,不能平卧,尿少水肿,可用真武汤。

6.心血瘀阻

(1)主症:心悸不安,胸闷不舒,心痛时作。

(2)兼次症:面色晦暗,唇甲青紫。或兼神疲乏力,少气懒言;或兼形寒肢冷;或兼两胁胀痛,善太息。

(3)舌脉:舌质紫暗,或舌边有瘀斑、瘀点;脉涩或结代。

(4)分析:心血瘀阻,心脉不畅,故心悸不安,胸闷不舒,心痛时作;若因气虚致瘀者,则气虚失养,兼见神疲乏力,少气懒言;若因阳气不足致瘀者,则阳虚生外寒而见形寒肢冷;若因肝气郁结,气滞致瘀者,则因肝郁气滞而兼见两胁胀痛,善太息,脉络瘀阻,故见面色晦暗,唇甲青紫;舌紫暗,舌边有瘀斑、瘀点,脉涩或结代,为瘀血内阻之征。

(5)治法:活血化瘀,理气通络。

(6)方药:桃仁红花煎。方中桃仁、红花、丹参、赤芍、川芎活血化瘀;延胡索、香附、青皮理气通络;生地黄、当归养血和血。合而用之有活血化瘀,理气通络之功。若因气滞而血瘀者,酌加柴胡、枳壳、郁金;若因气虚而血瘀者,去理气药,加黄芪、党参、白术;若因阳虚而血瘀者,酌加附子、桂枝、生姜;夹痰浊,症见胸闷不舒,苔浊腻者,酌加瓜蒌、半夏、胆南星;胸痛甚者,酌加乳香、没药、蒲黄、五灵脂、三七等。瘀血心悸亦可选丹参饮或血府逐瘀汤治疗。

7.痰浊阻滞

(1)主症:心悸气短,胸闷胀满。

(2)兼次症:食少腹胀,恶心、呕吐,或伴烦躁失眠,口干口苦,纳呆,小便黄赤,大便秘结。

(3)舌脉:苔白腻或黄腻;脉弦滑。

(4)分析:痰浊阻滞心气,故心悸气短;气机不畅,故见胸闷胀满;痰阻气滞,胃失和降,故食少腹胀,恶心、呕吐;痰郁化火,则见口干口苦,小便黄赤,大便秘结,苔黄腻等热象;痰火上扰,心神不宁,故烦躁失眠;痰多、苔腻、脉弦滑,为内有痰浊之象。

(5)治法:理气化痰,宁心安神。

(6)方药:导痰汤。方中半夏、陈皮、制南星、枳实理气化痰;茯苓健脾祛痰;远志、酸枣仁宁心安神。纳呆腹胀,兼脾虚者,加党参、白术、谷芽、麦芽、鸡内金;心悸伴烦躁口苦,苔黄,脉滑数,系痰火上扰,心神不宁,可加黄芩、苦参、黄连、竹茹,制南星易胆南星,或用黄连温胆汤;痰火伤津,大便秘结,加大黄、瓜蒌;痰火伤阴,口干盗汗,舌质红,少津,加麦冬、天冬、沙参、玉竹、石斛;烦躁不安,惊悸不宁,加生龙骨、生牡蛎、珍珠母、石决明以重镇安神。

8.邪毒侵心

(1)主症:心悸气短,胸闷胸痛。

(2)兼次症:发热,恶风,全身酸痛,神疲乏力,咽喉肿痛,咳嗽,口干渴。

(3)舌脉:舌质红,苔薄黄;脉浮数,或细数,或结代。

(4)分析:感受风热毒邪,侵犯肺卫,邪正相争,故发热恶风,全身酸痛,咽喉肿痛,咳嗽;表证未解,邪毒侵心,心体受损,耗气伤津,故心悸气短,胸闷胸痛,神疲乏力,口干渴;舌红,苔薄黄,脉浮数,或细数,或结代,为风热毒邪袭表、侵心,气阴受损之征。

(5)治法:辛凉解表,清热解毒。

(6)方药:银翘散加减。方中金银花、连翘辛凉解表,清热解毒;薄荷、荆芥、豆豉疏风解表,透热外出;桔梗、牛蒡子、甘草宣肺止咳,利咽消肿;淡竹叶、芦根甘凉清热,生津止渴。合而用之有辛凉解表,清热解毒之功。若热毒甚,症见高热,咽喉肿痛,加板蓝根、大青叶、野菊花、紫花地丁等清热解毒之品;胸闷、胸痛者,加丹皮、赤芍、丹参等活血化瘀之品;口干口渴甚者,加生地黄、玄参;若热盛耗气伤阴,症见神疲,气短,脉细数,或结代者,合生脉散益气养阴,敛心气。若感受湿热之邪,湿热侵心,症见心悸气短,胸闷胸痛,腹泻,腹痛,恶心、呕吐,腹胀纳呆,舌质红,苔黄腻者,治当清热祛湿,芳香化浊,方选甘露消毒丹或葛根芩连汤加减。若热病后期,邪毒已去,气阴两虚者,治当益气养阴,方选生脉散加味。

六、转归预后

心悸的转归预后与病因、诱因、发展趋势及发作时对血流动力学的影响密切相关。心悸因受惊而起,其病程短,病势浅,全身情况尚好,一般在病因消除或经过适当治疗或休息之后便能逐渐痊愈;但亦有惊悸日久不愈,逐渐变成怔忡。若因脏腑受损,功能失调,气血阴阳亏虚所致心悸,则病程较长,病势较重,经积极合理治疗亦多能痊愈。如出现下列情况则预后较差:心悸而汗出不止,四肢厥冷,喘促不得卧,下肢水肿,面青唇紫,脉微欲绝者,属心悸喘脱证,预后严重;心悸而出现各种怪脉(严重心律失常之脉象)者;心悸突然出现昏厥抽搐者;心悸兼有真心痛者。以上情况皆是病情严重之证候,均应及时治疗和监护,密切观察病情变化。

七、临证要点

(1)在辨证论治基础上选加经现代药理研究有抗心律失常作用的中药,可进一步提高疗效,如快速型心律失常加用益母草、苦参、黄连、莲子心、延胡索以及中成药"黄杨宁"等;缓慢型心律失常加用麻黄、细辛、熟附子、桂枝以及中成药"心宝"等。

(2)功能性心律失常,多为肝气郁结所致,特别是因情志而发者,当在辨证基础上加郁金、佛手、香附、柴胡、枳壳、合欢皮等疏肝解郁之品,往往取得良好效果。

(3)根据中医"久病必虚""久病入络"的理论,心悸日久当补益与通络并用。

（4）临证如出现严重心律失常，如室上性心动过速、快速心房纤颤、三度房室阻滞、室性心动过速、严重心动过缓、病态窦房结综合征等，导致较严重的血流动力学异常者，当及时运用中、西医两法加以救治。

（5）病毒性心肌炎是近年来发病率较高的一种心律失常性疾病，常危及青少年的身体健康，对于这种病毒感染性心肌炎症，中药有显著的优势。在治疗中要把握以下 3 点：①咽炎一天不除，病毒性心肌炎一天不辍。②气阴两虚贯穿疾病的始终。③阳气易复，阴血难复。

第二节　真　心　痛

真心痛是指以突然发作的剧烈而持久的胸骨下部后方或心前区压榨性、闷胀性或窒息性疼痛为临床表现特点的一种严重病症，是胸痹的进一步发展。疼痛可放射到左肩、左上肢前内侧及无名指和小指，一般持续时间较长，常伴有心悸、水肿、肢冷、喘促、面色苍白、汗出、焦虑和恐惧感等症状，甚至危及生命。多因劳累、情绪激动、饱食、受寒等因素诱发。《灵枢·厥病篇》描述了真心痛的发作和预后，称："真心痛，手足青至节，心痛甚，旦发夕死，夕发旦死。"

现代医学的冠状动脉粥样硬化性心脏病、心肌梗死、心律失常、心源性休克等，出现真心痛的临床表现时，可参考本节进行辨证论治。

一、病因、病机

真心痛病因、病机和"胸痹"类同，与年老体衰，阳气不足，七情内伤，气滞血瘀，痰浊化生，寒邪侵袭，血脉凝滞等因素有关。如寒凝气滞，血瘀痰浊，闭阻心脉，心脉不通，可出现心胸疼痛（胸痹），严重者部分心脉突然闭塞,气血运行中断,可见心胸猝然大痛,而发为真心痛。

真心痛之病位在心,其本在肾。总的病机是本虚标实,本虚是发病基础,标实是发病条件,急性发作时以标实为主,总由心之气血失调、心脉痹阻不畅而致。

二、诊断要点

(一)症状

突然发作胸骨后感心前区剧痛,呈压榨性或窒息性疼痛。疼痛常可放射至左肩背和前臂,持续时间可长达数小时或数天,可兼心悸、恶心、呕吐等。

(二)检查

1.心电图检查

根据 ST 段或 T 波的异常变化来判断心肌缺血的部位及程度,同时根据相应导联所出现病理性 Q 波及 ST 段抬高的表现,来确定心肌梗死的部位。

2.胸部 X 线平片

胸部 X 线平片以及冠状动脉造影有助于诊断。

三、辨证

本病病位在心,其本在肾,本虚标实是其发病的主要机制,而在急性期则以标实为主。

若心气不足,运血无力,心脉瘀阻,或心血亏虚,气血运行不利,可见心动悸,脉结代(心律失常);若心肾阳虚,水邪泛滥,水饮凌心射肺,可出现心悸、水肿、喘促(心力衰竭),或亡阳厥脱,亡阴厥脱(心源性休克),或阴阳俱脱,最后导致阴阳离决。

(一)气虚血瘀

(1)证候:心胸刺痛,胸部闷窒,动则加重,伴短气乏力,汗出心悸,舌体胖大,边有齿痕,舌质黯淡或瘀点瘀斑,舌苔薄白,脉弦细无力。

(2)分析:元气素虚,无力推动血液运行,血行缓慢而滞涩,闭阻心脉,心脉不通,则心胸刺痛,胸部闷窒;动则耗气更甚,故短气乏力,汗出;气虚心搏加快,故心悸;舌体胖大,边有齿痕,苔薄白为气虚之象;舌质黯淡,有瘀点、瘀斑为血瘀之征。

(二)寒凝心脉

(1)证候:胸痛彻背,胸闷气短,心悸不宁,神疲乏力,形寒肢冷,舌质淡黯,苔白腻,脉沉迟、迟缓或结代。

(2)分析:寒邪内侵,阳气不运,气机阻痹,故见胸痛彻背;胸阳不振,气机不利,故见胸闷气短,心悸不宁;阳气不足,上不荣头面,外不达四肢,故面色苍白,形寒肢冷;舌淡黯,苔白腻,脉沉迟缓或结代,均为寒凝心脉、阳气不运之征。

(三)正虚阳脱

(1)证候:心胸绞痛,胸中憋闷或有窒息感,喘促不宁,心慌,面色苍白,大汗淋漓,烦躁不安或表情淡漠;重则神识昏迷,四肢厥冷,口开目合,手撒尿遗,脉疾数无力或脉微欲绝。

(2)分析:阳气虚衰,胸阳不运,痹阻气机,血行瘀滞,故见胸憋闷、绞痛或有窒息感;少气不续,不能维持正常心搏,故心慌,喘促不宁;大汗淋漓,烦躁不安或表情淡漠,乃为阳脱阴竭,阳气消乏,清阳不升,或失血过多,血虚不能上承,故见神识昏迷;气血不能达四末,则四肢厥冷;营阴内衰,正气不固,故口开目合,手撒遗尿;脉疾数无力或脉微欲绝,乃亡阳伤阴之征。

四、治疗

本病在发作期必须选用有速效止痛作用之药物,以迅速缓解心痛症状。疼痛缓解后予以辨证施治,常以补气活血、温阳通脉为法。

(一)中药治疗

1.气虚血瘀

(1)治法:益气活血,通脉止痛。

(2)处方:保元汤合血府逐瘀汤加减。

方中人参、黄芪补气益心;桃仁、红花、川芎活血祛瘀;赤芍、当归、牛膝养血活血;柴胡、枳壳、桔梗行气豁痰宽胸;生地黄、肉桂敛汗温阳定悸;甘草调和诸药。

另外,可选用速效救心丸,每天 3 次,每天 4～6 粒,急性发作时每次 10～15 粒。

2.寒凝心脉

(1)治法:温补心阳,散寒通脉。

(2)处方:当归四逆汤加减。

方中当归补血活血;芍药养血和营;桂枝温经散寒;细辛祛寒除痹止痛;炙甘草、大枣益气健脾,通行血脉。

本证寒象明显,可加干姜、蜀椒、荜茇、高良姜;气滞加白檀香;痛剧急予苏合香丸,每服 1～4 丸。

3.正虚阳脱

(1)治法:回阳救逆,益气固脱。

(2)处方:四味回阳饮加减。

方中以红参大补元气;附子、炮姜回阳;可加肉桂、山萸肉、龙骨、牡蛎温助心阳,敛汗固脱;加玉竹配炙甘草养阴益气。阴竭亡阳,合生脉散。

另外,可选用丹参滴丸,10～15 粒,每天 3 次。或用参附注射液 100 mL 加 5％葡萄糖注射液250 mL,静脉滴注。

(二)针灸治疗

1.基本处方

内关、郄门、阴郄、膻中。

内关、郄门同经相配,郄门、阴郄二郄相配,更和心包之募膻中,远近相配,共调心气。

2.加减运用

(1)气虚血瘀证:加脾俞、足三里、气海以益气通络。诸穴针用补法。

(2)寒凝心脉证:加心俞、厥阴俞、命门以温经祛寒、通络止痛。诸穴针用补法,或加灸法。

(3)正虚阳脱证:重灸神阙、关元以回阳救逆固脱。余穴针用补法。

3.其他

(1)耳针疗法:取心、神门、交感、皮质下、内分泌,每次选 3～4 穴,强刺激,留针 30～60 分钟。

(2)电针疗法:取膻中、巨阙、郄门、阴郄,用连续波,快频率刺激 20～30 分钟。

(3)穴位注射疗法:取心俞、厥阴俞、郄门、足三里,每次选 2 穴,用复方丹参注射液或川芎嗪注射液,每穴注射 2 mL,每天 1 次。

(4)头针疗法:取额旁 1 线,平刺激,持续捻转 2～3 分钟,留针 20～30 分钟。

第三节　心　衰

心衰是由不同病因引起心脉气力衰竭,心体受损,心动无力,血流不畅,逐渐引起诸脏腑功能失调,以心悸、喘促、尿少、水肿等为主要临床表现的危重病证。心衰在临床有急慢之分。其急者表现怔忡,气急,不能平卧,呈坐位,面色苍白,汗出如雨,口唇青紫,阵咳,咳出粉色泡沫样痰,脉多疾数。慢者表现心悸,短气不足以息,夜间尤甚,不能平卧或睡中憋醒,胸中如塞,口唇、爪甲青紫,烦躁,腹胀,右肋下癥块,下肢水肿。

心衰的病位在心,但与肺、脾、肝、肾有关。其发生可源于心脏本身,也可源于其他四脏,其病机关键为心肾阳虚,肺肝血瘀,为本虚标实之疾,其本虚有气虚、阳损、阴伤,或气阴两虚,或阴阳俱损。标实为气滞、血瘀、水结。治疗当标本兼治,急则治标,缓则治本。治本不外益气温阳敛阴,治标为化瘀、利水、逐饮。中医治疗在改善症状、提高生命质量、减少再住院率、降低病死率等方面具有优势。

西医学中称为心功能不全。据国外统计,人群中心衰的患病率为 1.5%～2.0%,65 岁以上可达 6%～10%,且在过去的 40 年中,心衰导致的死亡人数增加了 3～6 倍。我国对 35～74 岁城市居民共

15 518人随机抽样调查的结果:心衰患病率为0.9%,按计算约有400万名心衰患者,其中男性为0.7%,女性为1.0%,女性高于男性。随着年龄增高,心衰的患病率显著上升,城市高于农村,北方明显高于南方。心功能不全具备上述临床表现者,均可以参考本节辨证论治。

一、诊断标准

(一)中医诊断标准

(1)病史:原有心脏疾病,如心痛,心悸,肺心同病等,多因外感、过劳而复发或加重。

(2)主症:心悸气短,活动后加重,乏力。

(3)次症:咳喘不能平卧,尿少,水肿、下肢肿甚,腹胀纳呆,面色晦暗或颧紫,口唇紫黯,颈静脉曲张,胁下癥块,急者咳吐粉红色泡沫样痰,面色苍白,汗出如雨,四肢厥冷,更甚者昏厥,脉象数疾、雀啄、促、结代、屋漏、虾游。

具备病史,主症,可诊断为心衰之轻症。若在病史,主证的基础上,兼有次症2项者,可明确诊断。

(二)西医诊断标准

目前诊断标准尚不统一,也无特异性检查指标,但根据临床表现,呼吸困难和心源性水肿的特点,以及无创性和/或有创性辅助检查及心功能测定,一般即可做出诊断。临床诊断应包括心脏病的病因、病理解剖、病理生理、心律及心功能分级等诊断。

1.心衰的定性诊断指标

(1)主要标准:①夜间阵发性呼吸困难或端坐呼吸。②劳累时呼吸困难和咳嗽。③颈静脉曲张。④肺部啰音。⑤心脏肥大。⑥急性肺水肿。⑦第三心音奔马律。⑧静脉压升高>1.57 kPa (16 cmH$_2$O)。⑨肺循环时间>25秒。⑩肝颈静脉回流征阳性。

(2)次要标准:①踝部水肿。②夜间咳嗽。③活动后呼吸困难。④肝大。⑤胸腔积液。⑥肺活量降低到最大肺活量的1/3。⑦心动过速(心率>120次/分)。

（3）主要或次要标准：治疗中 5 天内体重下降≥4.5 kg。

确诊必须同时具有以上 2 项主要标准，或者具有 1 项主要或 2 项次要标准。

2.心功能的分级标准

（1）心功能Ⅰ级：患有心脏病，但体力活动不受限制，一般体力活动不引起过度的疲乏、心悸、呼吸困难或心绞痛，通常称心功能代偿期。

（2）心功能Ⅱ级：患有心脏病，体力活动轻度限制，静息时无不适，但一般体力活动可出现疲乏、心悸、呼吸困难或心绞痛，也称一度或轻度心力衰竭。

（3）心功能Ⅲ级：患有心脏病，体力活动明显受限，休息时尚感舒适，但稍有体力活动就会引起疲乏、心悸、呼吸困难或心绞痛，也称二度或中度心力衰竭。

（4）心功能Ⅳ级：患有心脏病，体力活动能力完全丧失，休息状态下也可有心力衰竭或心绞痛症状，任何体力活动后均可加重不适，也称三度或重度心力衰竭。

二、鉴别诊断

（一）哮病

急性左心衰者，原有心脏之疾，如心悸（心肌炎）、真心痛等，由某种诱因引发（如过劳、情绪激动、外感等）。临床以猝然心悸，喘急不能平卧，汗出烦躁，常伴咳吐粉红色血沫痰为特征，而哮病患者多无心脏病史，多有过敏史，以反复发作为特征，发作时喉间哮鸣有声，咳出大量痰涎后则喘止。

（二）喘病

慢性心衰在活动后往往见呼吸急促，但多以短气不足以息为特征，休息可减轻或缓解，而喘病患者多有肺病史，多因外感而诱发，多伴咳嗽、咳痰。

（三）肾性水肿

慢性心衰重症阶段出现尿少，水肿，而水肿呈下垂性，卧位时腰骶部水肿,兼有纳呆、腹胀、右下腹胀痛等胃肠道症状。而肾性水肿多与外感风寒、风热有关,起病较急,面目先肿,兼有尿少、腰痛,或兼头胀头痛,借助尿常规检查可发现蛋白尿或血尿,血中尿素氮、肌酐增高。

三、证候诊断

(一)心气(阳)虚证

心悸,气短,乏力,活动后明显,休息后可减轻,纳少,头晕,自汗,畏寒,舌质淡,苔薄白,脉细弱无力。

(二)气阴两虚证

心悸气喘,动则加重,甚则倚息不得卧,疲乏无力,头晕,自汗盗汗,两颧发红,五心烦热,口干咽燥,失眠多梦,舌红,脉细数。

(三)阳虚水泛证

心悸气喘,畏寒肢冷,腰酸,尿少水肿,腹部膨胀,纳少脘闷,恶心欲吐,舌体淡胖有齿痕,脉沉细或结代。

(四)气虚血瘀证

心悸气短,活动后加重,左胸憋闷或疼痛,夜间痛甚,两颧黯红,口唇青紫,胁下癥块,舌紫黯,苔薄白,脉沉涩或结代。

(五)阳衰气脱证

喘悸不休,烦躁不安,汗出如雨或如油,四肢厥冷,尿少水肿,面色苍白,舌淡苔白,脉微细欲绝或疾数无力。

四、病因

(一)原发病因

1.源于心

久患心脏之疾,如心悸、心痹、心痛、克山病、心肌炎及先天性心脏病等,导致心气内虚,日久心体肿胀,若再遇外邪侵袭,或情绪刺激,或因过劳,进一步损伤心体,侵蚀心阳,心阳不振,心力乏竭,不能鼓动血液运行,使瘀血阻滞,心脉不通。一则脏腑、肌腠缺血而失养,二则迫使血中水津外渗,进而出现脏腑功能失调,水饮凌心射肺或停积局部及水湿泛溢肌肤之证候,发为心衰。

2.源于肺

久咳、久喘、久哮等肺系慢性疾病反复发作,迁延或失治,痰浊潴留,伏着于肺,肺气壅塞不畅,痰瘀阻于肺管气道,使肺气胀满不能敛降,导致肺之体用俱损,病变首先在肺,继则影响脾、肾,后期病及于心。因肺朝百脉,肺气辅佐心脏运行血脉,肺伤则不能助心主治节,致使血行不畅,血瘀肺脉,肺气更加壅塞,造成气虚血滞、血滞气郁,由肺及心,心血瘀阻不通,日久心力乏竭,心体受损,发为心衰。

3.源于肝

久患肝脏之疾,或暴怒伤肝,导致肝失疏泄之机和条达之性,肝所藏之血不能施泄于外,血结于内,引起肝气滞心气乏,鼓动无力,血循不畅,瘀阻于心,引发血中水津外渗而致水肿、喘咳等证候,发为心衰。

4.源于肾

肾为精血之源,又为水火既济之脏,肾脉上络于心,久患肾脏之疾,则肾体受损,肾阳受伤,命火不足,相火不发,不能蒸精化液生髓,髓少不能生血,血虚不能上奉于心,心体失养,心阳亏乏,心气内脱,心动无力,则血行不畅,瘀结于心,导致心体胀大,发为心衰。

5.源于脾胃

脾胃之脉络于心,心气之源受之于脾,脾又为统血之脏。食气入胃,浊气归心。因此久患脾胃之疾,或思虑过度,或饮食不节(肥甘滋腻及长期饮酒、咸食),损伤脾胃,致使中气虚衰,中轴升降无力,引起水谷精微不能奉养于心主。元气不能上充于心,则心气内乏,鼓动无力,血瘀在心,日久心体胀大,或津血不足,心体失养,体用俱损,发为心衰。

(二)诱因

1.外感

多由外感六淫之邪,袭卫束表,内迫于肺,肺失宣降,痰浊内蕴,影响辅心以治节功能,使心不主血脉,加重心衰。

2.过劳

劳则气耗,心气受损,发为心衰。

3.药物

某些药物如过于苦寒,过于辛温,或输液过速等均导致心气耗散,诱发心衰。

五、病机

(一)发病

多以起病缓慢,逐渐加重为特点。初起见劳累后心悸,气短,疲乏无力,休息后可缓解,逐渐发展为休息时仍觉心悸不宁,喘促难卧,尿少,水肿,口唇爪甲青紫等。少数发病急,突然气急,端坐呼吸,不得卧,面色苍白,汗出如雨,口唇青黑,阵咳,咳吐粉红色泡沫样痰,脉多疾数。

(二)病位

在心,为心之体用俱病,与肺、脾、肝、肾密切相关。

(三)病性

为本虚标实之疾。虚者,以气虚、阳虚为本。病初多为气虚,病久则见阳虚,根据患者体质及原发疾病不同,少数患者可见血虚或阴虚。病变过程中,逐渐形成病理产物,为饮、为痰、为瘀、为浊,阻滞气机,发展为气滞血瘀水结之标实之疾。最终为心肾阳虚,肺肝血瘀,虚实夹杂。

(四)病势

缓慢发病者,初起时症状较轻,仅见劳累后心悸,气短,乏力,休息后症状可减轻或消失。随病情加重,出现休息状态下仍觉心悸不宁,喘促难卧,腹胀尿少,水肿,甚至神昏等。发病急骤者,突然气急呈端坐呼吸,面色苍白,汗出如雨,咳吐血色泡沫痰,唇青肢冷,救治及时,尚可转安,稍有延误,则昏厥死亡。

(五)病机转化

多种原因导致心气虚,心动无力,久之则心力内乏,乏久必竭。心气虚衰而竭,则血行不畅,引起机体内外血虚和血瘀的病理状态。

血行不畅则五脏六腑失其濡养,心失所养则心气更虚,瘀阻更甚,日久则心体胀大;子盗母气,心体胀大日久则累及于肝,血瘀在肝,则肝体肿大,失其疏泄之职,气机不畅,影响脾胃升降之机,见腹胀、纳呆,便溏或便秘;瘀血在肾,则水道不通,开阖不利,形成水肿;瘀血在肺,则上焦不宣,肺气郁闭,壅塞不畅,故见咳喘,呼吸困难。

津血同源,血瘀日久导致阴津不足,出现气阴两虚,故患者表现口干、心烦。由于心气不足,血不能行全身以濡养诸脏,肾失所养而导致肾虚,肾阳虚则膀胱失其气化,水渎失司。另外,心肾阳虚,不能温煦脾胃,可使中焦运化无权,湿浊内蕴。同时"血不利则为水",水邪内泛外溢,凌心射肺,则悸喘不宁。心阳根于肾阳,阳气衰竭,心气外脱,心液随气外泄,故见喘悸不宁,烦躁不安,汗出如雨如油,四肢厥冷,尿少水肿等症。

总之,心衰是全身性疾病,病初以气虚阳虚为主,偶见阴虚;病变过程中,因气虚无力运血或阴虚脉道不充,则成血瘀;阳气不足,水津失于气化,形成水肿;病延日久者,正气日衰,五脏俱败,正不胜邪,最终可致心气衰微,心阳欲脱之险证。虚和瘀贯穿疾病的始终,虚有气虚、阴虚、阳虚。瘀有因虚致瘀、因实致瘀,虚越甚,瘀越重。水是疾病发展过程中的病理产物,病越重,水越盛。

所以心肾阳虚为病之本,血瘀水停为病之标,本虚标实。又因心衰患者内脏俱病,正气虚衰,每易罹受外邪,新感引动宿疾,使心衰反复而逐年加重。

(六)证类病机

心衰过程是因虚致实,实又可致更虚的恶性循环,以气虚阳虚为本,发展为气阴两虚、气虚血瘀、阴阳两虚、阳虚水泛、阳衰气脱等不同病理过程。

(1)心气(阳)虚证:由于年老体弱,久患心脏之疾或他脏之疾累于心,使心气亏耗。心气内乏,无力帅血,心神涣散而不藏,故见心悸不安;动则气耗,故见乏力,气短不足以息,动则益甚。汗为心之液,气不固护,见汗液自出。脉道鼓动无力,则见脉弱或结或代。此候为心衰早期表现。

（2）气阴两虚证：心居胸中，为宗气所聚，心气亏虚，气不生津，津随气耗，出现阴虚；或心气亏乏，不能固护，营阴不能内守；或气（阳）虚日久，阳损及阴，出现气阴两虚。也可见于急性或慢性心衰反复发作之人久用温阳利水之剂，耗竭阴津，致心之气阴两虚。由于心气不足，气不布津，津液不能上承，故出现口干；心阴亏虚，虚火内生，蒸津外泄，故见盗汗；扰动心神，则心烦，少寐多梦。舌红少津，脉细弱。

（3）气虚血瘀证：心气虚无力推动血液运行，导致血行迟滞而形成瘀；因心肺气血不畅，上焦不宣，引起中焦枢机不转，脾失运化之力，胃失腐熟水谷之能，致使升降功能呆滞，肝之疏泄功能受阻，水渎功能不畅，而致气滞血瘀水泛。此候为心衰发展的中晚期阶段，由心及于肺、脾（胃）、肾、肝、三焦，气血阴阳亏虚，瘀、水、气（滞）、痰互结。血行不利，脉络瘀滞，见口唇爪甲青紫，胁下积块；脾不运化，则纳呆，腹胀；水渎不利，则尿少水肿；水饮凌心则怔忡；射肺则咳喘不宁。本愈虚标愈实，心阳、脾阳、肾阳皆虚，患者表现畏寒肢冷，汗多，易外感；津血不行，阴液枯竭，虚热内生，则见口干不欲饮或欲饮冷，烦躁不安。舌红少津或舌淡胖，脉细涩。

（4）阳虚水泛证：由于心阳不振，无力温运水湿，可致湿浊内蕴；随疾病进展，脾阳受损，不能健运，复加肺气亏虚，水道失其通调，水湿内停；后期肾阳虚衰，膀胱气化不利，水饮内泛；心阳根于肾阳，心肾阳虚，肾不纳气，心阳外越，故见心悸气喘，动则益甚；母病及子，脾失阳助，则脾不制水而反侮，中轴不运，见腹部膨胀，纳少脘闷，恶心欲吐；膀胱气化失司，津不化气而为水，见尿少水肿。阳虚不能温于四末，故见四肢厥冷。

（5）阳衰气脱证：疾病发展末期，诸脏之阳皆亏，阴盛于内，阳脱于外，虚阳外越，故见喘急而悸；动荡心神，则见烦躁不安；阳虚则寒，见四肢厥冷，且逆而难复；汗为心之液，心阳衰竭，不能固守营阴，真津外泄，故见汗出如珠如油。舌脉均见阴阳离绝之象。

六、分证论治

(一)辨证思路

1.辨急性与慢性

心衰在临床上有急慢之分。急者可见怔忡,气急,不能平卧、呈坐状,面色苍白,汗出如雨,口唇青黑,阵咳,咳吐粉红泡沫样痰,脉多疾数。慢者可见心悸,短气不足以息,夜间尤甚,不能平卧或夜间憋醒,胸中如塞,口唇、爪甲青紫,烦躁,腹胀,右胁下癥块,下肢水肿。

2.辨原发病证

既往有无能引发心衰之病,如胸痹心痛、心痹、肺心同病、心悸、瘿病、肾脏之疾、消渴等。

原有胸痹心痛者,在心衰证候基础上常伴有胸闷,左胸膺部疼痛,向左肩背部放射,疼痛多短暂,但反复发作。多发于年老之人,平素经常胸闷,时有左胸膺部疼痛,持续时间较短,服用芳香开窍药物可缓解,多因过劳、情绪激动、饱食或寒冷刺激而诱发。或伴心悸,逐渐出现喘促不能平卧,尿少水肿,夜间憋醒,舌质青紫、苔腻、脉沉弦。

原有肺胀病者,有长期反复咳喘的病史,心衰加重多与感受外邪有关,颜面、口唇、爪甲青紫黯明显,稍有外感则咳喘发作,痰多,胸满,心悸,尿少水肿,腹胀,纳呆,口唇、颜面及爪甲紫黑,苔厚腻、脉滑数。本病病变早期在肺,继则影响脾、肾。

3.辨诱因

心衰最常见诱因为感受外邪。如出现恶寒发热,咳嗽,咳白痰者,多外感寒邪;如发热重,咳黄痰者,多感受热邪。有些药物可诱发心衰,如抗心律失常药、药物过敏、输液反应、输液速度过快等。另外,过劳及情绪刺激也可诱发心衰。

4.辨标本虚实

本虚有气虚、阳损、阴伤、或气阴两虚、或阴阳俱损之分。气虚者,多为心衰之初期,症见气短,乏力,活动后心悸加重;阳损者,在气虚的基础上见畏寒,肢冷,面色青灰,下肢水肿,多为心衰中期表现;阴伤者,可见形体消瘦,两颧黯红,口干,手足心热,心烦等;气阴两虚者为气虚证与阴伤证并见,多见于心肌炎之心衰;阴阳俱损为阴伤与阳损并见,为心衰之重证。标实为气滞、血瘀、水结。气滞者,症见胸闷,胁腹胀满,脘胀纳呆;血瘀者,症见面色晦黯,口唇、爪甲及舌质青紫,脉促、结、代,或涩;水结者,症见面浮水肿,呕恶脘痞,喘悸难卧,舌体胖大,边有齿痕。另外,患者反复心衰或经常应用利尿剂,使阴阳俱损,阳虚水泛,阴虚生热,水热互结,出现尿赤少、水肿、心烦、口渴、喜冷饮等寒热错杂证。

5.辨病位

心衰病位虽然在心,但常见二脏或数脏同病,虚实错杂。不论先为心病而后及于他脏,或先有肺、肾、肝、脾之病而后及心,病至心衰,多见五脏俱病,但仍以心为主,因"心为五脏六腑之大主"。心肺气虚,肾不纳气,则见心悸,咳嗽,气喘,倚息不得卧等症状;心肾阳虚,则见畏寒肢冷,水肿,心悸,短气,喘促,动则更甚等证候;心肺阴虚可见心悸,咳嗽,咳吐血痰,口干,盗汗等证候;心脾两虚可见心悸,乏力,血虚,腹胀,纳呆,不寐,便溏等证候;若肺肝脾肾同病,则形成气滞血瘀水结证候。

6.辨病情

心衰以悸、喘、肿为三大主症,其中以心悸、怔忡贯穿始终,如果单纯表现为心悸、乏力、气短者,病情相对较轻;如见有咳嗽、咳白痰者,或外邪引动内饮,或有水邪射肺,如咳粉红泡沫样痰,多为急性左心衰,病情危重;心衰出现喘或喘不能平卧者,源于病久及肺作喘或肾虚不能纳气作喘,属心衰发展至中晚期;如喘与水肿同时出现,多为心衰晚期,三焦同病,五脏受损,病情较重。

7.辨舌脉

舌体胖大或有齿痕者,多为阳虚兼水湿内蕴;舌体瘦小,质干或有裂纹,为阳衰阴竭;舌紫黯或隐青,为阳气虚衰,血行瘀阻;如兼有热象,可见红绛舌;舌苔一般为薄白苔,兼有痰饮者多为白腻苔,肺有痰热者多见黄腻或灰黄腻苔,痰湿重者可见灰腻苔。脉象沉细数或结代,为气阴两虚;脉沉数而疾无力,或涩而沉,或结或促或代,或雀啄、鱼翔,为气(阳)虚血瘀;脉微细而数,或结代、雀啄,为阳衰气脱;脉微欲绝散涩,或浮大无根,为阴竭阳绝危证。

因此治疗当标本兼顾,急则治标,缓则治本。治本不外益气温阳敛阴,治标为化瘀、利水、逐饮。

(二)分证论治

1.心气(阳)虚

(1)症舌脉:心悸,气短,乏力,活动时明显,休息后可减轻,纳少,头晕,自汗,畏寒,舌质淡、苔薄白、脉细弱无力。

(2)病机分析:此证型常见于各种心脏之疾导致心衰之早期,或中重度心衰经过治疗之恢复阶段,相当于心功能Ⅰ、Ⅱ级。本证主要临床表现为心悸、气短,无论是各种心脏病本身,还是他脏之疾,如肺系之疾,饮食伤脾,肝脏或肾脏之疾,首先损伤心气,使心气力不足。心气帅血以动,营运周身,今气虚不能帅血,使周身失其血之濡养,故见乏力、头晕等症。病位主要在心,可及于肺、脾。

(3)治法:补心益气。

(4)常用方:保元汤(《博爱心鉴》)加减。黄芪、人参、肉桂、甘草、淫羊藿、补骨脂、茯苓。加减:出现胸闷胸痛者,多由于气虚血行不畅,心脉不通所致,加丹参、川芎、赤芍或加桃红四物汤(《医宗金鉴》)、黄芪桂枝五物汤(《金匮要略》)、补阳还五汤(《医林改错》)等;形寒肢冷,胸痛者,为心阳不足,加附子、干姜、桂枝、薤白;胸胁胀满者,为气虚气滞,加醋柴胡、醋青皮;患者除心悸、气短,还见有头晕、健忘者,用归脾汤(《济生方》);心悸重,脉结代者,用炙甘草汤(《伤寒论》);动则心悸汗多者,加桂枝甘草龙骨牡蛎汤(《伤寒论》)。

(5)常用中成药:补心气口服液每次 10 mL,每天 3 次。补益心气,活血理气止痛,适用于心气心阳不足又兼血瘀、痰浊之心衰。福王黄芪口服液每次 10~20 mL,每天 2 次。益气固表,利水消肿,补中益气,适用于心气亏虚之心衰。人参片每次 4 片,每天 2 次。大补元气,补益肺脾。适用于以心气不足为主要症状的心衰。黄芪注射液 20 mL 加入 5% 葡萄糖注射液或 0.9% 氯化钠注射液 250 mL 中,静脉滴注,每天1次。补益肺脾,益气升阳。用于症见气短、乏力等气虚之象者。

(6)体针:常取心俞、神门、内关、间使、胆俞、阳陵泉、足三里、曲池等穴,每次取穴3～5个,每天1次,7天为1个疗程,以补法为主。

(7)耳针:常取心、定喘、肺、肾、神门、交感、内分泌等穴,可用针刺、按压、埋针等方法,每次3～4个穴位。

(8)临证参考:心气虚贯穿于心衰的全过程,因此补益心气是此证型的主要治疗大法,补气药物首推参、芪。《万病回春》言人参"扶元气,健脾胃,进饮食,润肌肤,生精脉,补虚赢,固真气,救危急"。不同品种的人参制品,如红参、西洋参、生晒参均具强心的作用,其中红参的效果最好,一般调理每天可用3～5 g,病情明显可用10 g,严重者可用15～20 g,危重患者可用到30 g。如气虚血瘀时,黄芪与活血药同用,可起到活血而不伤血,并有养血之功。此外白术不单健脾益气,还可化痰、燥湿、行水,因此在气虚为主的心衰患者中也是常用中药。此证型常见于心衰初期或慢性心衰经治疗病情相对稳定,相当于心功能Ⅰ、Ⅱ级患者,若不伴有反复心动过速或心房纤颤,可不使用洋地黄类药物,以中药益气活血为主,可改善心功能,提高患者生活质量。

2.气阴两虚

(1)症舌脉:心悸气喘,动则加重,甚则倚息不得卧,疲乏无力,头晕,自汗盗汗,两颧发红,五心烦热,口干咽燥,失眠多梦,舌红、少苔、脉细数或沉细。

(2)病机分析:此证型多见于慢性反复发作之心衰患者,长期应用利尿剂或抗生素治疗,利尿剂直伤阴津,抗生素乃苦寒之品。由于阴阳相互依存,心衰日久,由气虚而损及于阴;或久用、过用温燥而伤阴;或水肿患者应用利尿之剂,使阴液亏耗。两颧红,五心烦热为阴亏虚阳上扰之证。有些患者甚则出现口干渴,渴而喜冷饮,此非实热,乃心衰日久,多脏虚损,脾不能为胃行其津液,阴虚燥热所致;津伤肠燥,还可出现大便秘结不行。

(3)治法:益气养阴。

（4）常用方：生脉散（《内外伤辨惑论》）加减。生晒参、麦冬、五味子、黄芪、黄精、玉竹、生地黄、阿胶、白芍。加减：若见阴阳两虚、畏寒、肢冷者，加附子、干姜、桂枝；气虚重者，重用黄芪；水肿者加泽泻、车前子、白术；腹胀者加厚朴、大腹皮、莱菔子、砂仁；心烦者加黄连；脉结代者，用炙甘草汤（《伤寒论》）。

（5）常用中成药：参麦注射液 40～60 mL 加入 5％葡萄糖注射液 250 mL 中，静脉滴注，每天 1 次。益气固脱，滋阴生津，养心复脉。用于气阴两虚之心衰。生脉注射液 40 mL 加入 5％葡萄糖注射液 250 mL 中，静脉滴注，每天 1 次。补气养阴，生津复脉，益气强心。用于气虚津伤，脉微欲绝之心衰。补心气口服液、滋心阴口服液：每次各 10 mL，每天 3 次。两者合用益气养阴，活血通脉。用于气阴两虚之心衰。

（6）体针：常取心俞、神门、内关、间使、厥阴俞、阳陵泉、足三里、三阴交等穴，每次取穴 3～5 个，每天1 次，7 天为 1 个疗程，以补法为主。慢性肺心病，常取肺俞、肾俞、膻中、气海、足三里。心慌加内关。

（7）耳针：常取心、定喘、肺、肾、神门、交感、内分泌等穴，每次 3～4 个穴位，可用针刺、按压、埋针等方法。慢性肺心病，常取心、神门、交感、肾、肾上腺等穴。

（8）临证参考：益气养阴多用参、麦，所以人参、麦冬是本证型必不可缺的常用药物。《日华子本草》言麦冬"治五劳七伤，安魂定魄"，《本草汇言》言其"主心气不足，惊悸怔忡，健忘恍惚，精神失守"。

本证型虽为气阴两虚，但气虚为始，阴虚为渐，气虚为本，故治疗上，即使阴虚较重，也不能舍其气而单补阴，益气温阳贯彻始终。此外，心阳失敛更易外散，故益气养阴之中应配以酸收，常用麦冬、五味子，一使阳气内守，温运心脉，二可防止温阳化气药物辛温伤阴散气。阴虚生热，患者常见心烦，可加黄连、生地黄。大量或长期应用利尿剂的患者，常出现口干渴而喜冷饮，可用白虎加人参汤以清热益气生津，生石膏用量可加大。大便干结者，可加大黄、元明粉急下存阴。养阴多以甘寒之品,不可过于滋腻。

3.阳虚水泛

(1)症舌脉:心悸气喘,畏寒肢冷,腰酸,尿少水肿,咳逆倚息不得卧,腹部膨胀,或胁下积块,纳少脘闷,恶心欲吐,颈脉动,口唇爪甲青紫,舌体淡胖有齿痕,脉沉细或结代。

(2)病机分析:本证型属本虚标实,为疾病发展至中晚期之征,相当于临床上心功能Ⅲ、Ⅳ级。心居胸中,为阳中之阳,心气心阳亏虚,出现心悸、怔忡,动则气喘。在此阳虚不单心阳虚,脾阳、肾阳皆虚,土不制水而反克,肾不制水而妄行,水邪泛滥,内蓄外溢,外溢肌肤则面浮肢肿;上凌心肺则加重心悸、喘促,甚则咳逆倚息;聚留胸腹则出现胸腹水。诸脏皆病,三焦气化不利,津聚不行,瘀血内停,瘀于心脉则见胸中隐痛,咳唾血痰,唇甲紫黯,颈部及舌下青筋显露;瘀于肺,则短气喘促、呼吸困难;瘀于肝,则胁下积块。瘀血水饮虽继发于心气亏虚,但一旦形成又可进一步损伤阳气,形成由虚致实、由实致虚的恶性病理循环。

(3)治法:温阳利水。

(4)常用方:五苓散合真武汤(《伤寒论》)加减。桂枝、制附子、茯苓、白术、白芍、生姜、泽泻、猪苓、车前子、丹参、红花、益母草。加减:喘促甚者加葶苈子、桑白皮、地龙或加葶苈大枣泻肺汤(《金匮要略》);中阳不足兼痰饮者,可用苓桂术甘汤(《金匮要略》);腹胀者加大腹皮、莱菔子、厚朴;恶心呕吐者加生姜汁、半夏、旋覆花。

(5)常用中成药:参附注射液10~20 mL加入5%葡萄糖注射液250~500 mL中,静脉滴注,每天1次。回阳救逆,益气固脱。用于心阳不振,症见四肢不温,尿少水肿者。福寿草片每次1片,每天2次。强心,利尿,镇静。用于治疗心衰水肿患者。补益强心片每次4片,每天3次。益气养阴,化瘀利水。用于治疗气阴两虚,血瘀水停所致心衰。强心力胶囊每次4粒,每天3次。温阳益气,化瘀利水。用于治疗阳气虚乏,血瘀水停所致心衰。

(6)针灸:取心俞、神门、内关、间使、通里、少府、足三里、膻中、气海、中脘等穴,每次取穴3~5个,每天1次,7天为1个疗程,以补法为主。水肿者配太溪、三阴交。

（7）临证参考：在此证型中，阳虚是其病机关键，喘促、水肿是其主要的临床表现，温阳是本证的主要治法。温阳药中首推刚燥之附子，因附子性温有小毒，含乌头碱，故应炙用，用时先煎30分钟。肺心病心衰时，因为心肌纤维肥大、间质水肿，对乌头碱比较敏感，临床易出现中毒，故用量宜小，但风湿性心脏病患者剂量可加大。附子温阳，大多与干姜配伍，"附子无姜不热"，但如果心动过速，阴虚有热者不用干姜。附子可与桂枝相配，可以宣通阳气，以利于化水气。阳虚不单心阳不振，脾阳、肾阳也衰，但不同患者的病理转归不同，又各有偏倚。阳虚水盛而兼腹胀明显者，偏于脾阳虚，应选苓桂术甘汤（《金匮要略》），桂枝不仅能宣通阳气、利水，还能活血，用量一般10～15 g。水肿且咳逆者，可宣肺利水，加用葶苈子。此证候虽以"水"为标实之象，但利水之法各有不同，根据不同症状表现，可以配合化瘀以利水，可以行气以利水。

（8）此证型多相当于心功能为Ⅲ、Ⅳ级的心衰患者，当水肿较重时，可配合西药强心、利尿之品治疗，当病情减轻后，再逐渐减少利尿剂用量，直至停药。现代药理研究表明很多中药具有强心的功效，如枳实、葶苈子、万年青、北五加皮、福寿草等，可在辨证的基础上酌情加用，但北五加皮具有强心苷作用，易出现洋地黄中毒，使用时剂量宜小。

4.气虚血瘀

（1）症舌脉：心悸气短，活动后加重，左胸憋闷或疼痛，夜间痛甚，两颧潮红，口唇青紫，胁下癥块，或有小便少，下肢微肿，舌紫黯、苔薄白、脉沉涩或结代。

（2）病机分析：心主血脉，血脉运行全赖心中阳气之推动，诚如《医学入门》所说："血随气行，气行而行，气止则止，气湿则滑，气寒则凝"。气为血之帅，血为气之母，因此心衰患者自出现之始，即也存在着血行不畅，脉道不利，因虚致瘀是心衰出现瘀象的主要病机，但也可由于津液亏虚致瘀或水不行而为瘀或气滞血瘀。随病情进展，心衰反复发作，诸脏失血之濡润，首先肝血不藏，肝体不柔，出现胁下积块;心气亏虚,络脉失充,心脏失养,心脉不通,不通则痛,见胸痛;瘀血阻络,肺失宣降,则可出现胸闷、咳喘。瘀血阻碍气机,进一步加重脏腑之虚,表现为本虚标实。

(3)治法:益气化瘀。

(4)常用方:补阳还五汤(《医林改错》)加减。黄芪、当归、赤芍、地龙、桃仁、川芎、红花、泽兰、益母草。加减:瘀象较重者,可合用桂枝茯苓丸;心痛甚者加全瓜蒌、薤白、郁金,或合用芳香化瘀类药物,如速效救心丸、心可舒、银杏叶片等;胁下癥块,加三棱、莪术。

(5)常用中成药:冠心安口服液每次 10 mL,每天 2~3 次。宽胸散结,活血行气。用于治疗冠心病气滞血瘀型心衰。舒心口服液每次 20 mL,每天 2 次。补益心气,活血化瘀。用于治疗气虚血瘀心衰患者。丹红注射液 20 mL 加入 5% 葡萄糖注射液 250 mL 中,静脉滴注,每天 1 次。益气化瘀止痛。用于治疗心血瘀阻证型各种心脏病。疏血通注射液 6 mL 加入 5% 葡萄糖注射液 250 mL 中,静脉滴注,每天 1 次。活血化瘀通络。用于治疗各种血瘀型心脏病。苦碟子注射液 40 mL 加入 5% 葡萄糖注射液 250 mL 中,静脉滴注,每天 1 次。化瘀止痛,用于治疗血瘀型冠心病。

(6)针灸:取心俞、神门、内关、间使、厥阴俞、膈俞、膻中、太冲等穴,每次取穴 3~5 个,每天 1 次,7 天为1 个疗程,以泻法为主。

(7)临证参考:心功能衰竭的患者均存在微循环改变及红细胞变形、血浆黏稠、血管外周阻力明显增高等现象,而现代研究已证实活血化瘀类中药能改善上述状况,常用药物有丹参、川芎、红花、益母草、赤芍、三七、鸡血藤等。而配伍应用具有活血化瘀功效的注射剂能明显改善心功能,如丹参注射液、川芎嗪注射液、磔脉灵注射液、舒血宁注射液等。但对于血瘀较重,见胁下积块的患者,不宜用大量破瘀之品,以免络破血溢,出现咯血、便血等变证。

5.阳衰气脱

(1)症舌脉:喘悸不休,烦躁不安,汗出如雨或如油,四肢厥冷,尿少水肿,面色苍白,舌淡苔白,脉微细欲绝、或疾数无力。

(2)病机分析:此证型多见心衰患者发展至终末阶段,也可见于暴受温邪、心脉闭塞等导致心阳暴脱,如急性感染性心肌炎、急性大面积心肌梗死等。患者不单阳衰,阴亦竭,故常表现躁动不安,乃阴不敛阳,虚阳外越之象。

(3)治法:回阳救逆,益气固脱。

(4)常用方:急救回阳汤(《医林改错》)加减。人参、附子、炮姜、白术、炙甘草、桃仁、红花。加减:阴竭阳绝,兼舌干而萎,口渴者,可改用阴阳两救汤,病情转安后,可用生脉散(《内外伤辨惑论》)调治;肢冷,汗多,喘而脉微欲绝者,选参附龙牡汤(《伤寒论》)或加麻黄根、浮小麦、山萸肉。

(5)常用中成药:参附注射液 20～50 mL 加入 5% 葡萄糖注射液 100 mL 中,静脉滴注,每天 1～2 次,肢冷汗出脉微者,可直接静脉推注。益气回阳固脱。用于治疗阳衰气脱型心衰患者。

(6)针灸:取心俞、神门、内关、三阴交、足三里、膻中、气海、关元等穴,每次取穴 3～5 个,每天 1 次,7 天为 1 个疗程,以补法并灸为主。

(7)临证参考:此证型多属各种急慢性心衰发展至终末阶段,病情危笃,需立即急救。中西医结合治疗,优于单纯西医治疗。在强心药的应用上,虽然许多中药含有强心苷,如北五加皮等,但此时患者对上述强心药的耐受程度差异很大,不易掌握剂量,容易引起中毒,故强心剂的应用不如西药洋地黄类。在利尿剂的应用上,虽然中药利尿效果不如西药见效快,但此时由于患者心功能衰竭,心排血量下降,肾血流量不足,单纯西药利尿已无效,如果配合大剂量通阳利水或化瘀利水之品,则明显增强利尿效果。阳衰气脱,出现汗出肢冷,患者往往进入休克阶段,少尿或无尿,血压下降,单纯应用西药升压药,如多巴胺、间羟胺,大剂量应用使肾血管收缩,出现尿少,四肢厥冷,长期应用还存在药物依赖,此时如配合中药参附注射液,回阳救逆,其升压作用明显增强,可减少西药升压药用量,减轻药物依赖,且增加末梢血循环,使四肢变暖,尿量增加。

七、按主症辨证论治

(一)心悸

心悸是心衰患者始终存在的症状,往往与气短并见,听诊时心率可增快,可闻及奔马律,可有心律不齐。脉诊可见促、结、代、疾、数等脉象。初期多以心气亏虚为主,疾病恢复期多以阴虚、阳浮或痰火、水饮为主。

1.心气(阳)虚

(1)临床表现:心中悸动不安,气短,动则加剧,乏力,自汗,舌质淡或隐青、苔白滑、脉多沉细而结或代或涩。上述表现为心气不足之象,如见形寒不足,面色苍白,脉见沉迟,则为心阳不足之象。心电图多见心律不齐,各种期前收缩或传导阻滞。

(2)辨证要点:心悸,气短,乏力,形寒。

(3)治法:益气温阳止悸。

(4)常用方:桂枝甘草龙骨牡蛎汤(《伤寒论》)。桂枝、炙甘草、生龙骨、生牡蛎。加减:乏力、气短明显者,可加人参、黄芪;心中空虚而悸,脉沉迟,形寒肢冷甚者,可用麻黄附子细辛汤(《伤寒论》);心虚胆怯,神不自主而悸者,可用安神定志丸(《医学心悟》)。

(5)常用中成药:灵宝护心丹每次 3~4 丸,每天 3~4 次。强心益气、通阳复脉、芳香开窍、活血镇痛,用于缓慢型心律失常及心功能不全。

(6)针灸:主穴内关、通里、郄门、三阴交,心神不宁加神门、间使,心阳虚衰灸关元、神阙。

(7)临证参考:心悸是伴随心衰始终之症状,有虚实之分。言其虚,多因心气、心阴、心血之不足。心悸,乏力,气短者,属心气不足,重用参、芪。人参入脾肺二经,有大补元气、固脱生津及安神之功效。现代药理研究证实人参有强心作用,对心脏病患者,人参可通过改善心肌营养代谢而使心功能改善。黄芪入肺、脾二经,不但可以补气固表,还可利水消肿,对于心衰出现自汗、水肿者尤宜。现代药理研究证明黄芪可加强心肌收缩力,增加心排血量,减慢心率,还可直接扩张血管,利尿,减轻心脏负荷,故为救治心衰不可缺少的药物。

2.阴虚火旺

(1)临床表现:心中悸动不安,心烦,少寐多梦,口干,脉多疾数。心电图表现多为快速型心律失常。

(2)辨证要点:心悸,心烦,脉细数。

(3)治法:滋阴清热,宁心安神。

(4)常用方:天王补心丹(《摄生秘剖》)加减。生地黄、五味子、当归、天冬、麦冬、柏子仁、酸枣仁、人参、玄参、丹参、白茯苓、远志、桔梗、朱砂。加减:若热象明显者,可加黄连;心烦重者,加栀子;若阴不敛阳者,可用三甲复脉汤(《温病条辨》)。

(5)常用中成药:稳心颗粒每次1包,每天3次。益气养阴,定悸复脉,活血化瘀。适用于各种快速性心律失常。利心丸每次3 g,每天2次。养心安神。用于快速性心律失常。

(6)针灸:体针取穴内关、迎香、厥阴俞,强刺激。耳针取心、神门、交感,中等至强刺激。

(7)临证参考:心衰患者在疾病发展过程中常伴有心悸不宁,临床查体时发现各种心律不齐,心阴不足患者以室性期前收缩及快速心律失常多见,此时治疗仍以纠正心衰为主,在辨证的基础上佐以安神之品。因心衰患者之阴虚多先源于气虚,故治疗时应气阴双补,以生脉散或炙甘草汤为主方。心烦少寐者,加酸枣仁、苦参或黄连之类,可泻心火,除湿热。现代药理研究认为黄连、苦参均有良好的抗期前收缩作用。

3.水饮凌心

(1)临床表现:心悸而喘咳,眩晕,胸脘痞满,尿少或水肿,舌苔白滑,脉多弦滑。听诊双肺可闻及水泡音,心率多快,可闻及奔马律。

(2)辨证要点:心悸,咳喘不得卧,尿少水肿。

(3)治法:振奋心阳,化气行水。

(4)常用方:葶苈大枣泻肺汤(《伤寒论》)。葶苈子、大枣。加减:如水饮上逆,恶心呕吐者,加半夏、陈皮、生姜以和胃降逆;如肾阳虚衰,不能制水,水气凌心,症见心悸喘咳,不能平卧,四肢不温者,选真武汤(《伤寒论》);头晕,小便不利,水肿甚者,选苓桂术甘汤(《伤寒论》)。

(5)针灸:肺俞、合谷、三焦俞、肾俞、水分、足三里、三阴交、复溜等穴,补泻兼施。

(6)临证参考:此证型多为心衰之重证,心悸乃由于阳虚水邪上犯于心,心阳不振,营阴内虚,水在心下,阳不归根,故头眩身动。可采用苓桂术甘汤纳气宁心的治法。温阳同时不忘利水,可加防己、车前草、木通;宗气无根,则气不归原,故应加龙骨以镇浮阳,牡蛎以抑上逆之水气;阳虚寒水所困,使血凝滞,则加泽兰、茺蔚子化瘀行水,但不宜用化瘀重剂。

(二)喘促

心衰往往伴有气促,甚则短气不足以息,故首先要辨虚实。《素问·调经论》提出:"气有余则喘咳上气,不足则息不利少气。"《景岳全书·杂证谟·喘促》说:"实喘者有邪,邪气实也;虚喘者无邪,元气虚也。实喘者长而有余,虚喘者气短而不续。实喘者胸胀气粗,声高息涌,膨膨然若不能容,唯呼出为快也;虚喘者慌张气怯,声低息短,惶惶然若气欲断,提之若不能升,吞之若不相及,劳动则甚,而惟急促似喘,但得引长一息为快也。"从以上论述看,心衰之气喘当属虚喘,乃责于肺肾,但也有由于水饮凌心射肺使肺实作喘者。

1.痰饮上凌于肺

(1)临床表现:咳喘不能平卧,喉中痰鸣,胸高息粗,咳嗽大量黏痰或涎液,尿少水肿,舌苔多腻,脉滑数。查体双肺可闻及干湿啰音。

(2)辨证要点:咳喘不能平卧,喉中痰鸣,咳嗽大量黏痰或涎液。

(3)治法:祛痰利气化饮。

(4)常用方:二陈汤(《太平惠民和剂局方》)合葶苈大枣泻肺汤(《金匮要略》)加减。半夏、陈皮、茯苓、甘草、葶苈子、瓜蒌、款冬花。加减:若痰黄者加黄芩、黄连、栀子、川贝;痰有腥味者加鱼腥草、金荞麦;痰白清稀,形寒肢冷者可合真武汤(《伤寒论》)。

(5)针灸:定喘、列缺、尺泽、合谷、膻中、中脘、丰隆、肾俞、太溪等穴,可用泻法。

(6)临证参考:本证型多见于慢性心衰合并肺内感染患者或急性左心衰竭患者,最常见于肺心病心衰患者。外邪犯肺,肺失宣降,痰浊内蓄,或久病脾虚失运,聚湿生痰,上渍于肺,或肾阳虚衰,水无所主,上凌于肺。总之,痰与饮皆为有形之实邪,故治疗当急则治标,治痰治水。

2.肺肾气虚

(1)临床表现:喘促,气不得续,动则益甚,汗多,心悸,形寒肢冷,或尿少水肿,舌质淡、苔薄或滑,脉沉弱。

(2)辨证要点:喘促,气不得续,动则益甚。

(3)治法:补肾纳气。

(4)常用方:金匮肾气丸(《金匮要略》)合生脉饮(《内外伤辨惑论》)。制附子、桂枝、熟地黄、山萸肉、山药、茯苓、牡丹皮、泽泻、人参、麦冬、五味子。加减:若尿少水肿明显者,可加牛膝、车前子;若咳喘者,可加葶苈子、生龙骨、生牡蛎;若腹胀者,加厚朴、枳实。

(5)针灸:肺俞、定喘、膏肓俞、太渊、足三里、肾俞、气海、太溪等穴,多用补法,并灸。

(6)临证参考:此证型多见慢性心衰患者经过治疗,病情相对稳定,但心功能较差,动则喘促,甚则尿量减少,双下肢水肿。从其脉证分析,当属虚喘范畴,治从其肾,可酌用淫羊藿、胡桃肉、补骨脂、紫石英、沉香等温肾纳气,镇摄平喘之品。心肺肾气已亏极,血行多不畅,故本证多兼瘀,可酌加桃仁、红花、川芎、泽兰、丹参等以活血。另外,病情发展至此,多属顽疾,用药宜久,故可根据病情配制成丸散之剂服用。

(三)水肿

(1)临床表现:尿少,水肿,从下而上,多与心悸、喘促并见,形寒肢冷,苔白滑,脉沉滑。

(2)辨证要点:悸、喘、肿,形寒肢冷。

（3）治法：温阳利水。

（4）常用方：五苓散（《伤寒论》）合真武汤（《伤寒论》）。桂枝、制附子、茯苓、白术、泽泻、猪苓、白芍、干姜。加减：腹胀者，加冬瓜皮、大腹皮；水肿较甚，有胸腹水者，可加牵牛子或商陆以攻逐水邪。

（5）针灸：腰以上肿取肺俞、三焦俞、列缺、合谷、阴陵泉，用泻法；腰以下肿取肾俞、脾俞、水分、复溜、足三里、三阴交，用补法。

（6）临证参考：水肿的基本病机是阳气虚衰不能化水，故通阳利水是基本治法，用药宜动不宜静，宜走不宜守，宜辛温不宜阴柔。通阳利水之品首推桂枝，桂枝可宣通全身之阳气，常与茯苓配伍，代表方为五苓散（《伤寒论》）。健脾通阳应选苓桂术甘汤（《金匮要略》），白术不仅能健脾益气，还能化痰、燥湿、行水。如心衰因感受外邪而引发水肿者，应宣通肺卫以利水，选防己茯苓汤（《金匮要略》）。气虚明显而水肿者，可选春泽汤（《医方集结》）。血瘀水结者，可选桂枝茯苓丸（《金匮要略》）化瘀利水。利水药物常选利水而不伤阴之品，如茯苓、泽泻、芍药、白术等。如水邪上犯，凌于心肺者，当泻水逐饮，选葶苈大枣泻肺汤（《金匮要略》）或己椒苈黄丸（《金匮要略》），葶苈子可化痰、平喘、泻肺，防己有显著的利水作用，但近年实验研究发现防己对肾脏有毒性，故应慎用。"血不行则为水"，无论气虚还是阳虚，瘀象伴随始终，化瘀可利水，常用药物如益母草、泽兰。

（7）心衰长期应用利水药包括西药利尿剂，导致阴津枯竭，此时水肿与伤阴并见，水热互结，利尿剂已无效，滋阴有助水邪之弊，利水又恐伤阴，治疗当育阴清热利水，可用猪苓汤（《伤寒论》）。心衰后期，五脏功能均受损，水瘀互结，使三焦气机不畅，故配以行气之品，调畅三焦气机，行气以利水，可酌情加厚朴、枳壳等。

（四）多汗

（1）临床表现：心衰患者自汗多见，在活动后如进食、排便等，大汗淋漓；也可见盗汗或冷汗。

（2）辨证要点：汗自出或盗汗。

（3）治法：调和营卫。

(4)常用方:气虚自汗者,可加用玉屏风散(《丹溪心法》):黄芪、白术、防风;心阳虚者,可加用桂枝加附子汤(《伤寒论》):桂枝、附子、芍药、甘草、生姜、大枣;阴虚盗汗者,可加用当归六黄汤(《兰室秘藏》):当归、生地黄、熟地黄、黄芪、黄芩、黄连、黄柏。加减:自汗多者,可加用浮小麦、麻黄根;阳虚明显,大汗淋漓,汗出欲脱者,用大剂参附龙牡汤;阴虚明显者,可重用山萸肉,加五味子、五倍子、乌梅等以酸收。

(5)临证参考:心衰患者汗多,乃由于心气阳虚,汗液不能自敛之故,或心阳暴脱,真津外泄所致。如出现额部冷汗如珠,四肢不温,多为脱证(心源性休克)先兆,应密切监测血压、脉搏变化。

(五)腹胀

(1)临床表现:腹胀,食则加剧,按之较硬或按之柔软,大便干结或无。

(2)辨证要点:腹胀,食则加剧。

(3)治法:实则通利,虚则健运。

(4)常用方:实证用己椒苈黄汤(《金匮要略》):防己、椒目、葶苈子、大黄;或中满分消丸(《兰室秘藏》):厚朴、枳实、黄连、黄芩、知母、半夏、陈皮、茯苓、猪苓、泽泻、砂仁、干姜、姜黄、人参、白术、炙甘草。虚证者用甘草泻心汤(《伤寒论》):甘草、半夏、黄芩、干姜、黄连、大枣。

(5)针灸:膻中、内关、气海、阳陵泉、足三里、太冲等穴,补泻兼施。

(6)临证参考:心衰患者多伴腹胀,当辨虚实。实则多因于中焦气机不畅,痰饮、水湿、瘀血内阻,患者表现"心下痞坚",临诊多见肋下肝大或腹水等;虚则由于中阳不足,脾不健运,自觉腹胀大,但按之柔软,相当于虚痞证。故在治疗时不要一见腹胀,就用大量行气消导之品,以免破气耗气。

八、变证治疗

心衰患者常出现咯血变证,依其临床表现可见下列3种证型。

(一)心肾阳虚

(1)症舌脉:咳稀血痰,心悸胸闷,咳喘,肢冷自汗,水肿,舌淡苔白、脉沉细或结代。

(2)病机分析:由于心肾阳虚,阴阳不相为守,卫气虚散,阴血妄行,即"阳虚阴必走"。

(3)治法:温通阳气,收敛止血。

(4)常用方:桂枝甘草龙骨牡蛎汤(《伤寒论》)加白及、仙鹤草、白茅根。

(二)阴虚火旺

(1)症舌脉:咯血鲜红,心悸心烦不得眠,口干咽燥,头晕耳鸣,腰膝酸软,舌红少苔、脉细数。

(2)病机分析:心衰日久,阳虚阴竭,阴虚于下,火亢于上,灼伤血络,故出现咯血。

(3)治法:滋阴降火,凉血止血。

(4)常用方:黄连阿胶汤(《伤寒论》)加侧柏叶、茜草、白茅根。

(三)瘀血阻络

(1)症舌脉:咯血紫黯或血块,心悸气喘,胸闷胸痛,口干,两颧潮红,唇甲发绀,舌红、脉涩。

(2)病机分析:心衰患者因虚致瘀,瘀血阻塞脉道,血流不通,溢于脉外,则引起咯血。

(3)治法:活血降逆止血。

(4)常用方:血府逐瘀汤(《医林改错》)加三七、花蕊石、藕节、旋覆花。

第四章

呼吸内科病证的中医治疗

第一节 肺 痿

肺痿是指肺叶痿弱不用,临床以咳吐浊唾涎沫为主症,为肺脏的慢性虚损性疾病。《金匮要略心典·肺痿肺痈咳嗽上气病》中说:"痿者萎也,如草木之萎而不荣。"用形象比喻的方法以释其义。

一、源流

肺痿之病名,最早记载于仲景的《金匮要略》。该书将肺痿列为专篇,对肺痿的主症特点、病因、病机、辨证均做了较为系统的介绍。如《金匮要略·肺痿肺痈咳嗽上气病脉证并治》说:"寸口脉数,其人咳,口中反有浊唾涎沫者何? 师曰:为肺痿之病"。"肺痿吐涎沫而不咳者,其人不渴,必遗尿,小便数,所以然者,以上虚不制下故也"。隋·巢元方在《金匮要略》的基础上,对本病的成因、转归等作了进一步探讨。其在《诸病源候论·肺痿候》论及肺痿曰:"肺主气,为五脏上盖,气主皮毛,故易伤于风邪,风邪伤于脏腑,而气血虚弱,又因劳役大汗之后,或经大下而亡津液,津液竭绝,肺气壅塞,不能宣通诸脏之气,因成肺痿也。"明确认为是外邪犯肺,或劳役过度,或大汗之后,津液亏耗,肺气受损,壅塞而成。并指出其预后、转归与咳吐涎沫之爽或不爽、小便之利或不利、咽燥之欲饮或不欲饮等都有关联,如"咳唾咽燥欲饮者,必愈;欲咳而不能咳,唾干沫,而小便不利者难治"。唐·孙思邈《千金要方·肺痿门》将肺痿分为热在上焦及肺中虚冷二类,认为"肺痿虽有寒热之分,从无实热之例。"清·李用粹结合丹溪之说,对肺痿的病因、病机及证候特点作了简要而系统的归纳。如《证治汇补·胸膈门》说:"久嗽肺虚,寒热往来,皮毛枯燥,声音不清,或嗽血线,口中有浊唾涎沫,脉数而虚,为肺痿之病。因津液重亡,火炎金燥,如草木亢旱而枝叶萎落也。"《张氏医通·肺痿》对肺痈和肺痿的鉴别,进行了分析比较,提出"肺痈属在有形之血……肺痿属在无形之气。"

综上所述,历代医家共同认识到肺痿是多种肺系疾病的慢性转归,故常与相关疾病合并叙述,单独立论者较少,并且提示肺痈、肺痨、久嗽、喘哮等伤肺,均有转化成为肺痿的可能。如明·王肯堂将肺痿分别列入咳嗽门和血证门论述,《证治准绳·诸气门》说:"肺痿或咳沫,或咯血,今编咳沫者于此,咯血者入血证门。"《证治准绳·诸血门》还认为"久嗽咯血成肺痿"。戴原礼在《证治要诀·诸嗽门》中提到:"劳嗽有久嗽成劳者,有因病劳久嗽者,其证往来寒热,或独热无寒,咽干嗌痛,精神疲极,所嗽之痰,或脓,或时有血,腥臭异常。"戴氏所指劳嗽之临床表现与肺痿有相似之处。陈实功在《外科正宗·肺痈论》中说:"久嗽劳伤,咳吐痰血,寒热往来,形体消削,咳吐瘀脓,声哑咽痛,其候转为肺痿。"指出肺痈溃后,热毒不净,伤阴耗气,可以转为肺痿。唐·王焘《外台秘要·咳嗽门》引许仁则论云:"肺气嗽经久将成肺痿,其状不限四时冷热,昼夜咳常不断,唾自如雪,细沫稠粘,喘息上气,乍寒乍热,发作有时,唇口喉舌干焦,亦有时唾血者,渐觉瘦悴,小便赤,颜色青白,毛耸,此亦成蒸。"说明肺痨久嗽,劳热熏肺,肺阴大伤,进一步发展则成肺痿;它如内伤久咳,或经常喘哮发作,伤津耗气,亦可形成肺痿。

在肺痿的治法方面,《金匮要略·肺痿肺痈咳嗽上气病脉证并治》对肺痿的治疗原则也作了初步的探讨,认为应以温法治之。清·李用粹《证治汇补·胸膈门》说:"治宜养血润肺,养气清金。"喻嘉言《医门法律》对本病的理论认识和治疗原则做了进一步的阐述,此后,有的医家主张用他创制的清燥救肺汤治疗虚热肺痿。张璐在其《张氏医通·肺痿》按喻嘉言之论将肺痿的治疗要点概括为:"缓而图之,生胃津,润肺燥,下逆气,开积痰,止浊唾,补真气",旨在"以通肺之小管","以复肺之清肃"。这些证治要点,理义精深,非常切合实用。

在肺痿的选方用药方面,《金匮要略》设甘草干姜汤以温肺中虚冷。唐·孙思邈《备急千金要方·肺痿门》指出虚寒肺痿可用生姜甘草汤、甘草汤,虚热肺痿可用炙甘草汤、麦门冬汤、白虎加人参汤,对《金匮要略》的治法,有所补充。清·李用粹《证治汇补·胸膈门》主张根据本病的不同阶段分别施治:"初用二地二冬汤以滋阴,后用门冬清肺饮以收功。"沈金鳌《杂病源流犀烛·肺病源流》进一步对肺痿的用药忌宜等作了补充,他说:"其症之发,必寒热往来,自汗,气急,烦闷多唾,或带红线脓血,宜急治之,切忌升散辛燥温热。大约此证总以养肺、养气、养血、清金降火为主。"可谓要言不烦。

二、病因、病机

本病病因可分久病损肺和误治津伤两个方面,而以前者为主。病变机制为肺虚津气失于濡养所致。

(一)久病损肺

如痰热久嗽,热灼阴伤;或肺痨久嗽,虚热内灼,耗伤阴津;肺痈余毒未清,灼伤肺阴;或消渴津液耗伤;或热病之后,邪热伤津,津液大亏,以致热壅上焦,消灼肺津,变生涎沫,肺燥阴竭,肺失濡养,日渐枯萎。若大病久病之后,耗伤阳气;或内伤久咳,冷哮不愈,肺虚久喘等,肺气日耗,渐伤及阳;或虚热肺痿日久,阴伤及阳,亦可致肺虚有寒,气不化津,津液失于温摄,反为涎沫,肺失濡养,肺叶渐痿不用。此即《金匮要略》所谓"肺中冷"之类。

(二)误治津伤

因医者误治,滥用汗、吐、下等治法,重亡津液,肺津大亏,肺失濡养,发为肺痿。如《金匮要略·肺痿肺痈咳嗽上气病脉证并治》说:"热在上焦者,因咳为肺痿,肺痿之病……或从汗出,或从呕吐,或从消渴,小便利数,或从便难,又被快药下利,重亡津液,故得之。"

综上所述,本病总由肺虚,津气大伤,失于濡养,以致肺叶枯萎。

其病位在肺,但与脾、胃、肾等脏腑密切相关。脾虚气弱,无以生化、布散津液,或胃阴耗伤,胃津不能上输养肺,土不生金,均可致肺燥津枯,肺失濡养;久病及肾,肾气不足,气化失司,气不化津,或因肾阴亏耗,肺失濡养,亦可发为肺痿。

因发病机制的不同,肺痿有虚热、虚寒之分。虚热肺痿,一为本脏自病所转归,一由失治误治,或它脏之病导致。因热在上焦,消亡津液,阴虚生内热,津枯则肺燥,肺燥且热,清肃之令不行,脾胃上输之津液转从热化,煎熬而成涎沫,或因脾阴胃液耗伤,不能上输于肺,肺失濡养,遂致肺叶枯萎。虚寒肺痿为肺气虚冷,不能温化布散脾胃上输之津液,反而聚为涎沫,复因治节无权,上虚不能制下,膀胱失于约束,而小便不禁。《金匮要略心典·肺痿肺痈咳嗽上气病》说:"盖肺为娇脏,热则气灼,故不用而痿;冷则气沮,故亦不用而痿也。遗尿,小便数者,肺金不用而气化无权,斯膀胱无制而津液不藏也。"指出肺主气化,为水之上源,若肺气虚冷,不能温化,固摄津液,由气虚导致津亏,肺失濡养,亦可渐致肺叶枯萎不用。

三、诊断

(1)有反复发作的特点。

(2)有肺系内伤久咳病史,如痰热久嗽,或肺痨久咳,或肺痈日久,或冷哮久延等。

(3)临床表现以咳吐浊唾涎沫、胸闷气短为主症。

四、病证鉴别

肺痿为多种慢性肺系疾病转化而来,既应注意肺痿与其他肺系疾病的鉴别,又要了解其相互联系。

(一)肺痈

肺痿以咳吐浊唾涎沫为主症,而肺痈以咳则胸痛,吐痰腥臭,甚则咳吐脓血为主症。虽然多为肺中有热,但肺痈属实,肺痿属虚,肺痈失治久延,可以转为肺痿。

(二)肺痨

肺痨主症为咳嗽、咯血、潮热、盗汗等,与肺痿有别。肺痨后期可以转为肺痿重症。

五、辨证

(一)辨证要点

主要辨虚热虚寒,虚热证易火逆上气,常伴咳逆喘息,虚寒证常见上不制下,小便频数或遗尿。

(二)辨证候

1.虚热证

咳吐浊唾涎沫,其质较黏稠,或咳痰带血,咳声不扬,甚则音哑,气急喘促,口渴咽燥,午后潮热,形体消瘦,皮毛干枯,舌红而干,脉虚数。

证候分析:肺阴亏耗,虚火内炽,肺失肃降,则气逆咳喘。热灼津液成痰,故咳吐浊唾涎沫,其质黏稠。燥热伤津,津液不能濡润上承,故咳声不扬,音哑,咽燥,口渴。阴虚火旺,灼伤肺络,则午后潮热,咳痰带血。阴津枯竭,内不能洒陈脏腑,外不能充身泽毛,故形体消瘦,皮毛干枯。舌红而干,脉虚数,乃是阴枯热灼之象。

2.虚寒证

咳吐涎沫,其质清稀量多,不渴,短气不足以息,头眩,神疲乏力,食少,形寒,小便数,或遗尿,舌质淡,脉虚弱。

证候分析:肺气虚寒,气不化津,津反为涎,故咳吐多量清稀涎沫。阴津未伤故不渴。肺虚不能主气,则短气不足以息。脾肺气虚则神疲食少。清阳不升故头眩。阳不卫外则形寒。上虚不能制下,膀胱失约,故小便频数或遗尿。舌质淡,脉虚弱,皆属气虚有寒之证。

3.寒热夹杂证

虚热及虚寒证可以同时出现,或虚热证较多,或虚寒证状较多,如咳唾脓血,咽干口燥,同时又有下利肢凉,形寒气短等,即是上热下寒之证。其他情况亦可出现,可根据临床证候分析之。

六、治疗

(一)治疗要点

治疗总以补肺生津为原则。虚热证,治当生津清热,以润其枯;

虚寒证,治当温肺益气,而摄涎沫。寒热夹杂证,治当寒热平调、温清并用。

临床以虚热证为多见,但久延伤气,亦可转为虚寒证。治应时刻注意保护津液,重视调理脾肾。脾胃为后天之本,肺金之母,培土有助于生金;肾为气之根,司摄纳,温肾可以助肺纳气,补上制下。不可妄投燥热之药,以免助火伤津,亦忌苦寒滋腻之品碍胃,切勿使用峻剂驱逐痰涎,犯虚虚之戒。

(二)分证论治

1.虚热证

(1)治法:滋阴清热,润肺生津。

(2)方药:麦门冬汤合清燥救肺汤加减。前方润肺生津,降逆下气,用于咳嗽气逆,咽喉干燥不利,咳痰黏浊不爽。后方养阴润燥,清金降火,用于阴虚燥火内盛,干咳痰少,咽痒气逆。

药用麦门冬滋阴润燥;太子参益气生津;甘草、大枣、粳米甘缓补中;伍入半夏下气降逆,止咳化痰,以辛燥之品,反佐润燥之功;桑叶、石膏清泄肺经燥热;阿胶、麦冬、胡麻仁以滋肺养阴;杏仁、枇杷叶可化痰止咳。

如火盛,出现虚烦、咳呛、呕逆者,则去大枣,加竹茹、竹叶清热和胃降逆。如咳吐浊黏痰,口干欲饮,则可加天花粉、知母、川贝母清热化痰。津伤甚者加沙参、玉竹以养肺津。潮热加银柴胡、地骨皮以清虚热,退蒸。

2.虚寒证

(1)治法:温肺益气。

(2)方药:甘草干姜汤或生姜甘草汤加减。前方甘辛合用,甘以滋液,辛以散寒。后方则以补脾助肺,益气生津为主。

药用甘草入脾益肺,取甘守津回之意;干姜温肺脾,使气能化津,水谷归于正化,则吐沫自止。肺寒不著者亦可改用生姜以辛散宣通,并取人参、大枣甘温补脾,益气生津。

另可加白术、茯苓增强健脾之功;尿频、涎沫多者加煨益智;喘息、短气可配钟乳石、五味子,另吞蛤蚧粉。

3.寒热夹杂证

(1)治法:寒热平调,温清并用。

(2)方药:麻黄升麻汤加减。本方温肺散寒与清热润肺并用,适合于寒热夹杂、肺失润降之咽喉不利,咳唾脓血痰等症。

药用麻黄、升麻以发浮热;用当归、桂枝、生姜以散其寒;用知母、黄芩寒凉清其上热;用茯苓、白术以补脾;用白芍以敛逆气;用葳蕤、麦冬、石膏、甘草以润肺除热。

七、单方验方

(1)紫河车1具,研末,每天1次,每服3 g,适用于虚寒肺痿。

(2)熟附块、淫羊藿、黄芪、白术、党参各9 g,补骨脂12 g,茯苓、陈皮、半夏各6 g,炙甘草4.5 g,用于虚寒肺痿。

(3)山药30 g,太子参15 g,玉竹15 g,桔梗9 g,用于肺痿气虚津伤者。

(4)百合30 g煮粥,每天1次,适用于虚热肺痿。

(5)银耳15 g,冰糖10 g,同煮内服,适用于虚热肺痿。

(6)冬虫夏草10～15 g,百合15 g,鲜胎盘半个,鲜藕50 g,隔水炖服,隔天1次,连服10～15次为一个疗程。

(7)新鲜萝卜500 g,白糖适量。将萝卜洗净切碎,用洁净纱布绞取汁液,加白糖调服。每天1次,常服。

(8)夏枯草15～25 g,麦冬15 g,白糖50 g。先将夏枯草、麦冬用水煎10～15分钟,再加白糖煮片刻,代茶饮,每天1剂,常服。用于虚热肺痿。

八、中成药

(一)六味地黄丸

1.功能与主治

滋阴补肾。用于虚热肺痿。

2.用法与用量

口服,一次8粒,一日3次。

(二)金匮肾气丸

1.功能与主治

温补肾阳。用于虚寒肺痿。

2.用法与用量

口服,一次 8 粒,一日 3 次。

(三)补中益气口服液

1.功能与主治

补中益气,升阳举陷。用于肺痿脾胃气虚,见发热、自汗、倦怠等症者。

2.用法与用量

口服,一次 1 支,一日 3 次。

(四)参苓白术散

1.功能与主治

益气健脾,和胃渗湿。用于肺痿脾胃虚弱,见食少便溏,或吐或泻,胸脘胀闷,四肢乏力等症者。

2.用法与用量

口服,一次 5 g,一日 3 次。

(五)琼玉膏

1.功能与主治

滋阴润肺,降气安神。用于虚热肺痿。

2.用法与用量

口服,一次 1 勺,一日 2 次。

九、其他疗法

艾条点燃,对准足三里穴,并保持一定距离,使局部有温热感、皮肤微红为度。艾灸时间一般为 10～15 分钟,每天 1 次。用于虚寒肺痿。

第二节　肺　胀

肺胀是指以胸部膨满,憋闷如塞,喘息气促,咳嗽痰多,烦躁,心慌等为主要临床表现的一种病证。日久可见面色晦暗,唇甲发绀,脘腹胀满,肢体浮肿。其病程缠绵,时轻时重,经久难愈,重者可出现神昏、出血、喘脱等危重证候。多种慢性肺系疾病反复发作,迁延不愈,导致肺气胀满,不能敛降。

现代医学的慢性阻塞性肺部疾病,常见如慢性支气管炎、支气管哮喘、支气管扩张、重度陈旧性肺结核等合并肺气肿以及慢性肺源性心脏病、肺源性脑病等,出现肺胀的临床表现时,可参考本节进行辨证论治。

一、病因、病机

本病的发生,多因久病肺虚,痰浊潴留,而至肺失敛降,肺气胀满,又因复感外邪诱使病情发作或加剧。

(一)久病肺虚

因内伤久咳、久哮、久喘、支饮、肺痨等慢性肺系疾病,迁延失治,以致痰浊潴留,壅阻肺气,气之出纳失常,还于肺间,日久导致肺虚,肺体胀满,张缩无力,不能敛降而成肺胀。

(二)感受外邪

久病肺虚,卫外不固,腠理疏松,六淫之邪每易反复乘袭,诱使本病发作,病情日益加重。

肺胀病变首先在肺,继则影响脾、肾,后期病及于心。外邪从口鼻、皮毛入侵,每多首先犯肺,导致肺气上逆而为咳,升降失常而为喘,久则肺虚,主气功能失常。若子耗母气,肺病及脾,脾失健运,则可导致肺脾两虚。母病及子,肺虚及肾,肺不主气,肾不纳气,则气喘日益加重,呼吸短促难续,尤以吸气困难,动则更甚。且肾主水,肾衰则不能化气行水,水邪泛溢肌表则肿,上凌心肺则喘咳心悸。

肺与心脉相通,肺虚不能调节心血的运行,气病及血,则血瘀肺脉,肺病及心,临床可见心悸、发绀、水肿、舌质暗紫等症。心阳根于命门真火,肾阳不振,进一步导致心肾阳衰,可出现喘脱危候。

肺胀的病理因素主要为痰浊、水饮与血瘀。痰的产生,病初由肺气郁滞,脾失健运,津液不归正化而成;渐因肺虚不能化津,脾虚不能转输,肾虚不能蒸化,痰浊潴留益甚,喘咳持续难已。3 种病理因素之间又可互相影响和转化,如痰从寒化则成饮;饮溢肌肤则为水;痰浊久留,肺气郁滞,心脉失畅则血滞为瘀;瘀阻血脉,"血不利则为水"。一般早期以痰浊为主,渐而痰瘀并见,终至痰浊、血瘀、水饮错杂为患。

肺胀的病性多属本虚标实,但有偏实、偏虚的不同,且多以标实为急。外感诱发时偏于邪实,平时偏于本虚。早期多属气虚、气阴两虚,病位以肺、脾、肾为主。晚期气虚及阳,或阴阳两虚,纯属阴虚者少见,病位以肺、肾、心为主。正虚与邪实多互为因果,阳虚致卫外不固,易感外邪,痰饮难蠲;阴虚致外邪、痰浊易从热化,故虚实诸候常夹杂出现,每致愈发愈频,甚则持续不已。

二、辨证论治

(一)辨证要点

1.症状

以咳逆上气,痰多,喘息,胸部膨满,憋闷如塞,动则加剧,甚则鼻煽气促,张口抬肩,目胀如脱,烦躁不安等为主症。日久可见面色晦暗,面唇发绀,脘腹胀满,肢体浮肿,甚或出现喘脱等危重证候。病重可并发神昏、动风或出血等症。有长期慢性咳喘病史,常因外感而诱发,病程缠绵,时轻时重;发病者多为老年,中青年少见。

2.检查

体检可见桶状胸,胸部叩诊呈过清音,心肺听诊肺部有干湿性啰音,且心音遥远。X线检查见胸廓扩张,肋间隙增宽,膈降低且变平,两肺野透亮度增加,肺血管纹理增粗、紊乱,右下肺动脉干扩张,右心室增大。心电图检查显示右心室肥大,出现肺型 P 波等。血气分析检查可见低氧血症或合并高碳酸血症,PaO_2 降低,$PaCO_2$ 升高。血液检查红细胞数和血红蛋白含量可升高。

(二)类症鉴别

肺胀与哮病、喘证均以咳而上气,喘满为主症,其区别如下。

1.哮证

哮证是一种反复发作性的痰鸣气喘疾病,以喉中哮鸣有声为特征,常突然发病,迅速缓解,久病可致肺胀,而肺胀以喘咳上气、胸膺膨满为主要表现,为多种慢性肺系疾病日久积渐而成。

2.喘证

喘证以呼吸困难,甚至张口抬肩,不能平卧为主要表现,可见于多种急慢性疾病的过程中。而肺胀是由多种慢性肺系疾病迁延不愈发展而来,喘咳上气,仅是肺胀的一个症状。

(三)分证论治

肺胀为多种肺病迁延不愈,反复发作而致,总属标实本虚,感邪发作时偏于标实,缓解时偏于本虚。偏实者须分清痰浊、水饮、血瘀。早期以痰浊为主,渐而痰瘀并重。后期痰瘀壅盛,正气虚衰,本虚与标实并重。偏虚者当区别气(阳)虚、阴虚。早期以气虚或气阴两虚为主,病位在肺、脾、肾。后期气虚及阳,甚则阴阳两虚,病变部位在肺、肾、心。

本病的治疗当根据标本虚实不同,有侧重地选用扶正与祛邪的不同治则。本实者,根据病邪的性质,分别采取祛邪宣肺,降气化痰,温阳利水,活血祛瘀,甚或开窍、熄风、止血等法。本虚者,当以补养心肺,益肾健脾为主,或气阴兼调,或阴阳双补。正气欲脱时则应扶正固脱,救阴回阳。

1.痰浊壅肺

(1)证候:胸膺满闷,短气喘息,稍劳即重,咳嗽痰多,色白黏腻或呈泡沫,晨风自汗,脘痞纳少,倦怠无力,舌暗,苔薄腻或浊腻,脉稍滑。

(2)分析:肺虚脾弱,痰浊内生,上逆于肺,肺失宣降,则胸膺满闷,咳嗽、痰多色白黏腻;痰从寒化饮,则痰呈泡沫状;肺气虚弱,复加气因痰阻,放短气喘息,稍劳即重;肺虚卫表不固,则畏风、自汗;肺病及脾,脾虚健运失常,故见脘痞纳少,倦怠无力;舌质暗,苔薄腻或浊腻,脉滑为痰浊壅肺之证。

(3)治法:化痰降气,健脾益肺。

(4)方药:苏子降气汤合三子养亲汤。二方均能降气化痰平喘,但苏子降气汤偏温,以上盛下虚,寒痰喘咳为宜;三子养亲汤偏降,以痰浊壅盛,肺实喘满,痰多黏腻为宜。其中,苏子、前胡、白芥子化痰降逆平喘;半夏、厚朴、陈皮燥湿化痰,行气降逆;白术、茯苓、甘草运脾和中。

(5)加减:若痰多,胸满不能平卧,加葶苈子、莱菔子泻肺祛痰平喘;症见短气乏力,易出汗,痰量不多者为肺脾气虚,酌加党参、黄芪、防风健脾益气,补肺固表;若因外感风寒诱发,痰从寒化为饮,喘咳,痰多黏白泡沫,见表寒里饮证者,宗小青龙汤意加麻黄、桂枝、细辛、干姜散寒化饮;饮郁化热,烦躁而喘,脉浮用小青龙加石膏汤兼清郁热。

2.痰热郁肺

(1)证候:咳逆,喘息气粗,胸部膨满,烦躁不安,痰黄或白,黏稠难咳,或伴身热微恶寒,微汗,口渴,溲黄便干,舌边尖红,苔黄或黄腻,脉滑数。

(2)分析:痰浊内蕴,感受风热或郁久化热,痰热壅肺,故痰黄、黏白难咳;肺热内郁,清肃失司,肺气上逆,则喘咳气逆息粗,胸满;热扰于心,则烦躁;风热犯肺则发热微恶寒,微汗;痰热伤津,则口渴,溲黄,便干;舌红,苔黄或黄腻,脉数或滑数均为痰热内郁之象。

(3)治法:清肺化痰,降逆平喘。

(4)方药:越婢加半夏汤或桑白皮汤。越婢加半夏汤宣泻肺热,用于饮热郁肺,外有表邪,喘咳上气,目如脱状,身热,脉浮大者;桑白皮汤清肺化痰,用于痰热壅肺,喘急胸满,咳吐黄痰或黏白稠厚者。

(5)加减:若痰热内盛,痰黄胶黏,不易咳出者,加瓜蒌皮、鱼腥草、海蛤粉、象贝母、桑白皮等清热化痰利肺;痰鸣喘息,不得平卧者,加射干、葶苈子泻肺平喘;便秘腹满者,加大黄、芒硝,通腑泄热以降肺平喘;痰热伤津,口舌干燥,加天花粉、知母、芦根以生津润燥;阴伤而痰量已少者,酌减苦寒之品,加沙参、麦门冬等养阴。

3.痰蒙神窍

(1)证候:神志恍惚,表情淡漠,谵妄烦躁,撮空理线,嗜睡神昏,或肢体瞤动,抽搐,咳逆喘促,咳痰不爽,舌质暗红或淡紫,苔白腻或淡黄腻,脉细滑数。

(2)分析:痰迷心窍,蒙蔽神机,故见神志恍惚,表情淡漠,谵妄烦躁,撮空理线,嗜睡神昏;肝风内动,则肢体瞤动抽搐;痰浊阻肺,肺虚痰蕴,故咳逆喘促而咳痰不爽;舌质暗红或淡紫,乃心血瘀阻之证;苔白腻或淡黄腻,脉细滑数皆为痰浊内蕴之象。

(3)治法:涤痰开窍,息风醒神。

(4)方药:涤痰汤。本方可涤痰开窍,熄风止痉。方中用二陈汤理气化痰;用胆南星清热涤痰,熄风开窍;竹茹、枳实清热化痰利膈;菖蒲开窍化痰;人参扶正防脱。

(5)加减:若痰热较盛,烦躁身热,神昏谵语,舌红苔黄者,加黄芩、葶苈子、天竺黄、竹沥以清热化痰;肝风内动,抽搐加钩藤、全蝎、另服羚羊角粉以凉肝熄风;瘀血明显,唇甲青紫加桃仁、红花、丹参活血通脉;如热伤血络,见紫斑、咯血,便血色鲜者,配清热凉血止血药,如水牛角、白茅根、生地、丹皮、紫珠草、地榆等。另外,可选用安宫牛黄丸清心豁痰开窍,每次1丸,日服2次。

4.阳虚水泛

(1)证候:心悸,喘咳,咳痰清稀,面浮肢肿,甚则一身悉肿,腹部胀满有水,脘痞食欲缺乏,尿少,畏寒,面唇青紫,舌胖质黯,苔白滑,脉沉细。

(2)分析:久病喘咳,肺脾肾亏虚,肾阳虚不能温化水液,水邪泛滥,则面浮肢肿,甚则一身悉肿,腹部胀满有水;水液不归州都之官,则尿少;水饮上凌心肺,故心悸,喘咳,咳痰清稀;脾阳虚衰,健运失职则脘痞食欲缺乏;脾肾阳虚,不能温煦则畏寒;阳虚血瘀,则面唇青紫;舌胖质黯,苔白滑,脉沉细为阳虚水泛之证。

(3)治法:温肾健脾,化饮利水。

（4）方药：真武汤合五苓散。真武汤温阳利水，五苓散健脾渗湿利水使水湿由小便而解，两方配伍，可奏温肾健脾，利尿消肿之功。方中用附子、桂枝温肾通阳；茯苓、白术、猪苓、泽泻、生姜健脾利水；赤芍活血化瘀。

（5）加减：若水肿势剧，上凌心肺，见心悸喘满，倚息不得卧者，加沉香、牵牛子、川椒目、葶苈子行气逐水；血瘀甚，发绀明显者，加泽兰、红花、丹参、益母草、北五加皮化瘀行水。

5.肺肾气虚

（1）证候：呼吸浅短难续，声低气怯，甚则张口抬肩，倚息不能平卧，咳嗽，痰白如沫，咳吐不利，心慌胸闷，形寒汗出，面色晦暗，舌淡或黯紫，脉沉细数无力，或结代。

（2）分析：久病咳喘，肺肾两虚，故呼吸浅短难续，声低气怯，甚则张口抬肩，倚息不能平卧；寒饮伏肺，肾虚水泛，则咳嗽痰白如沫，咳吐不利；肺病及心，心气虚弱，故心慌胸闷；阳气虚，则形寒；腠理不固，则汗出；气虚血行瘀滞，则面色晦暗，舌淡或黯紫，脉沉细数无力，或有结代。

（3）治法：补肺纳肾，降气平喘。

（4）方药：平喘固本汤合补虚汤。平喘固本汤补肺纳肾，降气化痰，补虚汤重在补肺益气。方中用党参、人参、黄芪、炙甘草补肺；冬虫夏草、熟地、胡桃肉、坎脐益肾；五味子敛肺气；灵磁石、沉香纳气归元；紫菀、款冬、苏子、法半夏、橘红化痰降气。

（5）加减：若肺虚有寒，怕冷，舌质淡，加肉桂、干姜、钟乳石温肺散寒；气虚瘀阻，颈脉动甚，面唇发绀明显者，加当归、丹参、苏木活血化瘀通脉；若肺气虚兼阴伤，低热，舌红苔少者，可加麦冬、玉竹、生地、知母等养阴清热。如见面色苍白，冷汗淋漓，四肢厥冷，血压下降，脉微欲绝等喘脱危象者，急用参附汤送服蛤蚧粉或黑锡丹补气纳肾，回阳固脱。病情稳定阶段，可常服皱肺丸。

另外，可选用验方：紫河车1具，焙干研末，装入胶囊，每服3 g，适于肺胀之肾虚者。百合、枸杞子各250 g，研细末，白蜜为丸，每服10 g，一日3次，适于肺肾阴虚的肺胀。

三、针灸治疗

(一)基本处方

肺俞、太渊、膻中。

肺俞、太渊为俞原配穴法,宣通肺气,止咳平喘;气会膻中,调气降逆。

(二)加减运用

1.痰浊壅肺证

加中脘、足三里、丰隆以健脾和中、运化痰湿。诸穴针用平补平泻法。

2.痰热郁肺证

加大椎、曲池、丰隆以清化痰热,大椎、曲池针用泻法。余穴针用平补平泻法。

3.痰蒙神窍证

加水沟、心俞、内关以涤痰开窍、熄风醒神,针用泻法。余穴用平补平泻法。

4.阳虚水泛证

加肾俞、关元、阴陵泉以振奋元阳、化饮利水。诸穴针用补法,或加灸法。

5.肺肾气虚证

加肾俞、太溪、气海、足三里以滋肾益肺。诸穴针用补法,或加灸法。

(三)其他

1.耳针疗法

取交感、平喘、肺、心、肾上腺、胸,每次取 2～3 穴,毫针刺法,中等刺激,每次留针 15～30 分钟,每天或隔天 1 次,10 次为 1 个疗程。

2.保健灸法

经常艾灸足三里、关元、肺俞、脾俞、肾俞等穴,可增强抗病能力。

第五章

消化内科病证的中医治疗

第一节 呕 吐

呕吐是指胃失和降,气逆于上,胃内容物经食管、口腔吐出的一类病证。古代医家认为呕吐有别,谓"有物有声为呕""有物无声为吐"。但呕与吐常同时发生,很难截然分开,故并称为呕吐。呕吐可见于多种急慢性病证中,本节讨论的是以呕吐为主症的病证。干呕、恶心病机相同,只是轻重有别。

《黄帝内经》对呕吐的病因论述颇详。如《素问·举痛论》曰:"寒气客于肠胃,厥逆上出,故痛而呕也。"《素问·六元正纪大论》曰:"火郁之发,民病呕逆。"《素问·至真要大论》曰:"诸呕吐酸,暴注下迫,皆属于热";"厥阴司天,风淫所胜……食则呕";"少阴之胜……炎暑至……呕逆";"燥淫所胜……民病喜呕,呕有苦";"太阴之复,湿变乃举,体重中满,食饮不化,阴气上厥……呕而密默,唾吐清液。"认为呕吐可由寒气、火热、湿浊等引起。另外,还指出呕吐与饮食停滞有关,对肝、胆、脾在呕吐发生中的作用等都有论述,奠定了本病的理论基础。

在治疗上古代医家创立了许多至今行之有效的方剂,并指出呕吐有时是机体排除胃中有害物质的反应,如《金匮要略·呕吐秽下利病脉证治》曰:"夫呕家有痈脓,不可治呕,脓尽自愈。"《金匮要略·黄疸病脉证并治》曰:"酒疸,心中热,欲吐者,吐之愈。"这类呕吐常由痰水、宿食、脓血所致,不可止呕,邪去呕吐自止。

西医学的急慢性胃炎、胃黏膜脱垂症、贲门痉挛、幽门梗阻、十二指肠壅积症、肠梗阻、肝炎、胰腺炎、胆囊炎、尿毒症、颅脑疾病以及一些急性传染病等,当以呕吐为主要表现时,可参考本节辨证论治。

一、病因、病机

胃主受纳和腐熟水谷,其气主降,以下行为顺,若邪气犯胃,或胃虚失和,气逆而上,则发生呕吐。《圣济总论·呕吐》曰:"呕吐者,胃气上逆而不下也。"

(一)外邪犯胃

感受风寒湿燥火之邪,或秽浊之气,邪犯胃腑,气机不利,胃失和降,水谷随逆气上出,发生呕吐。正如《古今医统大全·呕吐哕》所言:"无病之人卒然而呕吐,定是邪客胃府,在长夏暑邪所干,在秋冬风寒所犯。"由于感邪不同,正气之盛衰,体质之差异,胃气之强弱,外邪所致的呕吐,常因性质不同而表现各异,以寒邪致病居多。

(二)饮食不节

暴饮暴食,温凉失宜,或过食生冷油腻不洁之物,皆可伤胃滞脾,食滞内停,胃失和降,胃气上逆,发生呕吐。如《重订严氏济生方·呕吐论治》所曰:"饮食失节,温凉失调,或喜餐腥烩乳酪,或贪食生冷肥腻,露卧湿处,当风取凉,动扰于胃,胃既病矣,则脾气停滞,清浊不分,中焦为之痞塞,遂成呕吐之患焉。"

(三)情志失调

恼怒伤肝,肝失条达,横逆犯胃,胃失和降,胃气上逆;或忧思伤脾,脾失健运,食停难化,胃失和降,亦可致呕。《景岳全书·呕吐》云:"气逆作呕者,多因郁怒致动肝气,胃受肝邪,所以作呕。"

(四)脾胃虚弱

脾胃素虚,病后体虚,劳倦过度,耗伤中气,胃虚不能受纳水谷,脾虚不能化生精微,停积胃中,上逆成呕。《古今医统大全·呕吐哕》谓:"久病吐者,胃气虚不纳谷也。"若脾阳不振,不能腐熟水谷,以致寒浊内生,气逆而呕;或热病伤阴,或久呕不愈,以致胃阴不足,胃失濡养,不得润降,而成呕吐。如《证治汇补·呕吐》所谓:"阴虚成呕,不独胃家为病,所谓无阴则呕也。"

(五)其他因素

误食毒物或使用化学药物,伤及胃肠,加之情志因素及饮食调养失当,导致脾胃进一步损伤,脾胃虚弱、升降失常而出现恶心呕吐,脘腹胀满,纳呆,体倦乏力等症;后天之本受损,则气血化源不足,口久气阴亏虚。

呕吐的病因是多方面的,外感六淫,内伤饮食,情志不调,脏腑虚弱均可致呕。且常相互影响,兼杂致病。如外邪可以伤脾,气滞可以食停,脾虚或可成饮,故临床当辨证求因。

呕吐病位在胃,与肝、脾相关。胃气之和降,有赖于脾气的升清运化以及肝气的疏泄条达,若脾失健运,则胃气失和,升降失职;肝失疏泄,则气机逆乱,胃失和降,均可致呕吐。

呕吐实者由外邪、饮食、痰饮等邪气犯胃,致胃失和降,气逆而发;虚者由气虚、阳虚、阴虚等正气不足,使胃失温养、濡润,胃气不降所致。一般说来,初病多实,呕吐日久,损伤脾胃,中气不足,由实转虚。基本病机在于胃失和降,胃气上逆。《景岳全书·呕吐》云:"呕吐一证,最当详辨虚实,实者有邪,去其邪则愈;虚者无邪,则全由胃气之虚也。所谓邪者,或暴伤寒凉,或暴伤饮食,或因胃火上冲,或因肝气内逆,或以痰饮水气聚于胸中,或以表邪传里,聚于少阳阳明之间,皆有呕证,此皆呕之实邪也。所谓虚证,或其本无内伤,又无外感,而常为呕吐者,此既无邪,必胃虚也。或遇微寒,或遇微劳,或遇饮食少有不调,或肝气微逆,即为呕吐者,总胃虚也。"

二、诊断

(1)以呕吐食物、痰涎、水液诸物为主症,一日数次不等,持续或反复发作,常兼有脘腹不适,恶心纳呆,反酸嗜杂等症。

(2)起病或急或缓,常有先恶心欲吐之感,多由气味、饮食、情志、冷热等因素而诱发,或因服用化学药物,误食毒物而致。

三、相关检查

（1）胃镜、上消化道钡餐透视可了解胃十二指肠情况。

（2）血常规、血尿淀粉酶、腹部 B 超对确定胰腺及胆囊病变的性质有意义。

（3）腹部透视、头部 CT 或 MRI 以了解有无肠梗阻、颅脑占位性病变。

（4）若患者面色萎黄，呕吐不止，伴有尿少、浮肿，应及时检查肾功能，以确诊肾功能不全所致呕吐。

（5）育龄期妇女，应作尿液检查，查妊娠试验。

（6）呕吐不止，需检查电解质，了解有无电解质紊乱。

四、鉴别诊断

（一）反胃

反胃多由脾胃虚寒，胃中无火，难于腐熟，食入不化所致。表现为食饮入胃，滞停胃中，良久尽吐而出，吐后转舒，即古人称"朝食暮吐，暮食朝吐"。而呕吐是以有声有物为特征，病机为邪气干扰，胃虚失和所致。实者食入即吐，或不食亦吐，并无规律，虚者时吐时止，但多吐出当日之食。

（二）霍乱

急性呕吐当与霍乱鉴别。急性呕吐以呕吐为主，不伴腹泻；而霍乱则上吐下泻，或伴有腹痛如绞，吐泻剧烈者可出现肢冷、脉沉等危象。

（三）噎膈

呕吐与噎膈，皆有呕吐的症状。然呕吐之病，进食顺畅，吐无定时。噎膈的病位在食管，呕吐的病位在胃。噎膈之病，进食哽噎不顺或食不得入，或食入即吐，甚者因噎废食。呕吐大多病情较轻，病程较短，预后尚好。而噎膈多病情深重，病程较长，预后欠佳。

五、辨证要点

（一）辨可吐不可吐

降逆止呕为治疗呕吐的正治之法，但人体在应激反应状态下会出现保护性的呕吐,使胃内有害物质排出体外,不需要运用止吐的方法。如胃有痰饮、食滞、毒物、痈脓等有害之物发生呕吐时,不可见呕止呕,因这类呕吐可使邪有出路,邪去则呕吐自止。甚至当呕吐不畅时,尚可用探吐之法,切不可降逆止呕,以免留邪,与应该止吐之证区别清楚。

(二)辨实与虚

因外邪、饮食、七情因素,病邪犯胃所致,发病急骤,病程较短,呕吐量多,呕吐物多酸腐臭秽,或伴有表证,脉实有力,多为实证;因脾胃虚寒,胃阴不足而成,起病缓慢,病程较长,呕而无力,时作时止,吐物不多,酸臭不甚,常伴有精神萎靡,倦怠乏力,脉弱无力,多为虚证。

(三)辨呕吐物

吐物的性质常反映病变的寒热虚实、病变脏腑等。如酸腐难闻,多为食积内腐;黄水味苦,多为胆热犯胃;酸水绿水,多为肝气犯胃;痰浊涎沫,多为痰饮中阻;泛吐清水,多属胃中虚寒,或有虫积;黏沫量少,多属胃阴不足。

(四)辨可下与禁下

呕吐之病不宜用下法,病在胃不宜攻肠,以免引邪内陷。且呕吐尚能排除积食、败脓等,若属虚者更不宜下,兼表者下之亦误。所以,仲景有"患者欲吐者不可下之"之训。但若确属胃肠实热,大便秘结,腑气不通,而致浊气上逆,气逆作呕者,可用下法,通其便,折其逆,使浊气下行,呕吐自止。

六、治疗

呕吐的治疗原则以和胃降逆为主。实者重在祛邪,根据病因分别施以解表、消食、化痰、降气之法,辅以和胃降逆之品,以求邪去胃安呕止。虚者重在扶正,分别施以益气、温阳、养阴之法,辅以降逆止呕之药,以求正复胃和呕止之功。虚实夹杂者,应适当兼顾治之。

(一)实证

1.外邪犯胃

(1)主症:发病急骤,突然呕吐。

（2）兼次证：常伴发热恶寒，头身疼痛，或汗出，头身困重，胸脘满闷，不思饮食。

（3）舌脉：苔白；脉濡缓。

（4）分析：外感风寒之邪，或夏令暑秽浊之气，动扰胃腑，浊气上逆，故突然呕吐，胸脘满闷，不思饮食；邪束肌表，营卫失和，故恶寒发热，头身疼痛；伤于寒湿，则苔白，脉濡缓。

（5）治法：解表疏邪，和胃降逆。

（6）方药：藿香正气散加减。

（7）加减：方中藿香辛散风寒，芳化湿浊，和胃悦脾；辅以半夏燥湿降气，和胃止呕；厚朴行气化湿，宽胸除满；苏叶、白芷助藿香外散风寒，兼可芳香化湿；陈皮理气燥湿，并能和中；茯苓、白术健脾运湿；大腹皮行气利湿；桔梗宣肺利膈；生姜、大枣和脾胃，共为佐药；使以甘草调和诸药。若风寒偏重，寒热无汗，可加荆芥、防风疏风散寒；若暑湿犯胃，身热汗出，可加香薷饮解暑化湿；如秽浊犯胃，呕吐甚剧，可吞服玉枢丹辟秽止呕；若风热犯胃，伴头痛身热，可用银翘散去桔梗之升提，加橘皮、竹茹清热和胃；若兼食滞，脘闷腹胀，嗳腐吞酸，可去白术、甘草，加神曲、鸡内金、莱菔子以消积导滞；若暑热犯胃，壮热口渴，可选用连朴饮。

2.饮食停滞

（1）主症：呕吐酸腐，脘腹胀满，嗳气厌食，得食愈甚，吐后反快。

（2）兼次症：大便或溏或结，气味臭秽。

（3）舌脉：苔厚腻；脉滑实。

（4）分析：食滞内阻，浊气上逆，故呕吐酸腐；食滞中焦，气机不利，故脘腹胀满，嗳气厌食；升降失常，传导失司，则大便不正常，化热与湿相搏，则便溏，热邪伤津，则便结；湿热内蕴，则苔厚腻，脉滑实。

（5）治法：消食导滞，和胃降逆。

（6）方药：保和丸加减。

（7）加减：方中山楂为主药，以消一切饮食积滞；辅以神曲消食健脾，莱菔子消食下气；佐以半夏、陈皮行气化滞，和胃止呕；茯苓健脾利湿和中;食积易化热,故佐连翘清热而散结。若积滞化热,腹胀便秘,可合小承气汤通腑泄热,使浊气下行,呕吐自止;若食已即吐,口臭干渴,胃中积热上冲,可用大黄甘草汤清胃降逆;若误食不洁、酸腐败物,而见腹中疼痛,欲吐不得者,可因势利导,用瓜蒂散探吐祛邪。

3.痰饮内停

(1)主症:呕吐多为清水痰涎,头眩心悸。

(2)兼次症:胸脘痞闷,不思饮食,或呕而肠鸣有声。

(3)舌脉:苔白腻;脉滑。

(4)分析:脾不运化,痰饮内停,胃气不降,则胸脘痞闷,呕吐清水痰涎。水饮上犯,清阳之气不展,故头眩。水气凌心则心悸。苔白腻,脉滑,为痰饮内停之证。

(5)治法:温化痰饮,和胃降逆。

(6)方药:小半夏汤合苓桂术甘汤加减。

(7)加减:前方重在和中止呕,为治痰饮呕吐的基础方;后方重在健脾燥湿,温化痰饮。方中半夏、生姜和胃降逆,茯苓、桂枝、白术、甘草温脾化饮。若气滞腹痛者,可加厚朴、枳壳行气除满;若脾气受困,脘闷不食,可加砂仁、白豆蔻、苍术开胃醒脾;若痰浊蒙蔽清阳,头晕目眩,可用半夏白术天麻汤;若痰郁化热,烦闷口苦,可用黄连温胆汤清热化痰。另还可辨证选用二陈汤、甘遂半夏汤等。

4.肝气犯胃

(1)主症:呕吐吞酸,嗳气频作。

(2)兼次症:胸胁胀满,烦闷不舒,每因情志不遂而呕吐吞酸更甚。

(3)舌脉:舌边红,苔薄腻;脉弦。

(4)分析:肝气不疏,横逆犯胃,胃失和降,因而呕吐吞酸,嗳气频作,气机阻滞,肝失疏泄,胸胁胀满,烦闷不舒;舌边红,苔薄腻,脉弦,为气滞肝旺之证。

(5)治法:疏肝理气,和胃止呕。

(6)方药:半夏厚朴汤合左金丸加减。

(7)加减:前方以厚朴、紫苏理气宽中,半夏、生姜、茯苓降逆和胃止呕;后者黄连、吴茱萸辛开苦降以止呕。若气郁化火,心烦口苦咽干,可合小柴胡汤清热止呕;若兼腑气不通,大便秘结,可用大柴胡汤清热通腑;若气滞血瘀,胁肋刺痛,可用膈下逐瘀汤活血化瘀。还可辨证选用越鞠丸、柴胡疏肝散等。

(二)虚证

1.脾胃虚寒

(1)主症:饮食稍有不慎,即易呕吐,大便溏薄,时作时止。

(2)兼次症:胃纳不佳,食入难化,脘腹痞闷,口淡不渴,面色少华,倦怠乏力。

(3)舌脉:舌质淡,苔薄白;脉濡弱。

(4)分析:脾胃虚弱,中阳不振,水谷熟腐运化不及,故饮食稍有不慎即吐,时作时止,阳虚不能温布,则面白少华,倦怠乏力;中焦虚寒,气不化津,故口干而不欲饮。脾虚则运化失常,故大便溏薄。舌质淡,苔薄白,脉濡弱,乃脾阳不足象。

(5)治法:益气健脾,和胃降逆。

(6)方药:理中丸加味。

(7)加减:方中人参甘温入脾,补中益气;干姜辛热温中;白术燥湿健脾;炙甘草和中扶正,以达益气健脾,和胃降逆。若胃虚气逆,心下痞硬,干噫食臭,可用旋覆花代赭汤降逆止呕;若中气大亏,少气乏力,可用补中益气汤补中益气,升阳举陷;若病久及肾,肾阳不足,腰膝酸软,肢冷汗出,可用附子理中汤加肉桂、吴茱萸等温补脾肾。

2.胃阴不足

(1)主症:呕吐反复发作,时作干呕。

(2)兼次症:呕吐量不多,或仅涎沫,口燥咽干,胃中嘈杂,似饥而不欲食。

(3)舌脉:舌质红,少津;脉细数。

(4)分析:胃热不清,耗伤胃阴,以致胃失濡养,气失和降,所以呕吐反复发作,时作干呕,似饥而不欲食。津液不能上承,故口燥咽干;舌质红少津,脉细数,为津液耗伤,虚中有热之象。

(5)治法:滋养胃阴,降逆止呕。

(6)方药:麦门冬汤加减。

(7)加减:方以人参、麦门冬、粳米、甘草等滋养胃阴,半夏降逆止呕。若阴虚甚,五心烦热者,可加石斛、天花粉、知母养阴清热;若呕吐较甚,可加橘皮、竹茹、枇杷叶降气化痰止呕;若阴虚便秘,可加火麻仁、瓜蒌仁、白蜜润肠通便;阴虚呕吐者,去半夏加鲜芦根、刀豆子。

七、转归及预后

一般来说,实证呕吐病程短,病情轻,易治愈,虚证及虚实夹杂者,则病程长,病情重,反复发作,时作时止,较为难治。若失治误治,亦可由实转虚,虚实夹杂,由轻转重,久病久吐,脾胃衰败,化源不足,易生变证。所以,呕吐应及时诊治,防止后天之本受损。呕吐在其他各种病证过程中出现时也应重视。

第二节　呃　　逆

呃逆是以喉间呃呃有声,声短而频,不能自控为主要临床表现的一种病证。古称"哕",又称"哕逆",俗称打嗝。

呃逆在《黄帝内经》中称"哕",并阐发了其病机,《素问·宣明五气篇》曰:"胃气上逆,为哕。"同时记载了3种简便的治疗方法,如《灵枢·杂病》云:"哕,以草刺鼻,嚏而已;无息而立迎引之,立已;大惊之,亦可已。"至元·朱丹溪始称"呃",《丹溪心法·呃逆篇》曰:"古谓之哕,近谓之呃,乃胃寒所生,寒气自逆而呃上。亦有热呃,亦有其他病发呃者。"至明代统称"呃逆",《景岳全书·呃逆篇》曰:"而呃之大要,亦惟三者而已,则一曰寒呃,二曰热呃,三曰虚脱之呃。"对本病分类可谓提纲挈领。清·李用粹《证治汇补·呃逆篇》,将呃逆分为火、寒、痰、虚、瘀 5 种,并对每种呃逆的临床表现进行了较详细的论述,至今仍有一定的临床指导意义。

现代医学的单纯性膈肌痉挛、胃肠神经官能症、食管癌、胃炎、胃扩张、肝硬化晚期、脑血管病、尿毒症等疾病,以及胃、食管手术后或其他原因引起的膈肌痉挛,出现呃逆的临床表现时,可参考本节进行辨证论治。

一、病因、病机

呃逆的病因多为饮食不当、情志不舒和正气亏虚等,或突然吸入冷空气而引发呃逆。其病机主要是胃失和降,胃气上逆,动膈冲喉。

(一)外感寒邪

外感寒邪,胃中吸入冷气,寒遏胃阳,气机不利,气逆动膈,上冲于喉,发出呃呃之声,不能自制。

(二)饮食不当

由于过食生冷,或因病而服寒凉药物过多,寒气蕴结中焦,损伤胃阳,胃失温煦,或过食辛辣煎炒之物,或醇酒厚味,或因病过用温补之剂,燥热内生,胃火炽盛,胃失和降,反作上逆,发生呃逆。

(三)情志不舒

因恼怒太过,肝失条达,气机不利,以致肝气横逆犯胃,胃失和降,气逆动膈。或因肝气郁结,不能助脾运化,聚湿生痰;或因忧思伤脾,脾失健运,滋生痰湿;或因气郁化火,灼津成痰;或素有痰饮内停,复因恼怒,皆可致逆气挟痰,上犯动膈而发生呃逆。

(四)体虚病后

禀赋不足,年老体弱,久病肾虚,或劳累太过耗伤中气,脾阳失温,胃气虚衰,清气不升,浊气不降,气逆动膈冲喉而发生呃逆。或过汗、吐、下,虚损误攻,妇人产后,或热病伤阴,使胃阴不足,失于润养,和降失职,虚火上炎动膈冲喉而发生呃逆。

呃逆之病位在膈,病变关键脏腑在胃,与肺、肝、脾、肾诸脏有关。膈位于肺胃之间,膈上为肺,膈下为胃,二脏与膈位置邻近,经脉又相连属。若肺失肃降或胃气上逆,皆可致膈间气机不利,逆气动膈,上冲喉间,发出呃呃之声。手太阴肺之经脉,起于中焦,下络大肠,还循胃口,上膈属肺,将胃、膈、肺三者紧密相连。另外,胃之和降,还赖于肝之条达,若肝气郁滞,横逆犯脾胃,气逆动膈,亦成呃逆。肺胃之气的和降,又赖于肾气的摄纳,若久病伤肾,肾失摄纳,则肺胃之气不能顺降,上逆动膈而发呃逆。可见呃逆病机关键在于胃失和降,胃气上逆,动膈冲喉。胃气上逆,除胃本身病变外,同时与肺气肃降,肾气摄纳,肝气条达之功能紊乱等均有关系。

二、诊断要点

(一)症状

自觉气逆上冲,喉间呃呃连声,声短而频,不能自制为主证,其呃声或高或低,发作间隔或疏或密,间歇时间不定。伴有胸膈痞闷,胃脘不舒,嘈杂灼热,腹胀嗳气,心烦不寐等症状。多与受凉、过食寒凉、辛辣,或情志郁怒等诱发因素有关。偶发性的呃逆,或病危胃气将绝时之呃逆,为短暂症状,不列为呃逆病。

(二)检查

X线胃肠钡透及内镜等检查有助于诊断。必要时检查肝、肾功能,进行B超、心电图、CT等有助于鉴别诊断的检查。

三、鉴别诊断

(一)嗳气

嗳气与呃逆同属胃气上逆之证,嗳气声音低缓而长,可伴酸腐气味,气排出后自感舒适,病势较缓,多在饱食、情志不畅时发病。而不同于呃逆喉间呃呃连声,声短而频,不能自制。

(二)干呕

干呕与呃逆同属胃气上逆之证,干呕患者可见呕吐之状,但有声无物,或有少量痰涎而无食物吐出。干呕之声为呕声,也不同于呃逆的呃呃连声,声短而频。

四、辨证

辨证时首先要分清功能性呃逆、病理性呃逆。若因受寒或肝郁出现短暂的呃逆,又无明显兼症,可不治自愈。非器质性病变引起的呃逆为功能性疾病,经治可愈。若呃逆反复发作,并有明显的兼症,或出现在其他慢性病症的过程中,可视为病理性呃逆,当辨证治疗。首先辨清此病的寒热虚实。寒者呃声沉缓有力,得热则减,遇冷加重,伴胃脘不适,苔白脉缓;热者呃声洪亮,声高短促,伴口臭烦渴,便秘溲赤,苔黄脉大;虚者呃声低长,时断时续,体虚脉弱;实者呃声洪亮,连续发作,脉弦有力等。

(一)胃寒气逆

1.证候

呃逆声沉缓有力,得热则减,遇寒加重,喜食热饮,恶食冷饮,膈间及胃脘痞满不适,或有冷感,口淡不渴,舌质淡,苔白或白滑,脉象迟缓。多在过食生冷,受凉、受寒后发病。

2.分析

由过食生冷或受凉等,致寒积中焦,胃气为寒邪阻遏,胃失和降,上逆动膈冲喉而成呃逆;胃中实寒,故呃声沉缓有力;胃气不和,故脘膈痞闷不适。得热则减,遇寒更甚者,是因寒气得温则行,遇寒则凝之故;口淡不渴,舌苔白,脉迟缓者,均属胃中有寒之象。

(二)胃火上逆

1.证候

呃声洪亮,冲逆而出,口臭烦渴,多喜冷饮,尿黄便秘,舌红苔黄或黄燥,脉滑数。多在过食辛辣,或饮酒等后发病。

2.分析

由于嗜食辛辣烤制及醇酒厚味之品,或过用温补药物,或素体阳盛再加辛辣等品,久则胃肠积热化火,胃火上冲,故呃声洪亮,冲逆而出;阳明热盛,灼伤胃津,故口臭烦渴而喜冷饮;热邪内郁,肠间燥结,故大便秘结,小便短赤;舌苔黄,脉滑数,均为胃热内盛之象。

(三)气逆痰阻

1.证候

呃逆连声,呼吸不利,脘胁胀满,或肠鸣矢气,可伴恶心嗳气,头目昏眩,脘闷食少,或见形体肥胖,平时多痰,舌苔薄腻,脉象弦滑。常在抑郁恼怒后加重,情志舒畅时缓解。

2.分析

因七情所伤,肝气郁结,失于条达,横犯脾胃,胃气上冲动膈而成呃逆;肝郁气滞,故胸胁胀满不舒;气郁日久化火,灼津成痰,或因肝木克脾,脾失健运,聚湿成痰,痰气互结,阻于肺则呼吸不利,阻于胃则恶心嗳气,阻于肠则肠鸣矢气;清气不升,浊阴不降,故见头目昏眩;舌苔薄腻,脉象弦滑,皆为气逆痰阻之象。

(四)脾胃虚寒

1.证候

呃声低沉无力,气不得续,泛吐清水,面色苍白,手足欠温,伴有脘腹冷痛,食少乏力,或见腰膝无力,大便稀溏或久泻。舌淡苔白,脉沉细而弱。

2.分析

若饮食不节或劳倦伤中,使脾胃阳气受损;或素体阳虚,脾胃无力温养,脾胃升降失调,则胃气上逆,故呃声低弱无力,气不得续。脾胃俱虚,运化无力,则食少乏力;阳虚则水饮停胃,故泛吐清水;若久病及肾,肾阳衰微,则腰膝无力,便溏久泻;手足不温,舌淡苔白,脉沉而细,均为阳虚之象。

(五)胃阴不足

1.证候

呃声短促,气不连续,口干舌燥,烦渴少饮,伴不思饮食,或食后饱胀,大便干燥,舌质红少苔,或有裂纹,脉细而数。

2.分析

由于热病或郁火伤阴,或辛温燥热之品耗损津液,使胃中津液不足,胃失濡养,难以和降,气逆扰膈,故呃声短促,虚则气不连续;胃阴耗伤不能上润,则见口干舌燥,烦渴少饮;脾胃虚弱,运化无力,故见不思饮食,食后饱胀;津液耗伤,大肠失润,故大便干燥;舌质红,苔少而干,脉细数,均为阴虚之象。

五、治疗

呃逆治疗当以和胃、降逆、平呃为主。但要根据病情的寒热虚实之偏重不同，分别以寒则温之，热则清之，实则泻之，虚则补之。若重病中出现呃逆，治当大补元气，或滋阴养液以急救胃气。

（一）中药治疗

1.胃寒气逆

（1）治法：温中散寒，降逆止呃。

（2）处方：丁香散（《古今医统大全》）。方中丁香辛温，散寒暖胃为君，柿蒂味苦，下气降逆止呃为臣，二者相合，温中散寒，降逆止呃，两者相得益彰，疗效甚好，为临床治疗呃逆常用要药；佐以良姜温中散寒，宣通胃阳；使以炙甘草和胃益气。

若兼痰湿者，症见脘闷腹胀不舒，可加半夏、厚朴、陈皮等和降胃气，化痰导滞；兼表寒者，加苏叶、藿香以散寒解表，和胃降逆。

寒呃日久，中阳受伤可选用丁香柿蒂汤，以益气温中，降逆止呃；日久虚寒呃逆，可选用加味四逆汤，以补阳散寒，降逆止呃。

另可选用朴沉化郁丸，每次9g，每天2次，温开水送服；或用荜澄茄、良姜各等分，研末，加醋少许调服，每天1剂，连用3天。

2.胃火上逆

（1）治法：清热和胃，降逆止呃。

（2）处方：竹叶石膏汤（《伤寒论》）。方中竹叶、生石膏辛凉甘寒，清泻胃火为主药；佐以法半夏和胃降逆；人参、麦冬养胃生津；粳米、甘草益胃和中。

若胃气不虚者去人参，常加柿蒂、竹茹降逆止呃；便秘者则合小承气汤，用大黄、枳实、厚朴通利大便，釜底抽薪，此乃上病下治之法；若中焦积热日久伤阴，可选用清胃散以清泻胃火，凉血养阴，降逆止呃。

另可用左金丸，每次9g，每天2次，温开水送服；或用柿蒂、黄连各10g，水煎内服治疗热呃。

3.气逆痰阻

(1)治法:理气化痰,降逆止呃。

(2)处方:旋覆代赭石汤(《伤寒论》)方中旋覆花下气消痰,代赭石重镇降逆,二药相配,一轻一重,共成和降之功为主药;法半夏、生姜化痰和胃,佐以人参补中益气;甘草、大枣和中并引药归经。

如胃气不虚,可去人参、甘草、大枣,以防壅滞气机,加木香以行气止呃;若痰湿明显,可加陈皮、茯苓、浙贝以醒脾化痰;若兼热象,可加黄芩、竹茹以清热化痰。

本型还可选用木香顺气丸,每次6g,每天2次,温开水冲服;疏肝丸,每次1丸,每天2次,温开水送服。

4.脾胃虚寒

(1)治法:温补脾胃,和中降逆。

(2)处方:理中丸(《伤寒论》)加减。方中干姜温中祛寒为主药;辅以人参、白术、炙甘草健脾益胃;加入刀豆甘温,温中下气,善治呃逆;丁香、白豆蔻辛温芳香,行气暖胃,宽膈止呃。

若寒甚者,加附子温中祛寒;肾阳不足者加肉桂、山萸肉等以温肾补脾。本型也可选用附子理中丸,每次1丸,每天2次,温开水送服。

5.胃阴不足

(1)治法:益气养阴,和胃止呃。

(2)处方:益胃汤(《温病条辨》)加减。方中沙参、麦冬、玉竹、生地、冰糖甘润养阴益胃;可酌加柿蒂、刀豆、枇杷叶等顺气降逆。全方合用以达益气养阴、和胃止呃之效。

若神疲乏力,气阴两虚者,可加沙参、白术、山药;若食欲缺乏腹胀加炒麦芽、炒谷芽等;若阴虚火旺,咽喉不利加石斛、芦根以养阴清热。

本型也可选用枇杷膏,每次10g,每天3次,温开水冲服;或用大补阴丸,每次1丸,每天2次,温开水送服。

(二)针灸治疗

1.基本处方

取穴:膈俞、内关、膻中、中脘、足三里。

膈俞利膈止呃;内关宽胸利膈,畅通三焦气机;膻中宽胸理气,降逆止呃;中脘、足三里和胃降逆。

2.加减运用

(1)胃寒气逆证:加梁门、气海以温胃散寒、疏通膈气、降逆止呃,针用补法,或加灸法。余穴针用平补平泻法,或加灸法。

(2)胃火上逆证:加内庭以清泻胃火、降逆止呃。诸穴针用泻法。

(3)气逆痰阻证:加太冲、阴陵泉以降逆化痰。诸穴针用平补平泻法。

(4)脾胃虚寒证:加关元、命门以温补中焦、和胃止呃。诸穴针用补法,或加灸法。

(5)胃阴不足证:加胃俞、三阴交以养阴止呃。诸穴针用补法。

3.其他

(1)耳针疗法:取耳中、胃、神门、肝、心,毫针强刺激,留针30分钟,每天1次;也可采用耳针埋藏或用王不留行籽贴压法。

(2)拔罐法:取中脘、梁门、气海,或用膈俞、肝俞、胃俞,每次留罐15~20分钟,每天1~2次。

(3)穴位贴敷法:用麝香粉0.5 g,放入神阙穴内,用伤湿止痛膏固定,适用于实证呃逆,尤其以肝郁气滞者取效更捷;或用吴茱萸10 g,研细末,用醋调成膏状,敷于双侧涌泉穴,胶布或伤湿止痛膏固定,可引气火下行,适用于各种呃逆,对肝、肾气逆引起的呃逆尤为适宜。

(4)指压疗法:翳风、攒竹、内关、天突,任取1穴,用拇指或中指重力按压,以患者能耐受为度,连续按揉1~3分钟,同时令患者深吸气后屏住呼吸,常能立即止呃;或取 T_2~L_1 双侧夹脊穴、肺俞-肾俞的膀胱经,先用拇指或掌根摩揉,再提捏膀胱经3~5遍,后用拇指点按双侧膈俞1~2分钟。

第三节 噎膈

噎膈是指以吞咽食物梗噎不顺,重则食物不能进入胃腑,食入即吐为主要临床表现的一种病证。噎,指吞咽时梗塞不顺;膈,指格拒,食物不能下,下咽即吐。噎较轻,是膈之前期表现,在临床中往往二者同时出现,故并称噎膈。

膈之病名,首见于《黄帝内经》。《素问·阴阳别论篇》指出"三阳结,谓之膈"。《灵枢·上膈篇》曰:"脾脉……微急为膈中,食饮之而出,后沃沫。"在《黄帝内经》的许多章节中还记述了本病证的病因、病位、传变及转归,认识到其发病与精神因素、阳结等有关,所病脏腑多在胃脘,对后世治疗启迪很大。隋朝对此病有进一步的认识,如巢元方《诸病源候论·痞噎病诸候·气膈候》中认为:"此由阴阳不和,脏气不理,寒气填于胸膈,故气噎塞不通,而谓之气噎。"并将噎膈分为气、忧、食、劳、思五噎;忧、恚、气、寒、热五膈。唐宋以后将噎膈并称,孙思邈《备急千金要方·噎塞论》引《古今录验》,对五噎的证候,作了详细描述:"气噎者,心悸,上下不通,噎哕不彻,胸胁苦满。"至明清时期对其病因、病机的认识较为全面,如李用粹在《证治汇补·噎膈》篇中曰:"有气滞者,有血瘀者,有火炎者,有痰凝者,有食积者,虽有5种,总归七情之变,由气郁化火,火旺血枯,津液成痰,痰壅而食不化也。"这些理论至今仍有重要的指导意义。

现代医学的食管癌、贲门癌、贲门痉挛、贲门弛缓、食管憩室、反流性食管炎、弥漫性食管痉挛、胃神经官能症等疾病,出现噎膈的临床表现时,可参考本节进行辨证论治。

一、病因、病机

噎膈之病,主要为七情内伤,饮食不节,年老体弱等原因,致使气、痰、瘀相互交阻,日久津气耗伤,食管失于润养,胃失通降而见噎膈。

(一)七情内伤

由于忧思恼怒,情志不遂,肝郁气滞,肝气横犯脾胃,脾伤则气结,运化失司,水湿内停,滋生痰浊,痰气相搏,阻于食道,食管不利或狭窄而见噎膈;肝伤则气郁,气郁则血凝,瘀血阻滞食道,饮食噎塞难下而成噎膈。

(二)饮食不节

因过食肥甘辛辣燥热之品,或嗜酒过度,造成胃肠积热,则津伤血燥,以致食道干涩而成噎膈。或常食发霉、粗糙之品,损伤食管脾胃而致噎膈。

(三)久病年老

由于大病久病,或年老气虚,或阴损及阳,久则脾肾衰败,阳气虚衰,运化无力,浊气上逆,壅阻食管咽喉,则吞咽困难而成噎膈。

噎膈之病位在食道,属胃所主,其病变脏腑又与肝、脾、肾有密切关系,因三脏与胃、食道皆有经络联系。脾为胃行其津液,若脾失健运,可聚湿生痰,阻于食道;胃气之和降,赖于肝气之条达,若肝失疏泄,则胃失和降,气机郁滞,久则气滞血瘀,食管狭窄。中焦脾胃赖于肾阴的濡养和肾阳的温煦,若肾阴不足,失于濡养,或脾肾衰败,阳气虚弱,运化受阻,浊气上逆均可发为噎膈。

噎膈之病因、病机复杂,但主要为七情内伤,饮食不节,日久则气郁生痰,气滞血阻,滞于食管而见噎膈;其次为年老体弱等原因,致阴津亏虚,气血枯燥,食管失于润养,干涩难下而见噎膈。但时常虚实交错,相互影响,互为因果,因而使病证极为复杂,病情缠绵难愈。

二、诊断

(一)症状

初起咽部或食管内有异物感,进食时有停滞感,继则咽下梗噎,重则食不得咽下或食入即吐。常伴有胃脘不适,胸膈疼痛,甚则形体消瘦,肌肤甲错,精神疲惫等。

(二)检查

口腔与咽喉检查,食管、胃的 X 线检查,食管与胃的内镜及病理组织学检查,食管脱落细胞检查以及 CT 检查有助于早期诊断。

三、病证鉴别

(一)梅核气

噎膈与梅核气两者均见吞咽过程中梗塞不舒的症状。梅核气自觉咽喉中有物梗塞,吐之不出,咽之不下,但饮食咽下顺利,无噎塞感,系气逆痰阻于咽喉所致。噎膈则饮食咽下暗梗阻难下,甚则不通。

(二)反胃

噎膈与反胃两者均有食入复出的症状,但反胃饮食能顺利咽下入胃,经久复出,朝食暮吐,暮食朝吐,宿谷不化,病证较噎膈轻,预后较好。

四、辨证论治

(一)辨证思路

首先辨清噎膈的虚实。气滞血瘀,痰浊内阻者为实;津枯血燥,气虚阳弱者为虚。新病多实,或实多虚少;久病多虚,或虚中夹实。吞咽困难,梗塞不顺,胸膈胀痛者多实;食道干涩,饮食难下,或食入即吐者多虚。然而临证时,多为虚实相杂,应注意详辨。噎膈以正虚为本,夹有气滞、痰阻、血瘀等为标实。初起以标实为主,可见梗塞不舒,胸膈胀满、疼痛等气血郁滞之证。后期以正虚为主,出现形体消瘦,皮肤枯燥,舌红少津等津亏血燥之候;面色㿠白,形寒气短,面浮足肿等气虚阳微之证。临证时应仔细辨明标本的轻重缓急,利于辨证施治。

(二)治疗原则

噎膈的治疗在初期重在治标,宜以行气化痰、活血祛瘀为主;中、后期重在治本,以滋阴润燥、补气温阳为主。但本病表现极为复杂,常常虚实交错,治疗时应根据病情区分主次,全面兼顾。

(三)分证论治

1.气滞痰阻

(1)症状:咽食梗阻,胸膈痞满,甚则疼痛,随情志变化可加重或减轻,伴有嗳气呃逆,呕吐痰涎,口干咽燥,大便干涩,舌质红,苔薄腻,脉弦滑。

(2)证候分析:由于气滞痰阻于食管,食道不利,则咽食困难,胸膈痞满,遇情绪舒畅可减轻,精神抑郁则加重;气结津液不能上承,且郁热伤津,故口干咽燥;津不下润则大便干涩;痰气交阻,胃气上逆,则嗳气呃逆,呕吐痰涎;舌质红,苔薄腻,脉弦滑,为气郁痰阻,兼有郁热伤津之象。

(3)治法:化痰解郁,润燥降气。

(4)代表方药:启膈散(《医学心悟》)。方中丹参、郁金、砂仁理气化痰,解郁宽胸;沙参、贝母、茯苓润燥化痰,健脾和中;荷叶蒂和胃降逆;杵头糠治卒噎。

(5)加减:痰湿较重可加瓜蒌、天南星、半夏以助化痰之力;若津液耗伤加麦冬、石斛、天花粉以润燥;若郁久化热,心烦口干者,加黄连、栀子、山豆根;若津伤便秘者加桃仁、蜂蜜以润肠通便。

2.瘀血阻滞

(1)症状:吞咽梗阻,胸膈疼痛,食不得下,甚则滴水难进,食入即吐,或吐出物如赤豆汁,兼面色黧黑,肌肤枯燥,形体消瘦,大便坚如羊屎,或便血,舌质紫黯,或舌红少津,脉细涩。

(2)证候分析:血瘀阻滞食管或胃口,道路狭窄,故吞咽困难,胸膈疼痛,食不得下,食入即吐;久病阴伤肠燥,故大便干结,坚如羊屎;久瘀伤络,血渗脉外,则吐物如赤豆汁,或便血;长期饮食不入,化源告竭,肌肤失养,故形体消瘦,肌肤枯燥;面色黧黑,为瘀血阻滞之证;舌质紫黯,少津,脉细涩为血亏瘀结之象。

(3)治法:活血祛瘀,滋阴养血。

(4)代表方药:通幽汤(《脾胃论》)。方中生地、熟地、当归身滋阴润肠,解痉止痛;桃仁、红花活血祛瘀,通络止痛;甘草益脾和中;升麻升清降浊。

若胸膈刺痛,酌加三七、丹参、赤芍、五灵脂活血祛瘀,通络止痛;胸膈闷痛,加海藻、昆布、贝母、瓜蒌软坚化痰,宽胸理气;若呕吐痰涎,加莱菔子、生姜汁以温胃化痰。

3.津亏热结

(1)证候:进食时咽喉梗涩而痛,水饮可下,食物难进,或入食即吐,兼胸背灼痛,五心烦热,口干咽燥,形体消瘦,肌肤枯燥,大便干结,舌质红而干,或有裂纹,脉弦细数。

(2)证候分析:由于胃津亏耗,不能上润,故进食时咽喉梗涩而痛;热结痰凝,阻塞食道,故食物反出;热结灼阴,津亏失润,则口干咽燥,大便干结;胃不受纳,无以化生精微,故五心烦热,形体消瘦,肌肤枯燥;舌红而干,或有裂纹,脉弦细而数,均为津亏热结之象。

(3)治法:滋阴养血,润燥生津。

(4)代表方药:沙参麦冬汤(《温病条辨》)加减。方中沙参、麦冬、玉竹滋补津液;桑叶、天花粉养阴泻热;扁豆、甘草安中和胃;可加玄参、生地黄、石斛以助养阴之力;加栀子、黄连、黄芩以清肺胃之热。

(5)加减:若肠燥失润,大便干结,可加当归、瓜蒌仁、生首乌润肠通便;若腹中胀满,大便不通,胃肠热盛,可用人参利膈丸或大黄甘草汤泻热存阴,但应中病即止,以免耗伤津液;若食道干涩,口燥咽干,可用滋阴清膈饮以生津养胃。

4.脾肾阳衰

(1)症状:长期吞咽受阻,饮食不下,胸膈疼痛,面色㿠白,形瘦神衰,气短畏寒,面浮足肿,泛吐清涎,腹胀便溏,舌淡苔白,脉细弱。

(2)证候分析:噎膈日久,阴损及阳,脾肾阳衰,饮食无以受纳和运化,浊气上逆,故吞咽受阻,饮食不下,泛吐涎沫;脾肾衰败,化源衰微,肌体失养,故面色㿠白,形瘦神衰;阳气衰微,寒湿停滞,气短畏寒,面浮肢肿,腹胀便溏,舌淡苔白,脉细弱,均为脾肾阳衰之象。

(3)治法:温补脾肾,益气回阳。

(4)代表方药:补气运脾汤(《统旨方》)加减。方中人参、黄芪、白术、茯苓、甘草补脾益气;砂仁、陈皮、半夏和胃降逆;加旋覆花降逆止呕;加附子、干姜温补脾阳;加枸杞子、杜仲温养肝肾,填充精血。若气阴两虚加石斛、麦冬、沙参以滋阴生津。

(5)加减:若中气下陷、少气懒言可用补中益气汤;若气血两亏、心悸气短可用十全大补汤加减。

在此阶段,阴阳俱竭,如因阳竭于上而水谷不入,阴竭于下而二便不通,称为关格,系开合之机已废,为阴阳离决的一种表现,当积极救治。

(四)针灸治疗

1.基本处方

取穴:天突、膻中、内关、上脘、膈俞、足三里、胃俞、脾俞。天突散结利咽,宽贲门;膻中、内关宽胸理气,降逆止吐;上脘和胃降逆,调气止痛;膈俞利膈宽胸;足三里、胃俞、脾俞和胃扶正。

2.加减运用

(1)气滞痰阻证:加丰隆、太冲以理气化痰,针用泻法。余穴针用平补平泻法。

(2)瘀血阻滞证:加合谷、血海、三阴交以行气活血,针用泻法。余穴针用平补平泻法。

(3)津亏热结证:加天枢、照海以滋补津液、泻热散结,针用补法。余穴针用平补平泻法。

(4)脾肾阳衰证:加命门、气海、关元以温补脾肾、益气回阳。诸穴针用补法,或加灸法。

3.其他

(1)耳针疗法:取神门、胃、食道、膈,用中等刺激,每天 1 次,10 次为 1 个疗程,或贴压王不留行籽。

(2)穴位注射疗法:取足三里、内关,用维生素 B_1、维生素 B_6 注射液,每穴注射 1 mL,每 3 天注射1 次,10 次为 1 个疗程。

第四节　痞　　满

痞满是指以自觉心下痞塞,胸膈胀满,触之无形,按之柔软,压之无痛为主要症状的病证。按部位痞满可分为胸痞、心下痞等。心下痞即胃脘部。本节主要讨论以胃脘部出现上述症状的痞满,又可称胃痞。

一、病因、病机

感受外邪、内伤饮食、情志失调等可引起中焦气机不利,脾胃升降失职而发生痞满。

(一)病因

1.感受外邪

外感六淫,表邪入里,或误下伤中,邪气乘虚内陷,结于胃脘,阻塞中焦气机,升降失司,遂成痞满。如《伤寒论》曰:"脉浮而紧,而复下之,紧反入里,则作痞,按之自濡,但气痞耳。"

2.内伤饮食

暴饮暴食,或恣食生冷,或过食肥甘,或嗜酒无度,损伤脾胃,纳运无力,食滞内停,痰湿阻中,气机被阻,而生痞满。如《伤寒论》曰:"胃中不和,心下痞硬,干噫食臭";"谷不化,腹中雷鸣,心下痞硬而满"。

3.情志失调

抑郁恼怒,情志不遂,肝气郁滞,失于疏泄,横逆乘脾犯胃,脾胃升降失常,或忧思伤脾,脾气受损,运化不力,胃腑失和,气机不畅,发为痞满。如《景岳全书·痞满》曰:"怒气暴伤,肝气未平而痞。"

(二)病机

脾胃同居中焦,脾主运化,胃主受纳,共司饮食水谷的消化、吸收与输布。脾主升清,胃主降浊,清升浊降则气机调畅。肝主疏泄,调节脾胃气机。肝气条达,则脾升胃降,气机顺畅。上述病因均可影响到胃,并涉及脾、肝,使中焦气机不利,脾胃升降失职,而发痞满。

痞满初期,多为实证,因外邪入里,食滞内停,痰湿中阻等诸邪干胃,导致脾胃运纳失职,清阳不升,浊阴不降,中焦气机阻滞,升降失司出现痞满;如外感湿热、客寒,或食滞、痰湿停留日久,均可困阻脾胃而成痞;肝郁气滞,横逆犯脾,亦可致气机郁滞之痞满。实痞日久,可由实转虚,正气日渐消耗,损伤脾胃,或素体脾胃虚弱,而致中焦运化无力;湿热之邪或肝胃郁热日久伤阴,阴津伤则胃失濡养,和降失司而成虚痞。因痞满常与脾虚不运、升降无力有关,脾胃虚弱,易招致病邪内侵,形成虚实夹杂、寒热错杂之证。此外,痞满日久不愈,气血运行不畅,脉络瘀滞,血络损伤,可见吐血、黑便,亦可产生胃痛或积聚、噎膈等变证。

总之,痞满的基本病位在胃,与肝、脾的关系密切。中焦气机不利,脾胃升降失职为导致本病发生的病机关键。病理性质不外虚实两端,实即实邪内阻(食积、痰湿、外邪、气滞等),虚为脾胃虚弱(气虚或阴虚),虚实夹杂则两者兼而有之。因邪实多与中虚不运,升降无力有关,而中焦转运无力,最易招致病邪的内阻。

二、诊断

(一)诊断依据

(1)临床以胃脘痞塞,满闷不舒为主症,并有按之柔软,压之不痛,望无胀形的特点。

(2)发病缓慢,时轻时重,反复发作,病程漫长。

(3)多由饮食、情志、起居、寒温等因素诱发。

(二)相关检查

电子胃镜或纤维胃镜可诊断慢性胃炎并排除溃疡病、胃肿瘤等,病理组织活检可确定慢性胃炎的类型以及是否有肠上皮化生、异型增生,X线钡餐检查也可以协助诊断慢性胃炎、胃下垂等,胃肠动力检测(如胃肠测压、胃排空试验、胃电图等)可协助诊断胃动力障碍、紊乱等,幽门螺杆菌(Hp)相关检测可查是否为 Hp 感染,B超、CT 检查可鉴别肝胆疾病及腹水等。

三、病证鉴别

(一)痞满与胃痛

两者病位同在胃脘部,且常相兼出现。然胃痛以疼痛为主,胃痞以满闷不适为患,可累及胸膈;胃痛病势多急,压之可痛,而胃痞起病较缓,压无痛感,两者差别显著。

(二)痞满与鼓胀

两者均为自觉腹部胀满的病证,但鼓胀以腹部胀大如鼓,皮色苍黄,脉络暴露为主症;胃痞则以自觉满闷不舒,外无胀形为特征;

鼓胀发于大腹,胃痞则在胃脘;鼓胀按之腹皮绷急,胃痞却按之柔软。如《证治汇补·痞满》曰:"痞与胀满不同,胀满则内胀而外亦有形,痞满则内觉满塞而外无形迹。"

(三)痞满与胸痹

胸痹是胸中痞塞不通,而致胸膺内外疼痛之证,以胸闷、胸痛、短气为主症,偶兼脘腹不舒。如《金匮要略·胸痹心痛短气病脉证治》曰:"胸痹气急胀满,胸背痛,短气。"而胃痞则以脘腹满闷不舒为主症,多兼饮食纳运无力之症,偶有胸膈不适,并无胸痛等表现。

(四)痞满与结胸

两者病位皆在脘部,然结胸以心下至小腹硬满而痛,拒按为特征;痞满则在心下胃脘,以满而不痛,手可按压,触之无形为特点。

四、辨证论治

(一)辨证要点

应首辨虚实。外邪所犯,食滞内停,痰湿中阻,湿热内蕴,气机失调等所成之痞皆为有邪,有邪即为实痞;脾胃气虚,无力运化,或胃阴不足,失于濡养所致之痞,则属虚痞。痞满能食,食后尤甚,饥时可缓,伴便秘,舌苔厚腻,脉实有力者为实痞;饥饱均满,食少纳呆,大便清利,脉虚无力者属虚痞。次辨寒热。痞满绵绵,得热则减,口淡不渴,或渴不欲饮,舌淡苔白,脉沉迟或沉涩者属寒;而痞满势急,口渴喜冷,舌红苔黄,脉数者为热。临证还要辨虚实寒热的兼夹。

(二)治疗原则

痞满的基本病机是中焦气机不利,脾胃升降失宜。所以,治疗总以调理脾胃升降、行气除痞消满为基本法则。根据其虚、实分治,实者泻之,虚者补之,虚实夹杂者补消并用。扶正重在健脾益胃,补中益气,或养阴益胃。祛邪则视具体证候,分别施以消食导滞、除湿化痰、理气解郁、清热祛湿等法。

(三)实痞的分证论治

1.饮食内停证

(1)症状:脘腹痞闷而胀,进食尤甚,拒按,嗳腐吞酸,恶食呕吐,或大便不调,矢气频作,味臭如败卵,舌苔厚腻,脉滑。

(2)证候分析:饮食停滞,胃腑失和,气机壅塞。

(3)治法:消食和胃,行气消痞。

(4)代表方:保和丸加减。本方消食导滞,和胃降逆,用于食谷不化,脘腹胀满者。

(5)常用药:山楂、神曲、莱菔子消食导滞,行气除胀;制半夏、陈皮和胃化湿,行气消痞;茯苓健脾渗湿,和中止泻;连翘清热散结。

(6)加减:若食积较重者,可加鸡内金、谷芽、麦芽以消食;脘腹胀满者,可加枳实、厚朴、槟榔等理气除满;食积化热,大便秘结者,加大黄、枳实通腑消胀,或用枳实导滞丸推荡积滞,清利湿热;兼脾虚便溏者,加白术、扁豆等健脾助运,化湿和中,或用枳实消痞丸消除痞满,健脾和胃。

2.痰湿中阻证

(1)症状:脘腹痞塞不舒,胸膈满闷,头晕目眩,身重困倦,呕恶纳呆,口淡不渴,小便不利,舌苔白厚腻,脉沉滑。

(2)证候分析:痰浊阻滞,脾失健运,气机不和。

(3)治法:除湿化痰,理气和中。

(4)代表方:二陈平胃汤加减。本方燥湿健脾,化痰利气,用于脘腹胀满,呕恶纳呆之症。

(5)常用药:制半夏、苍术、藿香燥湿化痰;陈皮、厚朴理气消胀;茯苓、甘草健脾和胃。

(6)加减:若痰湿盛而胀满甚者,可加枳实、紫苏梗、桔梗等,或合用半夏厚朴汤以加强化痰理气;气逆不降,嗳气不止者,加旋覆花、代赭石、枳实、沉香等;痰湿郁久化热而口苦、舌苔黄者,改用黄连温胆汤;兼脾胃虚弱者加用党参、白术、砂仁健脾和中。

3.湿热阻胃证

(1)症状:脘腹痞闷,或嘈杂不舒,恶心呕吐,口干不欲饮,口苦,纳少,舌红苔黄腻,脉滑数。

(2)证候分析:湿热内蕴,困阻脾胃,气机不利。

(3)治法:清热化湿,和胃消痞。

(4)代表方:泻心汤合连朴饮加减。前方泻热破结,后方清热燥湿,理气化浊,两方合用可增强清热除湿,散结消痞,用于胃脘胀闷嘈杂,口干口苦,舌红苔黄腻之痞满者。

(5)常用药:大黄泻热散痞,和胃开结;黄连、黄芩苦降泻热和阳;厚朴理气祛湿;石菖蒲芳香化湿,醒脾开胃;制半夏和胃燥湿;芦根清热和胃,止呕除烦;栀子、豆豉清热除烦。

(6)加减:若恶心呕吐明显者,加竹茹、生姜、旋覆花以止呕;纳呆不食者,加鸡内金、谷芽、麦芽以开胃导滞;嘈杂不舒者,可合用左金丸;便溏者,去大黄,加扁豆、陈皮以化湿和胃。如寒热错杂,用半夏泻心汤苦辛通降。

4.肝胃不和证

(1)症状:脘腹痞闷,胸胁胀满,心烦易怒,善太息,呕恶嗳气,或吐苦水,大便不爽,舌质淡红,苔薄白,脉弦。

(2)证候分析:肝气犯胃,胃气郁滞。

(3)治法:疏肝解郁,和胃消痞。

(4)代表方:越鞠丸合枳术丸加减。前者长于疏肝解郁,善解气、血、痰、火、湿、食六郁,后者消补兼施,长于健脾消痞,合用能增强行气消痞功效,适用于治疗胃脘胀满连及胸胁,郁怒心烦之痞满者。

(5)常用药:香附、川芎疏肝散结,行气活血;苍术、神曲燥湿健脾,消食化滞;栀子泻火解郁;枳实行气消痞;白术健脾益胃;荷叶升养胃气。

(6)加减:若气郁明显,胀满较甚者,酌加柴胡、郁金、厚朴等,或用五磨饮子加减以理气导滞消胀;郁而化火,口苦而干者,可加黄连、黄芩泻火解郁;呕恶明显者,加制半夏、生姜和胃止呕;嗳气甚者,加竹茹、沉香和胃降气。

(四)虚痞的分证论治

1.脾胃虚弱证

(1)症状:脘腹满闷,时轻时重,喜温喜按,纳呆便溏,神疲乏力,少气懒言;语声低微,舌质淡,苔薄白,脉细弱。

（2）证候分析：脾胃虚弱，健运失职，升降失司。

（3）治法：补气健脾，升清降浊。

（4）代表方：补中益气汤加减。本方健脾益气，升举清阳，用于治疗喜温喜按、少气乏力的胃脘胀满者。

（5）常用药：黄芪、党参、白术、炙甘草益气健脾，鼓舞脾胃清阳之气；升麻、柴胡协同升举清阳；当归养血和营以助脾；陈皮理气消痞。

（6）加减：若胀闷较重者，可加枳壳、木香、厚朴以理气运脾；四肢不温，阳虚明显者，加制附子、干姜温胃助阳，或合理中丸以温胃健脾；纳呆厌食者，加砂仁、神曲等理气开胃；舌苔厚腻，湿浊内蕴者，加制半夏、茯苓，或改用香砂六君子汤加减以健脾祛湿，理气除胀。

2.胃阴不足证

（1）症状：脘腹痞闷，嘈杂，饥不欲食，恶心嗳气，口燥咽干，大便秘结，舌红少苔，脉细数。

（2）证候分析：胃阴亏虚，胃失濡养，和降失司。

（3）治法：养阴益胃，调中消痞。

（4）代表方：益胃汤加减。本方滋养胃阴，行气除痞，用于口燥咽干、舌红少苔之胃痞不舒者。

（5）常用药：生地黄、麦冬、沙参、玉竹滋阴养胃；香橼疏肝理脾，消除心腹痞满。

（6）加减：若津伤较重者，可加石斛、天花粉等以加强生津；腹胀较著者，加枳壳、厚朴花理气消胀；食滞者加谷芽、麦芽等消食导滞；便秘者，加火麻仁、玄参润肠通便。

五、预防调护

（1）患者应节制饮食，勿暴饮暴食，同时饮食宜清淡，忌肥甘厚味、辛辣醇酒以及生冷之品。

（2）注意精神调摄，保持乐观开朗，心情舒畅。

（3）慎起居，适寒温，防六淫，注意腹部保暖。

（4）适当参加体育锻炼，增强体质。

第六章

肾内科病证的中医治疗

第一节 阳 痿

阳痿是指性交时阴茎不能勃起，或勃起不能维持，以致不能完成性交全过程的一种病证。多由于虚损、惊恐或湿热等原因致使宗筋失养而弛纵，引起阴茎萎弱不起，临房举而不坚。古代又称"阴痿""筋痿""阴器不用""不起"等。明代《慎斋遗二悟》始见阳痿病名，此后该病名逐渐被后世医家所沿用。勃起障碍亦是阳痿的同义词。

现存最早的中医文献《马王堆医书》，已对阳痿有了初步的认识。竹简《十问》认为生殖器官"与身俱生而先身死"的原因为"其使甚多，而无宽礼"。竹简《天下至道谈》指出性功能早衰的原因是"卒而暴用，不待其壮，不忍两热，是故亟伤"。这是对阳痿最早的病因学认识。帛书《养生方》和竹简《天下至道谈》认为勃起"不大""不坚""不热"的病机为肌（肤）、筋、气三者不至，而正常须"三至乃入"。这是对阳痿病机的最早论述。

阳痿一病，《黄帝内经》称为"阴痿"（《灵枢·邪气脏腑病形》）、"阴器不用"（《灵枢·经筋》），或"宗筋弛纵"（《素问·痿论篇》）。《黄帝内经》把阳痿的成因，归之于"气大衰而不起不用"（《素问·五常政大论篇》）、"热则筋弛纵不收，阴痿不用"（《灵枢·经筋》），认识到虚衰和邪热均可引起本病。《黄帝内经》认识到阳痿的发病与肝关系密切，为后世医家从肝论治阳痿提供了理论依据。其肾气理论,对补肾法治疗阳痿理论的形成有一定影响。

隋唐诸家多从劳伤、肾虚立论。如《诸病源候论·虚劳阴痿候》说:"劳伤于肾,肾虚不能荣于阴器,故萎弱也。"孙思邈特别注重男子的阳气,认为阳气在男子性功能活动中,起着至关重要的作用,指出:"男子者,众阳所归,常居于燥,阳气游动,强力施泄,则成虚损损伤之病。"其治阳痿,多从温肾壮阳入手,并注重固护阴精,在其所列的约30首治阳痿方中,如五补丸、肾气丸、天雄丸、石硫黄散等,均以补肾壮阳药为主。《外台秘要·虚劳阴痿候》说:"病源肾开窍于阴,若劳伤于肾,肾虚不能荣于阴气,故痿弱也""五劳七伤阴痿,十年阳不起,皆繇少小房多损阳。"认识到阳痿是虚劳的一种病机反应,起于房劳伤肾,肾中精气亏损,阳气不足所致。故《外台秘要》在治疗上多选用菟丝子、蛇床子、肉苁蓉、续断、巴戟天等温肾壮阳、填精补髓之品。

宋明诸家对阳痿的理法方药大有发挥。《济生方·虚损》说:"五劳七伤,真阳衰惫……阳事不举。"进一步确认阳痿是虚劳所致。张景岳认为"肾者主水,受五脏六腑之精而藏之",倡"阳非有余,真阴不足"论,提出"壮水之主,以制阳光;益火之源,以消阴翳",在"六味""八味"启发下,创"阴中求阳""阳中求阴"之左归、右归,以峻补肾阴肾阳治疗阳痿,提出"凡男子阳痿不起,多由命门火衰,精气清冷……但火衰者,十居七八,而火盛者,仅有之耳"的著名论断。然而,亦有医家从肾虚论治阳痿之外另立法门,王纶在《明医杂著》中指出:"男子阳痿不起,古方多云命门火衰,精气虚冷,固有之矣。然亦有郁火甚而致痿者。"并主张肝经湿热和肝经燥热分别用龙胆泻肝汤和六味地黄丸治疗。

清代医家对阳痿的研究各有补充。《杂病源流犀烛·前阴后阴源流》指出:"又有精出非法,或就忍房事,有伤宗筋……又有失志之人抑郁伤肝,肝木不能疏达,亦致阴痿不起。"《类证治裁·阳痿》提出"先天精弱者"也可引起阳痿的观点。这些论述表明对阳痿成因的认识,越来越深入。《辨证录》主张阳痿应治心,创制"心包火大动"之莲心清火汤,治"君火先衰,不能自主"之起阴汤,治"心火抑郁而不开"之宣志汤、启阳娱心丹,治"心包火衰"之救阳汤,善用莲子、远志、柏子仁、石菖蒲、酸枣仁、茯神等治疗阳痿。《临证指南医案》将阳痿分为 6 种证候,并分列治法,少壮及中年患此,色欲伤及肝肾,用峻补真元、兼血肉温润之品缓调之;恐惧伤肾,治宜固肾,稍佐升阳;思虑烦劳而成者,心脾肾兼治;郁损生阳者,必从胆治;湿热为患者,治用苦味坚阴,淡渗去湿,湿去热清而病退;阳明虚宗筋纵者,通补阳明。韩善征《阳痿论》重视辨证,以虚实论阳痿,反对滥用燥烈温补,指出:"独怪世之医家,一遇阳痿,不问虚实内外,概与温补燥热。若系阳虚,幸而偶中,遂自以为切病;凡遇阴虚及他因者,皆施此法,每用阴茎反见强硬,流精不止,而为强中者;且有坐受温热之酷烈,而精枯液涸以死者。"说明古代医家已经认识到不问病机,但求温肾壮阳之危害。至此,阳痿的理法方药已具有相当丰富的内容。

西医学的功能性勃起功能障碍,血管、神经、内分泌等因素引起的器质性勃起功能障碍和某些慢性疾病表现有阳痿症状者,可参考本节内容进行辨证施治。

一、病因、病机

阳痿乃宗筋失养而弛纵。有由于恣情纵欲,耗伤真元,命门火衰,宗筋失于温煦而致;有因先天禀弱或后天食少,禀赋不足而引起;有由于忧思气结,伤及肝脾,精微失布,宗筋失养而引起;有因湿热侵袭,或内蕴湿热,循肝经下注宗筋,宗筋弛纵而引起;还有因瘀血阻塞阳道而致者。上述种种原因均可导致阳痿,其病机各有特点。

(一)命门火衰

多由房劳过度,或少年误犯手淫,以致精气虚损,命门火衰引起阳事不举。《诸病源候论·虚劳阴痿候》说:"劳伤于肾,肾虚不能荣于阴器,故萎弱也。"

(二)抑郁伤肝

情志不遂,所愿不得,或悲伤过度,郁郁寡欢,致肝气郁结;暴怒气逆,肝疏泄太过,均可致肝失条达,气血不畅,宗筋失充,致阳痿不举。《素问·痿论篇》曰:"思想无穷,所愿不得,意淫于外,入房太甚,宗筋弛纵,发为筋痿,乃为白淫。"《杂病源流犀烛·前阴后阴源流》曰:"又有失志之人,抑郁伤肝,肝木不能舒达,亦致阴痿不起。"

(三)湿热下注

水道失畅,水湿留滞经络,郁久变生湿热;过食肥甘,嗜酒过度,亦可变生湿热,浸淫肝经,下注宗筋,而致阳痿。《灵枢·经筋》曰:"伤于热则筋弛纵不收,阴痿不用。"《临证指南医案·阳痿》曰:"更有湿热为患者,宗筋弛纵而不坚。"《类证治裁》曰:"亦有湿热下注,宗筋弛纵而致阳痿者。"郭诚勋《证治针经》曰:"湿热为患,宗筋必弛纵而不坚举。"

(四)阳明受损

思虑忧郁,损伤心脾,则病及阳明、冲脉。且脾胃为水谷之海,生化之源,脾胃虚必致气血不足,宗筋失养,而导致阳痿。《素问·痿论篇》曰:"阳明者,五脏六腑之海,主润宗筋。"《景岳全书·阳痿》曰:"凡思虑焦劳忧郁太过者,多致阳痿,盖阳明总宗筋之会……若以忧思太过,抑损心脾则病及阳明冲脉,宗筋为精血之孔道,阳明实宗筋之化源,阳明衰则宗筋不振……气血亏而阳道斯不振矣。"

(五)血脉瘀滞

无论何种病因形成的瘀血,均可导致阳痿,因瘀血阻于络脉,宗筋失养,难以充盈,致阴器不用。《证治概要》曰:"阴茎以筋为体,宗筋亦赖气煦血濡,而后自强劲有力。"清代韩善征《阳痿论》曰:"盖跌仆则血妄行,每有瘀滞精窍,真阳之气难达阴茎,势遂不举。"

二、诊断与鉴别诊断

(一)诊断

凡男子阴茎痿弱不起,临房不举,或举而不坚,不能完成性事者,均可诊断为阳痿。

(二)鉴别诊断

1.老年生理性阳痿

此为正常的生理现象,应与病理性阳痿相鉴别。

2.勃起不坚

通常是指在性交时,射精之前阴茎勃起不坚硬,但可完成性交过程。往往因性交勃起不坚硬求诊,与阳痿患者之阴茎不能纳入阴道或性交过程中因勃起不坚硬、勃起难以维持以致不能完成性交过程不同。

三、辨证

(一)辨证要点

1.辨别有火无火

阳痿而兼见面色㿠白、畏寒肢冷、舌淡苔白、脉沉细者,是为无火;阳痿而兼见烦躁易怒、小便黄赤、苔黄腻、脉濡数或弦数者,是为有火。其中辨证的依据,以脉象、舌苔为主。

2.分清虚实

由于恣情纵欲、思虑、抑郁、惊恐所伤者,多为脾肾亏虚,命门火衰,属于虚证;由于肝郁化火,湿热下注,瘀血阻络致宗筋弛纵者,属于实证。青壮年多实证,老年人多虚证。

3.明辨病位

因病因涉及的部位不同,阳痿的病位亦不同。因郁、怒等情志所伤者,病位在肝;湿热外袭者,病位多在肝经;内蕴湿热者,往往先犯脾,后侮肝;房室劳伤、命门火衰者,则病在肾。临床上有时单一脏腑发病,亦可累及多个脏腑经络。

此外,阳痿尚有虚寒和虚热证者。阳痿虚寒证,多表现为命门火衰,临床可兼见腰膝酸冷、肢体畏寒、夜尿频作、小便清长、舌质淡、脉沉细迟。阳痿虚热证,多表现为肾阴亏虚、阴虚火旺,临床可兼见五心烦热、潮热盗汗、舌质红、舌苔薄黄或剥脱、脉象细数。

(二)证候

1.命门火衰

(1)症状:阳事不举,精薄清冷,头晕耳鸣,面色㿠白,精神萎靡,腰膝酸软,畏寒肢冷。舌淡苔白,脉沉细。

(2)病机分析:恣情纵欲,斫丧太过,精气亏虚,命门火衰,故见阳事不举,精薄清冷;肾精亏耗,髓海空虚,故见头晕耳鸣,五脏之精气不能上荣于面,故见面色㿠白;腰为肾之府,精气亏乏,故见腰膝酸软;精神萎靡、畏寒肢冷、舌淡苔白、脉沉细,均为命门火衰之象。

2.抑郁伤肝

(1)症状:阳痿伴见胸胁胀满,或窜痛,善太息,情志抑郁,咽部如物梗阻。舌淡少苔,脉弦。

(2)病机分析:肝主宗筋,肝气抑郁可致阳痿;肝主疏泄,疏泄不及则为肝气郁结,情志抑郁不畅;肝为刚脏,其性躁烈,肝气郁结,气机紊乱则胸胁窜痛或胀满;气机不畅,阻于咽部则为梅核气;脉弦为肝气郁结的表现。阳痿之肝气郁结证患者,往往平素多疑善虑,性情懦弱,难以抵制外界之情志刺激。

3.湿热下注

(1)症状:阴茎痿软,阴囊潮湿、臊臭,下肢酸困,小便黄赤。苔黄腻,脉濡数。

(2)病机分析:湿热下注,宗筋弛纵,故见阴茎痿软;湿阻下焦,故见阴囊潮湿、下肢酸困;热蕴于内,故见小便黄赤、阴囊臊臭;苔黄腻、脉濡数,均为湿热内阻之象。

4.阳明受损

(1)症状:阳事不举,面色欠华,纳少腹胀,少气懒言。舌淡苔白,脉缓弱。

(2)病机分析:阳明主胃,胃为水谷之海,主化营卫而润宗筋,饮食劳倦或思虑过度伤及脾胃,气血生化受损,宗筋失润,故"阳道外衰";脾主运化,运化失职则纳少、腹胀,饭后尤甚;脾虚精微无以敷布,则面色萎黄或㿠白;舌淡苔白、脉缓弱,均为脾胃气虚之象。

5.血脉瘀滞

(1)症状:阳痿不举,面色黧黑,阴茎色泽紫黯发凉或睾丸刺痛。舌紫黯或有瘀斑,舌下静脉曲张,脉涩。

(2)病机分析:跌打损伤,或强力入房,久病伤络,气血运行不畅,瘀血阻滞阴茎脉络,不能充盈宗筋,宗筋失其润养而难振;经络不通,瘀血阻于睾丸,则阳痿伴见睾丸刺痛;舌质紫黯或有瘀斑、瘀点、脉涩是瘀血阻络典型的征象。

四、治疗

(一)治疗原则

阳痿属虚者宜补,属实者宜泻,有火者宜清,无火者宜温。命门火衰者,阳气既虚,真阴多损,且肾恶燥,故温补之法,忌纯用刚热燥涩之剂,宜血肉温润之品。肝气郁结者,应以疏达肝气为主。湿热下注者,治用苦味坚阴,淡渗祛湿,即《黄帝内经》所谓"肾欲坚,急食苦以坚之"的原则。瘀血阻络者,以活血通络为治。

阳痿单纯由命门火衰所致者,临床上并不多见。若阳痿他证误用温肾壮火治疗,则可导致复杂的变证。如肝气郁结误用壮阳,则可肝郁化火,抑或徒伤肝肾之阴;肝经湿热误用壮阳,犹如火上加炭,使肝木焦萎;瘀血阻络误用壮阳,则伤津耗血,血液黏稠,血行更加不畅,反加重阳痿,临床尤应注意。

(二)治法方药

1.命门火衰

(1)治法:温补下元。

(2)方药:可选用右归丸、扶命生火丹、壮火丹等。诸方中既有温肾壮阳的药物,如鹿角胶、菟丝子、淫羊藿、肉苁蓉、韭子、蛇床子、杜仲、附子、肉桂、仙茅、巴戟天、鹿茸、补骨脂等,又配伍养血滋阴的药物,如熟地黄、当归、枸杞子、山茱萸、五味子等,以达到阴阳相济的目的,所谓"阳得阴助而生化无穷"。若火不甚衰,只因气血薄弱者,治宜左归丸、全鹿丸、火土既济丹等。

2.抑郁伤肝

(1)治法:疏肝解郁。

(2)方药:逍遥散合四逆散加白蒺藜、紫梢花、川楝子、醋延胡索。方中柴胡、枳实、薄荷疏肝解郁;当归、白芍柔肝养阴;炙甘草缓肝之急;白蒺藜入肝经,通阳气;紫梢花入肝经,专治阳痿;川楝子、醋延胡索一入气分,一入血分,可疏肝解郁止痛。诸药合用,共奏疏肝理气治疗阳痿之功。

3.湿热下注

(1)治法:清化湿热。

(2)方药:龙胆泻肝汤加减。方中龙胆草、黄芩、栀子清肝泻火,柴胡疏肝达郁,木通、车前、泽泻清利湿热;当归、生地黄养阴、活血、凉血,与清热泻火药物配伍,泻中有补,使泻火之药不致苦燥伤阴。若症见梦中举阳,举则遗精,寐则盗汗,五心烦热,腰膝酸软,舌红少津,脉弦细数,为肝肾阴伤,虚火妄动,治宜滋阴降火,方用知柏地黄丸合大补阴丸加减。若症见阴囊潮湿,阳事不举,腰膝沉重,或腰冷而重,尿清便溏,舌苔白腻,脉濡缓,为阴湿伤阳,治用九仙灵应散外洗。

4.阳明受损

(1)治法:补气、健脾、和胃。

(2)方药:九香长春饮加减。方中九香虫为君药,健脾益胃,善治阳痿;露蜂房、人参健脾益气起痿;黄芪、白术、茯苓、泽泻运脾治湿,为臣药;山药、白芍药补脾益阴,防诸药之过,为佐药;桂枝醒脾通络,引药直达病所,炙甘草健脾和胃,调和诸药,为使药。诸药配伍,共奏治疗中焦气虚之阳痿的功效。

5.血脉瘀滞

(1)治法:活血化瘀通络。

(2)方药:蜈蚣达络汤加减。方中蜈蚣为君药,通瘀达络,走窜之力最强;川芎、丹参、赤芍、水蛭、九香虫、白僵蚕为臣药,助蜈蚣达络之力;柴胡理气、黄芪补气、紫梢花理气壮阳,共为佐药;牛膝引药下行为使药。诸药配伍,共奏理气活血、通瘀达络以治阳痿之效。

亦可用血府逐瘀汤加水蛭、地龙、路路通。方中水蛭、地龙、路路通活血入络脉;当归、牛膝、红花、桃仁、赤芍、川芎养血活血化瘀;生地黄滋阴,柴胡疏肝理气;枳壳、桔梗、甘草宣利肺气,通利血脉。统观全方,共奏益气、和血、通络之功效。

(三)其他治法

1.单方验方

抗痿灵:蜈蚣 18 g,当归、白芍、甘草各 60 g,共研细末,分成40 包,每服半包至 1 包,早晚各 1 次,空腹白酒或黄酒送服。15 天为1 个疗程。

2.针灸

针灸对本病有较好的疗效,可以同时配合应用。常用的穴位有关元、中极、命门、三阴交等。

五、转归及预后

阳痿属功能性病变者,经过适宜的治疗后,大多数可以治愈或改善,预后良好。器质性阳痿的预后差异较大。

内分泌性阳痿,一旦确认系某种疾病所致(除先天性因素外),经相应治疗,其原发病改善后,阳痿也会得到纠正。血管性阳痿采用保守治疗,原发病得到妥善治疗后,预后会更好一些。药物性阳痿,在找出某种药物所致之后,根据病情程度,停药或换药后,性能力通常也会迅速恢复起来。

六、预防和护理

(一)舒情怀

青壮年阳痿多与精神情志有密切关系,因此,立志向,舒情怀,防郁怒,是预防阳痿的重要一环。情绪要开朗,清心寡欲,注意生活调摄,加强锻炼,以增强体质,提高抗病能力。

(二)调饮食

要饮食有节,起居有常,不可以酒为浆,过食肥甘。以免湿热内生,酿成此患。

(三)节房劳

性生活是人类生活的一部分,不可无,亦不可过。切勿恣情纵欲,或手淫过度。在感到情绪不快、身体不适或性能力下降时,应暂时避免性的刺激,停止性生活一段时间,以保证性中枢和性器官得以调节和休息。

(四)积极治疗原发疾病

积极治疗可能引致阳痿的各种疾病。避免服用可能引起阳痿的药物。与此同时,配合妻子良好的精神护理,女方要体贴、谅解男方,帮助男方树立战胜疾病的勇气。

第二节　早　　泄

早泄是男女在性交时,勃起的阴茎刚接触阴唇或未插入阴道即射精,阴茎随之软缩,使性交不能继续下去而被迫中止的一种常见的性功能障碍。健康人在性交2~6分钟后射精是很普通的,有的甚至更短。射精的快慢差异很大,因人而异。早泄的实质是过快射精发生在男性的愿望之前,他们在性活动中经常缺乏对射精和性高潮的合理而随意的控制力,使男性在性反应周期中迅速由兴奋期进入了高潮期,而几乎没有体会到性生活带来的快感。没有性活动周期中不断增进性紧张度的平台期,或平台期太短,致使双方未能获得性满足。

一、病因病理

(一)精神心理因素

在精神心理因素中,其主要的表现形式是焦虑,它是几乎所有性功能障碍的共同特征。至于造成焦虑的原因则是多种多样的。焦虑可以掩盖或妨碍患者对射精即将来临感知的警觉。医师的治疗目标之一应该是帮助早泄患者清楚地把射精的先兆感鉴别出来,并把它从本质上与射精本身区别开来。由于潜在焦虑常常导致早泄患者对时间概念具有一种主观上的扭曲,这自然会影响到他们的性表现能力。患者似乎被卷入一个时间的漩涡,它否定了射精之前的先兆感受和这两种感受的先后顺序。在这一关键时刻的感知错位和焦虑使他们不可能把欲望和满足感正确地区分开来。如夫妻感情不融洽,相互间存在潜在的敌意、怨恨和恼怒,或丈夫对妻子过分的畏惧、崇拜,存在自卑心理,使男方产生焦虑和恐惧心理,有的由某种偶然的原因,出现 1~2 次早泄,就背上了思想包袱,产生了恐惧与不安;焦急情况下的婚前性交;女方对性交厌烦,希望赶快结束,促使射精提前;长期禁欲后的首次性交等均可引起早泄。

(二)器质性因素

1.泌尿生殖系统感染

如尿道炎、前列腺炎、精囊炎、精阜炎等,因炎症的刺激,尿道敏感性增强,在发生充血时,前列腺和精囊的代谢和分泌发生紊乱的情况下,局部的刺激可能会对部分人引起暂时的早泄,因为对刺激的反应处于敏感的临界状态,就会很快发生射精。所以精阜炎和精阜增生常可发生早泄,因而电灼精阜也是治疗早泄的一种手段。

包茎和包皮过长的患者,由于龟头及系带平时都处于包蔽的情况下,性交时一旦翻转,对性交和摩擦极其敏感,容易造成早泄。同样的原因,包皮口过紧,系带太短者,也易发生早泄。

2.内分泌系统病变

如血内睾酮含量增高,使射精中枢兴奋性增高阈值下降时,射精中枢容易兴奋而过早出现射精。

3.神经系统病变

如脑肿瘤、脑血管疾病、脊髓损伤、神经衰弱等,直接影响控制性的中枢,对射精中枢控制能力下降而产生早泄。

二、临床表现

性交时间极短,或勃起的阴茎未插入阴道即排精,或开始性交时,阴茎刚接触阴唇,甚至尚未接触就射精,阴茎随之软缩,使性交不能继续下去而被迫中止,常伴有遗精以及头晕眼花、耳鸣、精神萎靡、腰膝酸软等全身虚弱症状。早泄尚无一个完全统一的标准,故早泄的临床表现也会因人而异,根据患者的满意程度判定是否为"早泄",是否需要治疗,以下几种临床现象为早泄的典型表现。

（1）只要看到裸体,甚至书刊、影视中有性色彩的画面,就情不自禁地出现射精。

（2）性伴侣双方只要身体一接触,尚未进行性器官的接触,就出现射精,即所谓"一触即发"。

（3）性伴侣双方生殖器官刚一接触,即出现射精,传统中医谓之"见花谢"。

（4）以往性生活时可达较长时间,而近来性交时间比以前明显的缩短,而女方在大多数情况下得不到性满足。

（5）生殖器进入阴道抽动数次即发生不可控制的射精,大多数情况下女方无法达到性高潮。

三、诊断与鉴别诊断

（一）诊断

早泄尚无一个完全统一的标准,典型的患者是生殖器未入阴道即泄,容易诊断。对其他类型早泄的临床表现也会因人而异,一般根据临床表现做出诊断。

（二）鉴别诊断

1.阳痿

阴茎不能勃起,或勃起不坚而不能进行性交。早泄是过早射精,导致阴茎萎软而不能性交。早泄主要为功能性的,而阳痿除功能性外,也有器质性的,早泄经药物和心理治疗后预后较好,阳痿属功能性的预后较好,而器质性的药物和心理治疗效果较差,甚则无效。

2.遗精

遗精是在无性交状态下,频繁出现精液遗泄,当进行性交时,可以是完全正常的。早泄则是在进行性交时,阴茎刚插入阴道或尚未插入阴道即射精,以致不能正常进行性交。早泄为有性交准备,遗精为意念妄动无性交准备而精自遗。临床上两者多兼见,但其预后一般较好。

四、治疗

早泄的治疗是一个系统工程,它包括心理治疗、行为治疗、药物治疗等。早泄从根本上说是射精所需的刺激阈太低,如何提高射精的刺激阈是克服早泄的关键。何谓刺激阈,它反映了机体兴奋性的高低,它就像门槛一样,太低时无论什么样的刺激,哪怕是很低很短的刺激,都能轻易越过而引起组织反应,说明机体的兴奋性很高。治疗早泄就是要尽力提高这个门槛,提高刺激阈,延长性兴奋平台期,推迟情欲高潮到来,使妻子能享受性交的愉快,进而达到感情和谐。早泄的治疗目的是采用各种方法延长患者发动射精的时间,概括有以下几种。

(一)心理治疗

早泄主要是一种精神生理方面的疾病,长期性生活的挫折可影响夫妻间情感的投入,女方更可能认为是丈夫自私行为的表现,应告诉患者及其配偶快速射精是一个普遍性问题,与缺乏性知识和性行为技巧关系密切,尽管早泄导致性生活扫兴,但重建射精的条件反射并不困难,如双方密切配合,消除焦虑心理,并及时解决治疗中的抗阻,使女方也能获得一定程度的满足,则可能只需较短时间就能收到双方愉悦的效果。性伴侣双方一往情深,女方乐意配合治疗,往往事半功倍。性伴侣双方应一起参与治疗,交流彼此对性生活的感受与要求,建立双方亲切和谐的关系,对男女双方进行有关性知识、性心理的教育,解除思想中的各种疑虑、紧张和忧愁,树立信心,让他们感到重建正常的射精反应是可能的。因相当数量的早泄患者是心理因素所致的,因此应用心理疗法是治疗早泄的一种重要手段,可以调动患者的积极因素,及时地纠正和帮助患者心理上的不足,产生良性循环,解除患者的思想顾虑和紧张情绪,以促进疾病的早愈。良好的性行为需处于安宁、温馨的感情氛围中,这样夫妻才能纵情享受性爱带来的美好体验。

(二)行为疗法

主要是通过性知识教育和性感集中训练家庭作业,使患者与妻子接触时彻底放松,夫妻间建立起一种亲昵的、能够共同分享的性感受,而不是单纯的性交。行为疗法的指导是教育患者注意体验性高潮前的感觉,在尚未到不能控制之前,减少或停止阴茎抽动,使性感减退后重新活动,改变性交体位也可使射精时间延长。

1.增加射精的次数

对于一些性交次数少,频率较低的患者,应鼓励他们增加每周性交的次数,也可连续性交。如晚上性交后次晨再次性交,或连续两晚性交,休息两三天后再连续两天。这样第二次性交时,由于男性性欲已降低,兴奋性得到释放,因此刺激值有提高,第二次性交时射精常可延长。所以,有的人在长期的禁欲后,先手淫 1 次再行性交,可使女方更满意。

2.间断手淫法

男方延长手淫时间,长达 15 分钟开始射精,以后逐步再延长手淫时间,使之超过15分钟。

3.改变性交体位

女上位做强烈的性器官插入与摩擦,可使女性性高潮提前到来,得到性满足。而男方处于被动地位,肌肉松弛,兴奋性降低,有时还可因深呼吸或分散注意力来延缓高潮的到来,最终与女方共同到达高潮。

4.外生殖器冷敷法

延长男性性交时间,缩短女方达到高潮所需时间,有利于双方性和谐。但欲达到刺激女方尽快达到高潮,而男方又能心平气和是很难办到的。因此,冷敷阴茎和阴囊使血管收缩,血供减少,同时还可能起到转移男方的注意力,消除紧张情绪,待女方进入兴奋时再徐徐进入性反应状态,可延缓早泄。

5.避孕套法

性交时可戴避孕套,必要时可戴双层避孕套,以降低阴茎对阴道摩擦的触觉,也降低对阴道温度、分泌物以及女方阴道收缩时的感觉,降低了整个性刺激的强度,也可延长射精时间。

6.中断排尿法

中断排尿法又称耻骨肌训练法,具体方法是在排尿时,先排出一部分,停顿一下,再排,再憋住,分几次把尿排完。平时可有意识地收缩肛门以抬高睾丸,或将浴巾覆盖在勃起阴茎上做抬起运动。在其他情况下,只有当性欲高潮时才有机会锻炼耻骨肌。经过几周骨盆底肌肉的锻炼后,常可有意识地阻止射精,而且当快要射精时,压迫耻骨肌,可以使性交时间随意延长,而且可多次出现性高潮。

7.阴囊牵拉法

在男性性高潮时,性兴奋很强烈,出现阴囊收缩、睾丸上提现象,此前用手向下牵拉阴囊及睾丸即可以降低兴奋性,以达到延缓射精,防止早泄的效果。

8.Semans 技术训练

Semans 技术训练即停顿与开始疗法,由女方刺激阴茎至快要射精时,男方示意立即停止刺激,待射精预感完全消失之后,再重新刺激,如此反复进行,直至男方能接受大量刺激,方允许最后射精。此方法的基本原则是提高射精阈值,初步治疗成功后,仍需每周进行 1 次控制性训练,以巩固疗效。

9.阴茎头部挤捏法

阴茎头部挤捏法又称耐受训练,首先由 Masters 和 Johnson 提出,挤捏法是对 Semans 技术的改良,此法的目的是加强丈夫的自控射精能力,并提高妻子的性快感,由女方实施此法效果较好。充分刺激阴茎,当男方阴茎勃起快要射精之前,女方将自己的拇指放在阴茎系带部位,示指与中指放在阴茎的另一面正好在冠状缘上方,稳捏压迫 4 秒,然后突然放松,施加压力的方向是从前向后,决不能从一侧向另一侧。女方要用指头的腹侧,避免用指甲捏夹或搔刮阴茎。挤捏所用力的大小与阴茎勃起的坚硬度成正比。此法可以缓解射精的紧迫感,坚持隔几分钟就使用 1 次此法,可以改善抑制功能,重建合适的射精反射。通过挤捏可以使阴茎硬度暂时减退10%～25%。当男方信心已增强,则可转入性交再训练,要采用女上位的性交方式进行挤捏 3～6 次。在阴茎插入阴道之前进行挤捏,进入阴道后先静止,不主动摩擦,双方把注意力集中到全身性感上。阴茎在阴道内搁置短时间后,女方把阴茎拔出,再次挤捏,当在阴道内搁置 4～5 分钟时,可以改用阴茎根部挤捏法,这样就无须因挤捏而中断性交。经过 2 周的上述治疗后,多数男性在控制射精方面的能力会有很大的改善,如果坚持治疗 3～6 个月,可获得持久稳定的疗效。

(三)药物治疗

通过一些对自主神经系统有作用的药物,可起到控制射精的作用,如抗抑郁类药和吩噻类药物。镇静剂和单胺氧化酶抑制剂型抗抑郁的药物,有提高情绪、抗焦虑、延长射精时间,起到镇静和安静的作用。这些药物有苯巴比妥口服 1 次 3 mg,3 次/天;异丙嗪 12.5 mg,1 次/天或2 次/天;或性交 1 小时前口服氯氮䓬之类的药。酚苄明 10～30 mg/d 口服。

有研究表明,射精管、输精管、前列腺、后尿道平滑肌上含丰富的 α-AR(α-肾上腺素受体),长效 $α_1$-AR 阻断剂络欣平,能阻断上述部位的 α-AR,使该部位的平滑肌松弛,蠕动减少,延长射精时间,有治疗早泄、延长射精的作用。成都中医药大学附属医院采用络欣平 1 mg,每天 1 次,睡前口服,1 周后改为 2 mg/d,睡前口服,2 周为 1 个疗程。服用 1～2 个疗程。治疗早泄 35 例。临床研究显示:络欣平治疗早泄总有效率为 68.5%。

龟头及阴茎涂抹麻醉剂、乳剂、软膏等均可降低龟头、系带处的神经敏感性。例如比法尔(前列腺素 E_1 软膏),1% 丁卡因,或 1% 的达克罗宁油膏,或 3% 氨基苯甲酸乙酯涂霜等均属于此类药物。外用的涂抹药物要适量,于性交前 10～30 分钟使用,最好外套阴茎套,既可充分保持药效,也可避免用量过大、过多造成女方阴道吸收而引起不良反应。

目前较新的疗法多采用抗抑郁类的药物如氯米帕明、曲唑酮等,现有的临床研究其有效率为 50%～70%,一般初期效果较好,随着时间的延续需加大药物的剂量来维持药效。

(四)手术治疗

对于包皮过长及包茎的患者应行包皮环切术,因龟头及系带长期处于包皮的保护下,对性交时摩擦刺激非常敏感,阈值下降,易至早泄。包皮环切术后,龟头及系带暴露,经内裤的摩擦使敏感性下降,阈值提高,从而起到治疗早泄的作用。精阜炎和精阜增生常可发生早泄,因而电灼精阜也是治疗早泄的一种手段。

第三节 遗 尿

遗尿是指在睡眠中小便自遗,醒后方知的疾病。也称尿床。临床上,以儿童为多见,成年男女也可以有此疾病。有些成年人因不好意思就诊,故常常使病情拖延很长时间,造成治疗上十分困难。

现代医学认为,遗传、熟睡或做梦、精神因素、尿路病变、下尿路梗阻及不稳定性膀胱等均可引起遗尿。

《素问·宣明五气论》说:"膀胱不利为癃,不约为遗溺"。又《咳论》说:"膀胱咳状,咳而遗溺"。《灵枢·本输》说:"虚则遗溺,遗溺则补之"。遗溺与遗尿同。

遗尿一词最早见于《伤寒论》。在"辨阳明病脉证并治"中说:"三阳合病,腹满身重,难以转侧,口不仁,面垢,谵语遗尿"。又"辨太阳病脉证并治"中说:"若被下者,小便不利,直视失溲"。这种与高热昏迷联系在一起的"遗尿""失溲",主要是指外感热病危重阶段出现的尿失禁,实际上是属于广义之遗尿。

狭义之遗尿也称尿床。最早见于隋代巢元方《诸病源候论·尿床候》,且巢氏有指出:"夫人有于睡眠不觉尿出者,是其禀质阴气偏盛,阳气便虚也"。唐代孙思邈《千金要方》把遗尿、遗溺、小便失禁、尿床并列为名。至《仁斋直指附遗方论》提出了遗尿和尿床的不同概念,认为:"出而不禁为之遗尿;睡里自出,谓之尿床"。此处遗尿实际上就是指小便不禁。

明代张介宾所称之遗溺亦是广义的。《景岳全书·遗溺》说："遗溺一症,有自遗者,以睡中而遗失也;有不禁者,以气门不固而频数不能禁也;又有气脱于上,则下焦不约而遗失不知者"。又如清代何梦瑶《医碥·遗尿小便不禁》说："不知而出为遗;知而不能忍为不禁,比小便数为甚,故另为一类"。从内涵分析,"不知而出为遗"还包括睡熟中遗溺和昏迷中遗溺。

近代才把昏迷中的遗溺归入尿失禁,而遗尿只是指睡熟中的遗溺,即本节所讨论之内容。

一、病因、病机

根据历代医家所述,遗尿的病因、病机可以归纳以下几个方面:①心肾虚热,心气亏损,或者心肾不交,每致传送失度,水液无制,而为遗尿。②肝肾积热,肾督经脉虚衰,失于固摄,肝气失于疏泄,无以调节尿道之开启,则为遗尿。③湿热蕴结于里,下注膀胱,膀胱失约,亦可导致遗尿。

遗尿的病因、病机与五脏虚损关系密切。肺虚不能化气,脾虚中气下陷,心虚小肠传送失度,肝失疏泄而开启失常,最终使肾虚不能温化水液而尿出不知。

二、诊断要点

遗尿的诊断依据。

(1)3 岁以上儿童,或成年人,在睡眠中小便自遗,或者有梦自遗,醒后方知。

(2)凡属功能性遗尿,中医有较好的疗效,但若经 1 个月左右的治疗,效果不显著者,应转西医进一步查明原因,以排除器质性病变。

三、类证鉴别

遗尿须与下列病证作鉴别。

(一)小便不禁

此为在平时清醒状态下,小便不随意流出。而一旦咳嗽较剧,直立过久,行走过多,心急,大笑,高声,惊吓时尿自出。大多数见于妇女及老年人。在昏迷时小便自遗亦属小便不禁,与睡熟中的小便尿床是容易鉴别的。

(二)膀胱咳

在咳嗽剧烈时,小便自遗,而咳嗽痊愈后,小便自遗亦见消失。

四、辨证论治

(一)辨证要点

1.辨病程之长短

遗尿多见于儿童。随着年龄的增长,肾气渐充而自愈。乃至成年尚未愈者,这与体质素弱或与大病以后气血亏损有关。因此,病程之长短常能反映病情的一定变化。

如幼年病程短者,显系幼稚气阳未充。发病至年少者则为生长发育不够健全,理宜积极调理。而病程长于成年者,则为身体衰弱,气阳不能固守,当应积极治疗。所以,本病病程长者,病情多较重。

2.辨寒热虚实

遗尿以五脏虚亏见多,故常表现出阳衰寒象,如形体怯冷,小便清长,腰脊酸软而感寒冷,肢末不温,或者见有大便稀溏,舌质淡,苔白,脉象沉细无力。而心肾不交则表现热象,如阴虚潮热,心烦,口咽干燥,手心足心烦热,小便短黄,舌质红,苔少或光,脉象细数。因湿热下注而表现热象,口苦口干,心烦呕恶,胸腹胀满,舌苔黄腻,脉象濡滑而数。病程中也可出现虚实互见,寒热错杂,应注意详辨施治。

(二)治疗原则

遗尿的治疗,虚则以补,热则以清为原则。当然须佐以固涩之品。但补益固涩,又以无实邪,湿热清为前提,有时清中固涩,常常互用,可见用药配伍得当是十分重要的。

(三)分证论治

1.肾督虚损

(1)证候:神疲怯寒,小便自遗,头晕眼花,腰膝酸痛,脊背酸楚,两足无力,舌淡苔白,脉细无力。

(2)治法:补肾填精。

(3)方药:菟丝子煎合缩泉丸加减。菟丝子、补骨脂各15 g,小茴香、桑螵蛸、覆盆子各10 g,益智仁、当归、乌药、山药各10 g。

若少腹不温,乏力恶寒,加制附片、肉桂各6 g;若脘腹作胀、纳食减少,加神曲、砂仁各10 g。

2.心肾虚热

(1)证候:夜寐遗尿,精神不振,形体消瘦,寐不安宁,心烦而溲数淋沥,舌苔薄,舌尖有红刺,脉沉细而数。

(2)治法:补心肾,清虚热。

(3)方药:桑螵蛸散。人参、茯神、远志各15 g,菖蒲12 g,龟甲、桑螵蛸、龙骨各30 g。

若心肾不交,而夜寐不安者,可加交泰丸;若肾阴虚,而相火偏亢,加滋水清肝饮,另加益智仁、山药各10 g,五味子6 g。

3.湿热下注

(1)证候:夜寐遗尿,小便频数,淋沥短涩,且有灼热感,舌偏红,苔薄腻,脉细滑而数。

(2)治法:清利湿热。

(3)方药:八正散加减。瞿麦、萹蓄、车前子各10 g,大黄6 g,山栀、滑石各12 g,生草梢5 g,灯心草、山药、桑螵蛸、菟丝子各15 g。

若湿热较盛,加白茅根、石韦各15 g;若湿热伤阴,加知母、黄柏、麦冬各10 g。

五、其他疗法

(一)单方验方

(1)蜂房焙干研末,每服3～5 g,加白糖少许,开水冲服,每天2次。

(2)白薇散:白薇、白蔹、白芍各30 g。以上各药捣细末为散,每于食前以粥饮调下6 g。主要适用于湿热内盛或下注于膀胱之遗尿。

(3)秘元丹:白龙骨90 g,诃子10个去核,缩砂仁30 g去皮。上药为末,糯米粥丸梧桐子大,每服50 g,空心盐酒下。适用于内虚里寒的遗尿。

(4)遗尿汤:桑螵蛸、黄芪、龙骨各15 g,肉桂6 g,水煎服,每天1剂,分两次服。功效补肾固肾。主治肾气不足、下元虚冷、膀胱失约所致遗尿。

(5)固本止遗汤:党参、白术、菟丝子、枸杞子、当归各6 g,黄芪、山药、五味子、覆盆子各9 g,肉桂2 g,小茴香3 g。上药用于清水泡20分钟,再用文火煎30分钟,每剂煎2次。以上为10岁小儿用量,年龄<10岁者酌减,>10岁者酌增,每天1剂,将煎好的药液混匀,早晚各服1次。功效益气健脾,温肾止遗。主治小儿及成人遗尿。

(二)食疗

(1)鸡肠散:黄雄鸡肠4具,切碎,净洗,炙令黄熟;肉苁蓉、苦参、赤石脂、白石脂、黄连各150 g,捣罗同研匀细为散,每次服6 g,酒调,食前服,白天服2次,睡前服1次。适用于肾气不固,而心火偏盛之遗尿。

(2)猪肚1具,莲子150 g,同煮至稀烂,食用。主要适用于脾气不足之遗尿。

(3)洋参猪腰:西洋参、龙眼干各15 g,猪腰1对。以上3样蒸熟食用。治疗小儿遗尿。

(4)龙骨鸡蛋:生龙骨30 g,鸡蛋若干。将生龙骨加水适量煎煮,取汤煮荷包鸡蛋。3岁以下每次1个,3岁以上每次2个,每晚服1次。第2次煎龙骨时,可加入第1次煮后之龙骨汤煎,如此逐日加入,连用3~6天。功效镇心安神,收敛固涩。治疗小儿遗尿。

(5)复方猪脬汤:鲜猪脬2个,茯苓、桂圆肉各30 g。将猪脬反复清洗干净,后2味药共研末,每取药末30 g装入猪脬内,置于碗上,上蒸笼蒸2~3小时。睡前将猪脬同药一起吃尽,第2天晚上再吃1次。功效健脾固肾。主治遗尿症。

(三)外治法

1.脐疗法

丁香、肉桂各3 g。将两者研细,与米饭适量共捣成泥,作成小饼,每晚敷于肚脐上。功效补火助阳。治疗遗尿。

2.针灸疗法

针刺气海、太渊、足三里、三阴交,用补法,并配合艾灸,每天1次,适用于脾肺气虚所致遗尿。

3.穴位埋线疗法

在百会穴行常规消毒,埋入 000～001 号羊肠线 2 mm,30 天1 次,1～2 次即可。

第四节 遗 精

遗精是指不因性交而精液自行泄出,甚至频繁遗泄的病证。有梦而遗者,名为梦遗;无梦而遗,甚至清醒时精自滑出者,名为滑精,是遗精的两种轻重不同的证候。此外中医又有失精、精时自下、漏精、溢精、精漏、梦泄精、梦失精、梦泄、精滑等名称。

一、历史沿革

遗精之病早在《黄帝内经》中就有记载。如《灵枢·本神》有"恐惧而不解则伤精,精伤则骨酸痿厥,精时自下"之语,可见当时已认识到,惊恐等情志因素可致精液滑泄。汉代张仲景《金匮要略·血痹虚劳病脉证治》曰:"夫失精家,少腹弦急,阴头寒,目眩发落,脉极虚芤迟,为清谷、亡血、失精。脉得诸芤动微紧,男子失精……桂枝龙骨牡蛎汤主之。"文中指出了遗精得之于阴阳失调的证候及治疗方药,较《黄帝内经》更为全面。

隋代巢元方《诸病源候论·虚劳病诸候》明确提出遗精是由于肾气亏虚所致。如"虚劳失精候"说:"肾气虚损,不能藏精,故精漏失。""虚劳梦泄精候"又说:"肾虚,为邪所乘,邪客于阴则梦交接。肾藏精,今肾虚不能制精,因梦感动而泄也。"巢氏治疗多以补肾固精为主,为后世遗精多属肾虚的理论奠定了基础。

唐宋时期治疗遗精的方药已比较丰富。《备急千金要方·卷十九》载有治遗精方 14 首；《外台秘要·中卷十六》收录治虚劳失精方 5 首，虚劳梦泄精方 10 首；《普济本事方·卷三·膀胱疝气小肠精漏》载有治遗精方 4 首，该书正式提出遗精和梦遗的名称，其论述病因较为详细。如说："梦遗有数种，下元虚怠，精不禁者，宜服茴香丸；年壮气盛，久节淫欲，经络壅滞者，宜服清心丸；有情欲动中，经所谓所愿不得，名曰白淫，宜良方茯苓散。正如瓶中煎汤，气盛盈溢者，如瓶中汤沸而溢；欲动心邪者，如瓶之倾侧而出；虚怠不禁者，如瓶中有罅而漏，不可一概用药也。"此实为遗精辨证论治的雏形。

金元时代对遗精病因、病机有了更进一步的认识。如朱丹溪对遗精的病因，除承袭前人主虚之说外，进一步认识到也有实证，为湿热遗精提供了理论根据，他在《丹溪心法·遗精》强调："精滑专主湿热，黄柏、知母降火，牡蛎粉、蛤粉燥湿。"对湿热所致遗精提出了具体治疗方法。

明代对遗精的认识，渐臻完善。戴思恭在《证治要诀·遗精》一书中将遗精的病因归纳为："有用心过度，心不摄肾，以致失精者；有因思欲不遂，精色失位，输泻而出者；有欲太过，滑泄不禁者；有年壮气盛，久无色欲，精气满泄者。"并且提出："失精梦泄，亦有经络热而得者，若心虚冷用热剂，则精愈失。"楼英在《医学纲目·卷二十九·梦遗白浊》总结先贤治疗遗精的方法有五："用辰砂、磁石、龙骨之类，镇坠神之浮游，是其一也；其二，思想结成痰饮，迷于心窍而遗者，许学士用猪苓丸之类，导利其痰是也；其三，思想伤阴者，洁古珍珠粉丸，用蛤粉、黄柏降火补阴是也；其四，思想伤阳者，谦甫鹿茸、苁蓉、菟丝子等补阳是也；其五，阴阳俱虚者，丹溪治一形瘦人，便浊梦遗，作心虚治，用珍珠粉丸、定志丸服之，定志丸者，远志、菖蒲、茯苓、人参是也。"张景岳对遗精的证治归纳，更为全面。《景岳全书·遗精》说："遗精之证有九：凡有所注恋而遗者，此精为神动也，其因在心；有欲事不遂而梦者，此精失其位也，其因在肾；有值劳倦即遗者，此筋力不胜，肝脾之气弱也；有因心思索过度辄遗者，此中气有不足，心脾之虚陷也；有因湿热下流，或相火妄动而遗者，此脾肾之火不清也；有无故滑而不禁者，此下元亏虚，肺、肾之不固也；有禀赋不足，而精易滑者，此先天元气之单薄也；有久服冷利等剂，以致元阳失守而滑泄者，此误药之所致也；有壮年气盛，久节房欲而遗者，此满而溢者也。凡此之类，是皆遗精之病。然心主神，肺主气，脾主湿，肝主疏泄，肾主闭藏，则凡此诸病五藏皆有所主，故治此者，亦当各求所因也。"又说："凡心火盛者，当治心降火；相火盛者，当壮水滋阴；气陷者当升举；滑泄者当固涩；湿热相乘者，当分利；虚寒冷利者，当温补下元；元阳不足，精气两虚者，当专培根本。"这些论述和治疗法则至今仍有积极的临床意义。另外，明代王纶在《明医杂著·梦遗滑精》中指出："梦遗滑精，世人多作肾虚治，而为补肾涩精之剂不效，殊不知此证多由脾虚，饮食厚味、痰火湿热之人多有之。"提出了遗精由脾胃湿热所致的新观点。

清代医家在继承明代医家理论基础上有了进一步发挥。提出有梦为心病，无梦为肾病的观点。《医学心悟·遗精》说："梦而遗者，谓之梦遗；不梦而遗者，谓之精滑。大抵有梦者，由于相火之强，不梦者由于心肾之虚。然令人体薄火旺者，十中之一；虚弱者，十中之九。予因此二丸分主之，一天清心丸，泻火止遗之法也，一天十补丸，大补气血，脾气旺则能摄精也。"《临证指南医案·遗精》："以有梦为心病，无梦为肾病，湿热为小肠膀胱病。夫精之藏制虽在肾，而精之主宰则在心。"这种以有梦无梦定脏腑之法，虽有一定道理，但从临床来看，不能以此作为判定脏腑部位的唯一标准，否则将形成治疗上的僵化。《张氏医通》在本病的辨证论治上有较大发挥。尤为可贵的是提倡根据年龄、体质等详辨寒热虚实，颇为切合临床实际。如："壮年火盛，多有流溢者，若以虚冷用热剂，则精愈失，滋肾丸加生地黄、茯神、枣仁、菖蒲；梦遗而为肝热胆寒，以肝火淫于外，魂不内守，故多淫梦失精，或时心悸，肥人多此，宜清肝不必补肾，温胆汤加人参、茯神、枣仁、莲肉；遗精腰痛，六味地黄丸加杜仲、五味、菟丝子、苁蓉；中年以后，还少丹；精气不足，呼吸短气，滑泄不禁，兼心脾气虚，饮食少进者，金锁玉关丸加参芪；脾肾俱虚，败精失道，精滑不固者，九龙丹去当归加萆薢、五味；然不若萃仙丸尤妙。"

综上所述,早在《黄帝内经》《伤寒杂病论》中对遗精就有了一定认识,历代医家对其病因、病机不断完善和补充,至明清时期,在辨证论治方面更加具体,其治则和方药至今仍有临床意义。

二、范围

病理性遗精可见于西医学的性神经症、前列腺炎、阴茎包皮炎、精囊炎、精阜炎及某些慢性疾病,可以认为遗精只是某些疾病的临床症状,其临床表现与本证的特点相符者,均可参照本节辨证论治。

三、病因、病机

本病病因较多,病机复杂,但其基本病机可概括为 2 点。一是火热或湿热之邪循经下扰精室,开合失度,以致精液因邪扰而外泄,病变与心肝脾关系最为密切;二是因脾肾本身亏虚,失于封藏固摄之职,以致精关失守,精不能闭藏,因虚而精液滑脱不固,病变主要涉及脾肾。

(一)肾虚不藏

(1)恣情纵欲:青年早婚,房事过度,或少年频犯手淫,导致肾精亏耗。肾阴虚者,多因阴虚火旺,相火偏盛,扰动精室,使封藏失职;肾气虚者,多因肾气不能固摄,精关失约而出现自遗。《医贯·梦遗并滑精》说:"肾之阴虚则精不藏,肝之阳强则火不秘,以不秘之火,加临不藏之精,除不梦,梦即泄矣。"《证治要诀·遗精》说:"有色欲太过,而滑泄不禁者。"前者是属于阴虚阳亢,后者是属于阴阳两虚,下元虚惫。

(2)禀赋不足:先天不足,禀赋素亏,下元虚惫,精关不固,易于滑泄。如《景岳全书·遗精》说:"有素禀不足,而精易滑者。此先天元气单薄也。"

(二)君相火旺

(1)劳心过度:劳神太过,心阴暗耗,心阳独亢,心火不能下交于肾,肾水不能上济于心,心肾不交,水亏火旺,扰动精室而遗。如《证治要诀·遗精》说:"有用心过度,心不摄肾,以致失精者。"《折肱漫录·遗精》也说:"梦遗之证,其因不同……非必尽因色欲过度,以致滑泄,大半起于心肾不交。凡人用心太过则火亢而上,火亢则水不升,而心肾不交,士子读书过劳,功名心急者每有此病。"

(2)妄想不遂:心有妄想,所欲不遂,心神不宁,君火偏亢,相火妄动,亦能促使精液自遗。正如《金匮翼·梦遗滑精》所说:"动于心者,神摇于上,则相遗于下也。"

(三)气不摄精

思虑过度,损伤心脾,或饮食不节,脾虚气陷,失于固摄,精关不固,精液遗泄。正如《景岳全书·遗精》说:"有因用心思虑过度辄遗者,此中气不足,心脾之虚陷也。"

(四)湿热痰火下注

饮食不节,醇酒厚味,损伤脾胃,酿湿生热,或蕴痰化火,湿热痰火,流注于下,扰动精室,亦可发生精液自遗。正如《杂病源流犀烛·遗泄源流》:"有因饮酒厚味太过,痰火为殃者……有因脾胃湿热,气不化清,而分注膀胱者,亦混浊稠厚,阴火一动,精随而出。"

综上,遗精的发病机制,主要责之于心、肝、脾、肾四脏。且多由于房事不节,先天不足,用心过度,思欲不遂,饮食不节等原因引起。

四、诊断与鉴别诊断

(一)诊断

每星期2次以上,或一天数次,在睡梦中发生遗泄,或在清醒时精白滑出,并有头昏、耳鸣、精神萎靡、腰酸腿软等症状,即可诊断为遗精。

(二)鉴别诊断

1.生理性溢精

一般未婚成年男子或婚后长期分居者,平均每月遗精1~2次或虽偶有次数稍增多,但不伴有其他症状者,均为生理性溢精。正如《景岳全书·遗精》说:"有壮年气盛,久节房欲而遗者,此满而溢者也。"又说:"若满而溢者,则去者自去,生者自生,势出自然,无足为意。"此时无须进行治疗,应多了解性知识,消除不必要的紧张恐惧心理。病理性遗精则为每星期两次以上,甚则每晚遗精数次。

2.早泄

早泄是男子在性交时阴茎刚插入阴道或尚未进入阴道即泄精，以致不能完成正常性交过程。其诊断要点在于性交时过早射精。而遗精则是在非人为情况下频繁出现精液遗泄，当进行性交时，却可能是完全正常的。其诊断要点在于非人为情况下精液遗泄，但以睡眠梦中多见。有时临床上两者可同时并存。

3.小便尿精

小便尿精是精液随尿排出，或排尿结束后又流出精液，尿色正常而不混浊，古人将本症归于"便浊""白浊""白淫""淋浊"等疾病门中。其诊断要点是精液和尿同时排出或尿后流出精液。多因酒色无度、阴虚阳亢、湿热扰动精室、脾肾气虚等引起。

4.尿道球腺分泌物

当性兴奋时尿道外口排出少量黏稠无色的分泌物。其镜下虽偶见有精子，但并非精液，故要与遗精相鉴别。

5.前列腺溢液

某些中青年，因纵欲、酗酒、禁欲、手淫等，致使前列腺充血，腺泡分泌增加，腺管松弛扩张，在搬重物、惊吓、大便用力时，腹压增加，会阴肌肉松弛，会有数量不等的白色分泌物流出，称为前列腺溢液，亦称前列腺漏。

五、辨证

(一)辨证要点

1.审察病位

一般认为用心过度，或杂念妄想，君相火旺，引起遗精的多为心病；精关不固，无梦遗泄的多为肾病。故前人有"有梦为心病，无梦为肾病"之说。但还须结合发病的早晚，以及脉证的表现等，才能正确地辨别病位。

2.分清虚实

初起以实证为多，日久则以虚证为多。实证以君相火旺及湿热痰火下注，扰动精室者为主；虚证则属肾虚不固，脾虚气不摄精，封藏失职。若虚而有热象者,多为阴虚火旺。

3.辨别阴阳

遗精属于肾虚不藏者,又当辨别偏于阴虚,还是偏于阳虚。偏于阴虚者,多见头昏目眩,腰酸耳鸣,舌质红,脉细数;偏于阳虚者,多见面白少华,畏寒肢冷,舌质淡,脉沉细。

4.洞察转归

遗精的发生发展与体质、病程、治疗恰当与否有密切关系。病变初期及青壮年患者多为火盛或湿热所致,此时若及时清泻则可邪退病愈;遗精日久必耗伤肾阴,甚则阴损及阳,阴阳俱虚,此时可导致阳痿、早泄、男子不育等。故对遗精日久不愈、有明显虚象或年老体衰者,治疗又当以补血为主。若治疗后遗精次数减少,体质渐强,全身症状减轻,则为病势好转,病将痊愈之象。

(二)证候

1.心肾不交

(1)症状:每多梦中遗精,次日头昏且晕,心悸,精神不振,体倦无力,小便短黄而有热感。舌质红,脉细数。

(2)病机分析:君火亢盛、心阴暗耗,心火不能下交于肾、肾水不能上济于心,水亏火旺,扰动精室,致精液走泄;心火偏亢,火热耗伤心营,营虚不能养心则心惊;外不能充养肌体,则体倦无力,精神不振;上不能奉养于脑,则头昏且晕;小便短黄而有热感,乃属心火下移小肠,热入膀胱之征;舌质红,脉细数,均为心营被耗,阴血不足之象。

2.肾阴亏虚

(1)症状:遗精,头昏目眩,耳鸣腰酸,神疲乏力,形体瘦弱。舌红少津,脉弦细带数。

(2)病机分析:恣情纵欲,耗伤肾阴,肾阴虚则相火妄动,干扰精室,致使封藏失职,精液泄出;肾虚于下,真阴暗耗,则精气营血俱不足,不能上承,故见头昏、目眩;不能充养肌肉,则形体瘦弱,神疲乏力;腰为肾之府,肾虚则腰酸;肾开窍于耳,肾亏则耳鸣;舌红少苔,脉弦细带数,均为阴虚内热之象。

3.肾气不固

（1）症状：滑精频作，面白少华，精神萎靡，畏寒肢冷。舌质淡，苔白，脉沉细而弱。

（2）病机分析：病久不愈，阴精内涸，阴伤及阳，以致下元虚惫，气失所摄，肾关因而不固，故滑精频作；其真阴亏耗，元阳虚衰，五脏之精华不能上荣于面，则面白少华，精神萎靡，畏寒肢冷；舌淡、苔白，脉沉细而弱，均为元阳已虚，气血不足之象。

4.脾虚不摄

（1）症状：遗精频作，劳则加重，甚则滑精，精液清稀，伴食少便溏，少气懒言，面色少华，身倦乏力。舌淡，苔薄白，脉虚无力。

（2）病机分析：脾气亏虚，精失固摄，而见遗精频作；劳则更伤中气，气虚不摄，精关不固，则见滑精；频繁遗滑，故精液清稀；脾气亏虚，不能化成气血，心脉失养故心悸，气短，面色无华；脾虚气陷，无力升举故食少便溏，少气懒言；舌淡苔薄白，脉虚无力，均为脾气亏虚之象。

5.肝火偏盛

（1）症状：多为梦中遗泄，阳物易举，烦躁易怒，胸胁不舒，面红目赤，口苦咽干，小便短赤。舌红，苔黄，脉弦数。

（2）病机分析：肝胆经绕阴器，肾脉上贯肝，两脏经络相连，如情志不遂，肝失条达，气郁化火，扰动精舍，则引起遗精；肝火亢盛，则阳物易举，烦躁易怒，胸胁不舒；肝火上逆则面红目赤，口苦咽干；小便短赤，舌红苔黄，脉来弦数，均为肝火偏盛之象。

6.湿热下注

（1）症状：遗精频作，或尿时有精液外流，口苦或渴，小便热赤。苔黄腻，脉濡数。

（2）病机分析：湿热下注，扰动精室，则遗精频作，甚则尿时流精；湿热上蒸，则口苦而渴；湿热下注膀胱，则小便热赤；苔黄腻，脉濡数，均为内有湿热之象。

7.痰火内蕴

（1）症状：遗精频作，胸闷脘胀，口苦痰多，小便热赤不爽，少腹及阴部作胀。苔黄腻,脉滑数。

(2)病机分析:痰火扰动精舍,故见遗精频作;痰火郁结中焦,故见胸闷脘胀,口苦痰多;痰火互结下焦,故见小便热赤不爽,少腹及阴部作胀;苔黄腻,脉滑数,均为痰火内蕴之象。

六、治疗

(一)治疗原则

遗精的基本病机包括两个方面,一是火邪或湿热之邪,扰及精室;二是正气亏虚,精关不固。治疗遗精切忌只用固肾涩精一法,而应该分清虚实,实证以清泄为主;虚证方可补肾固精。同时还应区分阴虚阳虚的不同情况,而分别采用滋养肾阴及温补肾阳的治法。至于虚而有热者,又当予以养阴清火,审证施治。

(二)治法方药

1.心肾不交

(1)治法:清心滋肾,交通心肾。

(2)方药:三才封髓丹加黄连、灯心草之类。方中天门冬补肺,地黄滋肾,金水相生也;黄柏泻相火,黄连、灯心草清心泻火,俾水升火降,心肾交泰,则遗泄自止。若所欲不遂,心神不安,君火偏亢,相火妄动,干扰精室,而精液泄出者,宜养心安神,以安神定志丸治之。

2.肾阴亏虚

(1)治法:壮水制火,佐以固涩。

(2)方药:知柏地黄丸合水陆二仙丹化裁。方中知母、黄柏泻火,丹皮清热,地黄、怀山药、山茱萸、芡实、金樱子填精止遗。若遗精频作,日久不愈者,用金锁固精丸以固肾摄精。

3.肾气不固

(1)治法:补肾固精。

(2)方药:偏于阴虚者,用六味地黄丸,以滋养肾阴;偏于阳虚者,用《济生》秘精丸和斑龙丸主之。前方偏于温涩,后者温补之力尤胜。

4.脾虚不摄

(1)治法:益气健脾,摄精止遗。

(2)方药:妙香散合水陆二仙丹或补中益气汤加减。方中人参、黄芪益气健脾生精;怀山药、茯苓健脾补中,兼以安神,远志、辰砂清心调神;木香调气;桔梗升清;芡实、金樱子摄精止遗。若以中气下陷为主可用补中益气汤加减。

5.肝火偏盛

(1)治法:清肝泻火。

(2)方药:龙胆泻肝汤加减。方中龙胆草直折肝火,栀子、黄芩清肝,柴胡疏肝,当归、生地黄滋养肝血,泽泻、车前子、木通导湿热下行,肝火平则精宫自宁。久病肝肾阴虚者,可去木通、泽泻、车前子、柴胡等,酌加何首乌、女贞子、白芍等滋养肝肾之品。

6.湿热下注

(1)治法:清热化湿。

(2)方药:猪肚丸。猪肚益胃,白术健脾,苦参、牡蛎清热固涩,尚可酌加车前子、泽泻、猪苓、黄柏、萆薢等,以增强清热化湿之力。

7.痰火内蕴

(1)治法:化痰清火。

(2)方药:猪苓丸加味。方中半夏化痰,猪苓利湿。还可加黄柏、黄连、蛤粉等泻火豁痰之品。如患者尿时不爽,少腹及阴部作胀,为病久夹有瘀热之象,可加败酱草、赤芍以化瘀清热。

七、转归及预后

遗精初起,尤其是青壮年、体质强壮者,多为实证,此时一经清泻,往往邪退遗精自止。若不及时治疗或用补益固涩则邪热更盛,反致遗精频作。遗精日久不愈,肾精亏耗,可逐渐转变为虚证。在病机演变过程中还可见虚实夹杂,或阴虚兼火旺,或脾肾虚兼湿热痰火等。日久阴损及阳,造成阴阳俱损,可进一步导致阳痿、早泄等性功能障碍。遗精若能及时用药物及精神调治,多可治愈,预后一般良好。

八、预防和护理

（1）注意精神调养，排除杂念，清心寡欲，是治疗本病的关键。

（2）避免过度的脑力紧张，丰富文体活动，适当参加体力劳动。

（3）注意生活起居，节制性欲，戒除手淫，夜晚进食不宜过饱，睡前用温水洗脚，养成仰卧的习惯，被褥不宜过厚，脚部不宜盖得太暖，衬裤不宜过紧。

（4）少食辛辣刺激性食品如烟、酒、咖啡等。

（5）正确对待遗精。出现遗精后，应首先分清是生理现象还是病理性遗精。生理性遗精可不必治疗；病理性遗精，则应及时就诊，弄清疾病的原因，针对其病因进行调理，一般效果均较理想。

第七章

急诊内科病证的中医治疗

第一节　腹　　痛

腹痛是指胃脘以下、耻骨毛际以上部位疼痛为主症的病证。感受六淫之邪，虫积、食滞所伤，气滞血瘀，或气血亏虚，经脉失荣等，均可导致腹痛。

一、源流

腹痛首见于《黄帝内经》。其对腹痛的论述，多从寒热邪气客于肠胃立论。《素问·举痛论篇》谓："寒气客于肠胃之间，膜原之下，血不得散，小络急引故痛""热气留于小肠，肠中痛，瘅热焦渴，则坚干不得出，故痛而闭不通矣。"

《素问·气交变大论篇》还分别对雨湿、风气、燥气所致腹痛的症状作了描述。《灵枢·邪气脏腑病形》及"师传""胀论""经脉"等篇对感寒泄泻，肠鸣飧泄，胃热肠寒，热病挟脐急痛等腹痛亦有所论述。

汉代张仲景《金匮要略》在有关篇章中对腹痛辨证确切，并创立了许多有效治法方剂。如《金匮要略·腹满寒疝宿食病脉证治》谓："病者腹满，按之不痛为虚，痛者为实，可下之。舌黄未下者，下之黄自去。"指出按之而痛者，为有形之邪，结而不行，其满为痛，并以舌黄作为实热积滞之征象，治当攻下。对"腹中寒气，雷鸣切痛，胸胁逆满，呕吐"的脾胃虚寒，水湿内停的腹满痛证及寒邪攻冲之证分别提出附子粳米汤及大建中汤治疗,而"心下满痛"及"痛而闭"则有大柴胡汤、厚朴三物汤,提示了热结、气滞腹痛的治法。此外"疮痈肠痈浸淫病脉证治篇"还对"肠痈"加以论治。以上,在理论与实践方面,均有很大的指导价值。

隋代巢元方《诸病源候论》将腹痛专立单独病候,分为急腹痛与久腹痛。该书"腹痛病诸候篇"谓:"凡腹急痛,此里之有病""由府藏虚,寒冷之气客于肠胃膜原之间,结聚不散,正气与邪气交争,相击故痛""久腹痛者,藏府虚而有寒,客于腹内,连滞不歇,发作有时,发则肠鸣而腹绞痛,谓之寒中。是冷搏于阴经,令阳气不足,阴气有余也。寒中久痛不瘥,冷入于大肠,则变下利。"对病因、证候描述较之前人为详。

唐代孙思邈《备急千金要方》立"心腹痛门",该书提出注心痛、虫心痛、风心痛、悸心痛、食心痛、饮心痛、冷心痛、热心痛、去来心痛等九种心痛名称,其中包括某些上腹部疼痛。孙氏列有治心腹痛及腹痛方十多首,如有治虚冷腹痛的当归汤方、腹冷绞痛的羊肉当归汤方、腹痛脐下绞结的温脾汤方等。包括了温中、化瘀、理气止痛等治法。此外还包括若干熨法和刺灸法,反映了治疗手段日趋丰富。王焘《外台秘要》对许多心腹痛方进行了收集,如该书载有《广济秘籍》疗心腹中气时之痛等症的桔梗散方,《肘后备急方》疗心腹俱胀痛等症的栀豉汤方,《深师方》疗久寒冷心腹绞痛等症的前胡汤方,《小品方》疗心腹绞痛等症的当归汤方,《古今录验》疗心腹积聚寒中绞痛等症的通命丸方等,对急性腹痛提供了更多方剂。

宋代杨士瀛《仁斋直指方》对腹痛分寒热、死血、食积、痰饮、虫等,并对不同腹痛提出鉴别,如谓:"气血、痰水、食积、风冷诸症之痛,每每停聚而不散,惟虫病则乍作乍止,来去无定,又有呕吐清沫之可验。"对临床辨证颇有裨益。

金元时代,李杲将腹痛按三阴经及杂病进行辨证论治,尤其强调腹痛不同部位分经辨治,对后世颇有启发。如谓中脘痛太阴也,理中汤、加味小建中汤、草豆蔻丸之类主之;脐腹痛,少阴也,四逆汤、姜附汤或五积散加吴茱萸主之;少腹痛,厥阴也,当归四逆汤加吴茱萸主之；杂证腹痛以四物苦楝汤或芍药甘草汤等为主方，并依据不同脉象进行加减。尤其李氏在《医学发明·泄可去闭葶苈大黄之属》，明确提出了"痛则不通"的病机学说，并在治疗上确立了"痛随利减，当通其经络，则疼痛去矣"之说，给后世很大的影响。

《丹溪心法》对腹痛以寒、积热、死血、食积、痰湿划分，尤对气、血、痰、湿作痛提出相应的用药，强调对老人、肥人应该根据不同体质施治，并提出初痛宜攻，久痛宜升消的治则，立"痛忌补气"之说。此外，朱氏对感受外邪作痛及伤食痛，颠仆损伤腹痛亦分列了处方。

明代《古今医鉴》在治法上提出"是寒则温之，是热则清之，是痰则化之，是血则散之，是气则顺之，是虫则杀之，临证不可惑也"。《医学正传》亦提出"浊气在上者涌之，清气在下者提之，寒者温之，热者清之，虚者培之，实者泻之，结者散之，留者行之，此治法之大要也"等原则。

明代李梴《医学入门》对腹痛分证治疗及症状的描述则更加具体。如谓："瘀血痛有常处，或忧思逆郁，跌扑伤瘀，或妇女经来产后，恶瘀不尽而凝，四物汤去地黄，加桃仁、大黄、红花。又血虚郁火燥结阻气，不运而痛者，四物汤倍芍药加炒干姜，凡痛多属血涩，通用芍药甘草汤为主。"

《医方考》则对治疗腹痛的丁香止痛散、三因七气汤、桂枝加大黄汤等有效方剂的组成、功用、配伍、适应症状等加以解说，以便于临床运用。张景岳对腹痛虚实辨证，尤为精详，认为暴痛多由食滞、寒滞、气滞；渐痛多由虫、火、痰、血。明确提出"多滞多逆者，方是实证，如无滞运则不得以实论也"。并从喜按与否、痛徐而缓、痛剧而坚以及脉象和痛的部位等方面辨证。可以看出这一时期对腹痛的病因、病机及治疗，无论理论实践，均有了进一步的深化和提高。

清代医家对腹痛证治疗更有发展。如《张氏医通》对腹痛证候方要详备。其谓感暑而痛，或泻利并作，用十味香薷饮；腹中常热作痛，此为积热，用调胃承气汤；七情内结心腹绞痛选用七气汤；酒积作痛曲药丸等皆逐一叙述，并载有大寒腹痛，瘀血留结腹痛等验案，其理法方药均可体现。

叶天士《临证指南医案》对腹痛记载了发疹腹痛。该书对腹痛辨证强调：须知其无形为患者，如寒凝、火郁、气阻、营虚及夏秋暑湿疹秽之类；所谓有形为患者，如蓄血、食滞、癥瘕、蛔蛲内疝及平素嗜好成积之类。对其治疗方法则是强调以"通"为主，如用吴茱萸汤、四逆汤为通阳泄浊法；左金丸及金铃子散为清火泄郁法；四七汤及五磨饮为开通气分法；穿山甲、桃仁、归须、韭根及下瘀血汤为宣通营络法，芍药甘草汤加减及甘麦大枣汤为缓而和法；肉苁蓉、柏子仁、肉桂、当归之剂及复脉加减为柔而通法。至于食滞消之，蛔扰安之，癥瘕理之，内疝平之，疹秽芳香解之，均理法方药具备，形成了较为完整的理论。而《医林改错》《血证论》对瘀血腹痛的治则方剂，更有新的创见。如王清任少腹逐瘀汤即为治疗瘀血腹痛的名方。

二、范围

腹痛也是一个症状，西医学多种疾病，如急性胰腺炎、胃肠痉挛、嵌顿疝早期、肠易激综合征腹痛、消化不良腹痛，以及腹型过敏性紫癜、腹型癫痫等引起的腹痛均可参考本篇辨证论治。

三、病因、病机

腹痛病因很多，外感风、寒、暑、湿，或内伤饮食，或手术外伤等均可导致腹痛，总体均可归纳为气机阻滞，或脏腑失养两端。

(一)感受寒邪，阻逆为痛

外受寒邪风冷，侵袭于中，或寒冷积滞阻结胃肠，或恣食生冷太过；中阳受戕，均可导致气机升降失常，阴寒内盛作痛。《素问·举痛论篇》指出："寒气客于脉外则脉寒，脉寒则缩蜷，缩蜷则脉绌急，绌急则外引小络，故卒然而痛。"又说："寒气客于肠胃，厥逆上出，故痛而呕也；寒气客于小肠，小肠不得成聚，故后泄腹痛矣。"均说明感受外寒与腹痛有密切的关系。

(二)素体阳虚，寒从内生

多有脾阳不运，脏腑虚而有寒；或因中阳虚馁，寒湿停滞；或因气血不足，脏腑失其温养而致腹痛。亦有房室之后为寒邪所中而导致阴寒腹痛者。

(三)饮食不节,邪滞内结

恣饮暴食,肥甘厚味停滞不化,误食腐馊不洁之物,脾胃损伤,为导致腹痛之因;里热内结,积滞胃肠,壅遏不通;或恣食辛辣,湿热食滞交阻,使气机失其疏利,传道之令不行而痛。此外暑热内侵,湿热浸淫使肠胃功能逆乱,亦可导致腹痛。

(四)情志失调,气滞不痛

情志怫郁,恼怒伤肝,肝失疏泄,气失条达,肝郁气滞,横逆攻脾,肝脾不和,气机失畅,可引起气滞腹痛。正如《类证治裁·腹痛》云:"七情气郁,攻冲作痛。"《证治汇补·腹痛》谓:"暴触怒气,则两胁先痛而后入腹。"可见,情志失调、气机郁滞是产生腹痛的重要因素之一。

(五)跌仆创伤,瘀阻为痛

跌仆创伤,或腹部手术以致脏腑经络受损,气血瘀滞不通。如《丹溪心法·腹痛》说:"如颠仆损伤而腹痛者,乃是瘀血。"血络受损,络脉不通,则腹部疼痛如针刺,痛处固定不移,痛而拒按。

总之,腹痛最主要的病机特点是"不通则痛",或因邪滞而不通,或由正虚运行迟缓而不通。病机性质有虚有实。外邪侵袭、饮食不节、情志失调、跌仆创伤等因素导致腹内脏腑气机郁滞、血行受阻,或腹部经脉为病邪所滞,络脉痹阻,不通而痛,此属实痛。而素体阳虚,气血不足,脏腑失养所产生的腹痛,此属虚痛。与腹痛的相关病理因素有寒凝、湿热、瘀血、积食等。

腹痛之虚、实、寒、热、气、血之间常相互转化兼夹为病。如寒痛日久,郁而化热,可致郁热内结;气滞作痛,迁延不愈,由气入血,可致血瘀腹痛;实证腹痛,经久不愈,耗伤气血,可由实转虚,或虚实夹杂;虚痛感邪或夹食滞则成虚实夹杂,本虚标实之证。

四、诊断与病证鉴别

(一)诊断

1.发病特点

本病发作多以外感、劳作、饮食不节或情志郁怒等为诱因。

2.临床表现

腹痛以脘以下、耻骨毛际以上部位疼痛为主要表现。急性发作时常伴有呕吐、腹泻、便秘、发热等症状。腹痛由癫病引起者，发作过程或中止后可出现意识障碍，嗜睡，腹部、肢体肌肉跳动或抽动，流涎，偏头痛和吞咽咀嚼动作表现。

(二)鉴别诊断

1.胃脘痛

胃居上脘，其疼痛部位在胃脘近心窝处。而腹痛在胃脘以下，耻骨毛际以上的部位。胃脘痛多伴嗳气、吐酸、嘈杂或得食痛减，或食后痛增等特征。而腹痛常少有这些症状，但胃痛与腹痛因部位相近，关系密切，故临证时需谨慎鉴别。

2.胁痛

胁痛的疼痛部位在一侧或双侧季肋下，很少有痛及脐腹及小腹者，故不难与腹痛鉴别。

3.淋证

淋证之腹痛，多属于小腹，并伴有排尿窘迫，茎中涩痛等症。

4.痢疾、霍乱、癥积

痢疾之腹痛与里急后重、下痢赤白黏冻同见；霍乱之腹痛往往卒然发病，上吐下泻互见；癥积之腹痛与腹内包块并见，但有时也可以腹痛为首发症状，须注意观察鉴别。

5.外科、妇科腹痛

内科腹痛常先发热，后腹痛，一般疼痛不剧，痛无定处，难以定位，压痛不明显，腹部柔软。而外科腹痛，一般先腹痛，后发热，疼痛较剧，痛有定处，部位局限，压痛明显，常伴有肌紧张或反跳痛。妇科腹痛多在小腹，常与经、带、胎、产有关。

五、辨证论治

(一)辨证要点

1.注意分别腹痛的性质

(1)寒痛：寒主收引，寒气所客，则痛多拘急，腹鸣切痛，寒实可兼气逆呕吐,坚满急痛;虚寒则痛势绵绵。

(2)热痛:多痛在脐腹,痛处亦热,或伴有便秘、喜饮冷等症。

(3)瘀血痛:多痛而不移其处,刺痛,拒按,经常在夜间加剧,一般伴有面色晦暗,口唇色紫。

(4)气滞痛:疼痛时轻时重,部位不固定,攻冲作痛,伴有胸胁不舒,嗳气,腹胀,排气之后暂得减轻。

(5)伤食痛:多因饮食过多,或食积不化,肠胃作痛,嗳腐,痛甚欲便,得便则减。

(6)虚痛:一般久痛属虚,虚痛多痛势绵绵不休,可按或喜按。

(7)实痛:暴痛多属实。实痛多有腹胀,呕逆,拒按等表现。

2.注意分别腹痛的部位

(1)少腹痛:腹痛偏在少腹,或左或右,或两侧均痛,多属于肝经症状。少腹痛偏于右侧,按之更剧,常欲蜷足而卧,发热,恶心,大便欲解不利,为"肠痈"。少腹近脐左右痛,按之有长形结块(按之大者如臂,如黄瓜,小者如指),劲如弓弦,往往牵及胁下,名为"痃癖"。

(2)脐腹痛:肠内绞痛,欲吐不吐,欲泻不泻,烦躁闷乱,严重者面色青惨,四肢逆冷,头汗出,脉沉浮,名为"干霍乱"。时痛时止,痛时剧烈难忍,或吐青黄绿水,或吐出蛔虫,痛止又饮食如常,为"虫积痛",多见于小儿。腹中拘挛,绕脐疼痛,冷汗出,怯寒肢冷,脉沉紧者,名为"寒疝"。

(3)小腹痛:小腹痛偏在脐下,痛时拘急结聚硬满,小便自利,甚至发狂,为下焦蓄血。

(二)治疗原则

治疗腹痛,多以"通"字为法。但"通"者,绝非单指攻下通利。正如《医学真传》说:"夫通则不痛,理也。但通之之法,各有不同,调气以和血,调血以和气,通也;下逆者使之上行,中结者使之旁达,亦通也;虚者助之使之通,寒者温之使之通,无非通之之法也。若必以下泄为通则妄矣。"明代龚廷贤提出"寒者温之,热者清之,虚者补之,实者泻之"的治疗原则。由此可见,具体施治时,应视其证候的虚实寒热,在气在血,予以不同的治法。

1.注意补通关系

腹痛初起,邪实为主,元气未虚,当首推泻法,或祛邪,或导滞,或驱虫,通则不痛,所谓"痛随利减"。若妄投补气之法,必使邪留、食滞、虫积,气机不畅,腹痛益增。然久病体虚之人,可以温中补虚,缓急止痛之法,冀其中阳恢复,腹痛逐渐向愈。虚实夹杂者,审其虚实程度,或通利为主,或补虚为主,或攻补兼施,不可一味使用补气法。

2.寒热实证各有侧重

寒实腹痛,因阴寒凝滞所致,有大便秘结者,虽可加大黄等荡除积滞,通里攻下,以救其急,切勿过度,以免日久伤正。实热腹痛,在泄热通腑基础上,可选用理气和中之品,如木香、白蔻仁、陈皮、姜半夏之属,有助通滞。

3.暴痛重气、久痛在血

腹痛暴作,胀痛拒按,部位不定,乃气机阻滞所致。宜通利气机,通阳泄浊。腹痛缠绵不愈,痛如针刺,部位固定,或腹痛日久,邪滞经络,由气入血,血行不畅,气滞血瘀,正如叶天士所谓"久痛入络"。宜采用辛润活血通络之法,亦可加入理气之品,气血同治,冀气行则血行。

(三)分证论治

1.实寒腹痛

(1)症状:腹痛较剧烈,大便不通,胁下偏痛,手足厥逆。苔白,脉弦紧。

(2)证候分析:寒实内结,升降之机痞塞,阳气不通,故腹胀或胁下痛;手足厥逆,为阳气不能布达之象;大肠为传导之官,寒邪积滞阻结于内,传化失司,故大便秘结;舌白为寒;脉弦主痛,紧主寒。

(3)治法:温里散寒,通便止痛。

(4)代表方药:大黄附子汤加味。本方主在温散寒凝而开闭结,通下大便以除积滞,故用附子辛热以温里散寒治疗心腹痛。大黄荡除积结,细辛辛温宣通,散寒止痛,协助附子以增加散寒作用,共成温散寒凝,苦辛通降之剂。寒实积腹痛,在非温不能避其寒,非下不能去其实时,使用本方,最为恰当。

(5)加减:腹胀满,可加厚朴、木香以加强行气导滞作用;体虚而有积滞者,可用制大黄,以缓其峻下之力;如体虚较甚,可加党参、当归益气养血。恶寒腹痛,绵绵不已,手足厥冷者,亦可选五积散温通经脉。卒然心腹胀痛,痛如锥刺,口噤暴厥者,可用三物备急丸。

2.虚寒腹痛

(1)症状:腹中时痛或绵绵不休,喜得温按,按之则痛减,伴见面色无华,神疲,畏寒,气短等症。舌淡苔白,脉细无力。

(2)证候分析:中阳虚寒,络脉不和,故腹中时痛或绵绵不休,寒得温散则痛减,虚痛得按则松;中虚不运化源不足,则面色无华,伴见气短神疲;中阳不足,卫外之阳亦虚,故形寒畏冷。舌淡苔白,脉来无力,均为虚寒之证。

(3)治法:温中补虚,缓急止痛。

(4)代表方药:小建中汤加减。本方以桂枝温阳,芍药益阳,饴糖补脾缓急,生姜辛温散寒,炙甘草、大枣甘温补中。其中芍药倍炙草为芍药甘草汤,有缓急止痛之效。

(5)加减:若失血虚羸不足,腹中疼痛不止,或少腹拘急,痛引腰背,不能饮食,属营血内虚,可于本方加当归,名当归建中汤;若兼气虚,自汗,短气困倦者,本方加黄芪,名为黄芪建中汤。

若阴寒内盛,脘腹剧痛,呕不能食,上冲皮起,按之似有头足,上下攻痛,不可触近,或腹中漉漉有声,用大建中汤温阳逐寒,降逆止痛。

肠鸣腹痛,喜按喜湿,大便溏泻或反秘结,小便清长,手足不温,脉沉细或迟缓,舌淡苔白滑,属太阴寒痛,用理中汤。若厥阴寒痛,肢厥,脉细欲绝,用当归四逆汤。若大肠虚寒,冷积便秘腹痛,用温脾汤,温补寓以通下导滞。男女同房之后,中寒而痛,属于阴寒,用葱姜捣烂炒热,熨其脐腹,以解其阴寒凝滞之气,并用理阴煎或理中汤服之。

3.实热腹痛

(1)症状:腹部痞满胀痛,拒按,潮热,大便不通,并见于口干渴引饮,手足汗出,矢气频转,或下利清水,色纯青,腹部作痛,按之硬满,所下臭秽。苔焦黄起刺或焦黑干燥,脉沉实有力。

(2)证候分析:热结于内,腑气不痛,不通则痛,故腹痛拒按,大便不通,矢气频转;实热积滞壅结,灼伤津液,故口渴引饮,潮热,手足汗出;肠中实热积滞较甚,"热结旁流",故下利清水。苔黄,脉沉实有力,均可实热之象。

(3)治法:清热通肺。

(4)代表方药:大承气汤加减。方中大黄苦寒泄热通便,荡涤肠胃;辅以芒硝咸寒泄热,软坚润燥;积滞内阻,每致气滞不行,故以厚朴,行气散结,消痞除满,使积滞迅速得以外泄,其痛自已。

(5)加减:若属火郁腹痛,时作时止,按之有热感,用清中汤,或二陈汤、金铃子散加栀子、黄连、芍药、郁金;合并与紫癜者,可再加丹皮、失笑散等。伤暑腹痛宜香薷散加生姜、木瓜。

4.气滞腹痛

(1)症状:腹痛兼胀闷不舒,攻窜不定,痛引少腹,嗳气则舒,情绪急躁加剧。苔薄白,脉弦。

(2)证候分析:气机郁滞,升降失司,故腹痛且胀;病在气分,忽聚忽散,故攻窜不定,痛引少腹;嗳气后气机暂得疏通,故痛势稍减;若遇郁怒,肝气横逆,气聚为患,故痛势增重;脉弦为肝气不疏之象。

(3)治则:疏肝解郁,理气止痛。

(4)代表方药:四逆散加减。本方具疏肝行气解郁,调和肝脾之功。柴胡苦平,条达肝木而疏少阳之郁;芍药微苦寒,平肝止痛;枳实苦辛破积行滞;甘草性平,缓急而和诸药,共成疏肝理气,和中缓急之剂。本方加川芎、香附、枳实易枳壳,名柴胡疏肝散,兼有活血作用。

(5)加减:若腹痛拘急可加芍药甘草汤缓急止痛;若少腹绞痛,腹部胀满,肠鸣漉漉,排气则舒,或阴囊疝痛,苔白,脉弦,用天台乌药散加减,或选五磨饮子、立效散等。若寒气滞痛而腹满者,用排气饮加砂仁去泽泻。

5.瘀血腹痛

(1)症状:少腹痛积块疼痛,或有积块不疼痛,或疼痛无积块,痛处不移。舌质青紫,脉涩。

(2)证候分析:瘀血阻滞,阻碍气机,不通则痛,故无论积块之有无,而腹痛可见;瘀血入络,痹阻不移,故痛有定处。舌紫,脉涩,皆为瘀血之象。

(3)治则:活血化瘀。

(4)代表方药:少腹逐瘀汤加减。方中当归、川芎、赤芍养血和营,小茴香、肉桂、干姜温通下焦而止痛;生蒲黄、五灵脂、没药、延胡索活血化瘀,和络定痛。亦可选用活血汤和营通络止通。

(5)加减:若瘀血积于腹部,连及胁间刺痛,用小柴胡汤加香附、姜黄、桃仁、大黄;若血蓄下焦,则季肋、少腹胀满刺痛,大便色黑,用手拈散加制大黄、桃仁,或用桃仁承气汤加苏木、红花。若合并癥瘕者也可参照本型论治。

6.食积腹痛

(1)症状:脘腹胀满疼痛,拒按,嗳腐吞酸,厌食呕恶,痛甚欲便,得大便痛减,或大便不通。舌苔厚腻,脉滑有力。

(2)证候分析:饮食不节或暴饮暴食,以至食积不化,肠胃壅滞,故腹痛,胀满拒按;胃失和降,浊气上逆,故厌食呕恶,嗳腐吞酸;食滞中阻欲得外泄,故得便痛减;传化失司,腑气不行,故大便不通。苔腻脉滑,均为食积内停之象。

(3)治则:消食导滞。

(4)代表方药:枳术汤加木香、砂仁送服保和丸。本方重用枳实行气消痞,辅以白术健脾,加木香、砂仁醒胃宽中,送服保和丸以助消食导滞之功。

(5)加减:若胸腹痞满,下痢,泄泻腹痛后重,或大便秘结,小便短赤,舌红,苔黄腻,脉沉实等,可用枳实导滞丸。

(四)其他治法

1.针刺

(1)腹痛取内关、支沟、照海、巨阙、足三里。

(2)脐腹痛取阴陵泉、太冲、足三里、支沟、中脘、关元、天枢、公孙、三阴交、阴谷。

（3）腹中切痛取公孙；积痛取气海、中脘、隐白。

2.灸法

脐中痛、大便溏，灸神阙。

七、转归及预后

腹痛一证，病情复杂，如治不及时常可产生多种变证。如因暴饮暴食，进食大量肥甘厚味，或酗酒过度，致使湿热壅滞，宿食停滞，腑气不通，若治不及时，湿热蕴而化毒，气滞血瘀，腹痛益增，痛处固定拒按，腹肌紧张如板，痛引后背；因湿毒中阻，胃气上逆而呕吐频作；因湿热熏蒸而见黄疸、发热，可转为重症胆瘅、胰瘅，病情危急，预后难料。若腹痛日久，气机阻滞，血行不畅，气滞血瘀，邪滞经络，经久不散，可逐步形成积聚，预后欠佳。若虚寒腹痛，日久耗伤气血，脾胃中阳衰微，又可转为虚劳。

腹痛的预后尚取决于患者的体质、病程、病变的性质等因素。若感受时邪、饮食不节、情志抑郁，正气强盛，邪实不甚，治疗及时，则腹痛迅速缓解，预后较佳。若反复恼怒，肝郁气滞日久，或跌仆损伤、腹部手术后，血络受损，气滞血瘀，则腹痛时作时止，迁延难愈。

八、预防调护

腹痛的发病，与感受寒邪、暴饮暴食、肝郁气滞关系最为密切。尤其是阳虚阴盛之体，在寒冷季节，更要加强腹部保暖，并避免生冷饮食，养成良好卫生习惯，不食不洁瓜果蔬菜，以防虫卵入侵。饮食须有节制，切忌暴饮暴食、过食辛辣厚味、酗酒过度。饭后不要剧烈运动。加强精神调摄，平时要保持心情舒畅，避免忧思过度、暴怒惊恐。

急性腹痛剧烈者，应卧床休息，视病情或禁食，或少量进半流质、流质饮食，一般以少油腻、高能量饮食为主；慢性腹痛者，应根据疾病性质，采用综合治疗，适当运动，避免过于劳作。对剧烈腹痛，或疼痛不止者，应卧床休息，并加强护理与临床观察。对伴见面色苍白、冷汗淋漓、肢冷、脉微者，尤应注意，谨防变端。

第二节 吐 血

一、概念

吐血是血从胃中经口吐出或呕出,血色多黯红,多夹有食物残渣,并常伴脘胁胀闷疼痛的病证。本病主要涵盖了西医学中的导致上消化道出血的疾病,其中以胃十二指肠溃疡出血及肝硬化所致的食管、胃底静脉曲张破裂最多见,其次亦见于食管炎、急性胃炎、慢性胃炎、胃黏膜脱垂症等疾病。因某些全身性疾病如血液病、尿毒症、应激性溃疡等引起的吐血等,也可以参考本节辨证论治。

二、源流

《黄帝内经》对本病早有记载,指出其病因为阳气厥逆,或大怒气逆血液妄行所致。如《素问·厥论》说:"太阳厥逆,僵仆呕血",“阳明厥逆,咳喘身热,善惊衄,呕血”。《素问·举痛论》云:“怒则气逆,甚则呕血。”《黄帝内经》所载均以“呕血”而名。吐血之名首见于汉代《金匮要略》。张仲景在《金匮要略·惊悸吐衄下血胸满瘀血病脉证治》中指出吐血有虚寒及热盛的不同,虽无症状描述,但已提出具体治疗方剂。如“吐血不止者,柏叶汤主之”,“心气不足(按:当从《备急千金要方》改作‘心气不定’),吐血、衄血,泻心汤主之”。柏叶汤与泻心汤,一寒一温,成为后世治疗吐血的两个常用方剂。

隋代巢元方在《诸病源候论·吐血候》中,首先指出吐血是“因伤损胃口”,提出吐血的病位在胃,其病因为“皆大虚损及饮酒劳伤所致”。同时,认为吐血往往可以由于他脏的影响,导致胃络受伤而引起。他说:“上焦有邪则伤诸脏,脏伤血下入于胃,胃得血则闷满气逆,气逆故吐血也。”

唐代孙思邈《备急千金要方·吐血》载有治吐血的方剂 25 首,其中包括著名的犀角地黄汤及生地黄汁、大黄末等方药,为现今治疗吐血所广泛应用。宋代朱肱在《活人书》中提出吐血亦可以因热毒入深,结于五脏,脉络壅滞,瘀血内结而致,其治疗采用抵当丸、桃仁承气汤等化瘀止血的具体方剂。严用和《济生方·吐衄》认为:"血之妄行也,未有不因热所发,盖血得热则淖溢,血气俱热,血随气上,乃吐衄也。"

可见,唐宋以前的医家,对吐血的证候分类及病因、病机,大多从寒与热两方面去认识,因而在治疗上亦比较局限,但其所提治疗方药,却一直为后世所沿用,具有较大的临床价值。

金代刘完素指出热甚在吐血发病中的重要作用,"心火热极,则血有余,热气上,甚则为血溢"(《河间六书·上溢》)。由于血因热迫,妄行于上而致吐血。朱震亨创"阳常有余,阴常不足"的理论,提出吐血由于"阳盛阴虚,故血不得下行,因火炎上之势而上出",以"补阴抑火,使复其位"(《丹溪心法·吐衄》)作为治疗原则,有一定的实用价值。

明代李梴认识到脾胃与气血关系的重要性,认为"脾胃能统气血",故治"血病每以胃药收功,胃气一复,其血自止"(《医学入门·血》)。同时根据血随气行,气行则行,气止则止,气温则滑,气寒则凝的特性,提出"凉血必先清气,知血出某经,即用某经清气之药,气凉则血自归经。若有瘀血凝滞,又当先去瘀而后调气,则其血立止"的治疗原则。《景岳全书·血证》认为:"血本阴精,不宜动也,而动则为病","血动之由,惟火惟气耳"。并进一步阐明其病机说:"盖动者多由于火,火盛则逼血妄行;损者多由于气,气伤则血无以存。"在治疗上,张景岳指出,因阳盛阴虚血随气上者,则"惟补阴抑阳,则火清气降而血自静矣",而火有虚实,故或宜兼补,或宜兼清;而由元阴受损,营气失守而吐血者,则"但宜纯甘至静之品,以完固损伤,则营气自将宁谧,不待治血而自安矣"。明代缪希雍《先醒斋医学广笔记·吐血》明确提出治吐血有三要诀:"宜行血不宜止血",行血乃使血循经,不致瘀蓄;"宜补肝不宜伐肝";伐肝则损肝之体,使肝愈虚而血不藏;"宜降气不宜降火",气有余便是火,故降气即所以降火。这三项治疗原则,受到了后世医家的普遍重视。

清代唐容川在《血证论·吐血》中指出吐血责之于胃,认为"血之归宿,在于血海,冲为血海,其脉丽于阳明,未有冲气不逆上,而血逆上者也","……阳明之气,下行为顺,今乃逆吐,失其下行之令,急调其胃,使气顺吐止,则血不致奔脱矣"。在治法上,他认为"惟第用止血,庶血复还其道,不致奔脱尔,故以止血为第一法",血止之后,其离经而未吐出者,是为瘀血,故以消瘀为第二法。止吐消瘀之后,又恐血再潮动,则须用药安之,故以宁血为第三法。去血既多,气血无有不虚者,故又以补血为收功之法。"止血""消瘀""宁血""补血","四者乃通治血证之大纲",对临床上治疗吐血具有十分重要的指导意义。

总之,吐血的基本理论源出于《黄帝内经》,通过后世的逐步补充,尤其在金元以后,各家不断通过临床实践加以发展而渐趋完善,并且在证候分类、治疗用药等各方面已基本形成比较完整的理论体系。

三、病因、病机

吐血主要属胃的病变。胃为水谷之海,乃多气多血之腑,若因饮食不节,劳倦内伤,或其他脏腑影响,均可使胃络损伤引起吐血。

(一)病因

1.饮食不节,热伤胃络

平素饮食不节,嗜食辛辣炙煿之品,致燥热蕴结于胃;或嗜食肥甘,饮酒过度,致湿热郁结于胃,燥热、湿热均可化火,灼伤胃络,血随胃气上逆而成吐血之症。若因暴饮暴食,使脾胃升降失司,运化失健,食滞内结,化火损伤阳络,亦可致吐血。

2.情志内伤,肝火犯胃

郁怒伤肝,或情志抑郁,肝气郁结,郁而化火,肝火犯胃,损伤胃络,迫血上行,或素有胃热,复因肝火扰动,气逆血奔而上逆以致吐血。

3.劳倦内伤,脾胃虚弱

劳倦过度,损伤脾胃,或久病脾虚,脾气虚弱,统血无权,血液外溢上逆而为吐血;或脾胃素虚,复因饮冷,致寒郁中宫,脾胃虚寒,不能摄血,血溢脉外而致吐血。

4.肝胃久病,胃络瘀阻

胃痛或肝病日久不愈致气滞血瘀,或久病入络,脉络瘀阻,血脉血络阻滞,血行不畅可致血不循经,外溢上逆而为吐血。

5.热病久病,阴虚火旺

热病之后或久病阴津耗伤,或气火内郁日久阴津耗伤,阴血不足,虚火内生,阴虚火旺,灼伤胃络,血溢上逆而为吐血。

总之,引起吐血之因,总由胃热,脾虚,火热灼伤胃络,或气虚血失统摄而妄溢于外。

(二)病机

1.发病

火热灼伤胃络所致之吐血,一般发病较急骤。而由久病入络,气滞血瘀或脾气虚弱,血不循经引起者则发病多较缓慢。

2.病位

主要在胃,与肝、脾关系密切。

3.病性

有实有虚。实者以火热、瘀阻为多,虚者以气虚、阴虚常见。

4.病势

吐血日久,无论何种证型均可致气血亏耗,甚而出现气随血脱之证。

5.病机转化

吐血以火热、脾虚、瘀阻为主要病机,新病吐血,一般以火热实证为多见。日久可耗阴伤气,而转化为阴虚火旺或气阴两虚的吐血,若出血量多,血失气伤,可致气亏血耗,甚则气随血脱之证。因火热、脾虚所致之吐血,血溢脉外,离经之血可停而为瘀,或久病入络,均可导致瘀阻胃络,从而出现虚实相因,虚实夹杂,吐血缠绵难愈的情况。

四、诊断与病证鉴别

(一)诊断依据

(1)发病较缓,吐血前多有恶心、胃脘不适、头晕等先兆症状。

血从胃或食管而来,随呕吐而出,常夹有食物残渣等胃内容物,血多呈紫红、紫黯色,也可以呈鲜红色,大便常色黑如漆或呈黯红色。

(2)有胃痛、胁痛、黄疸、癥积等宿疾。

(3)脘腹有压痛,肠鸣音活跃。出血量多者心率增快,血压下降,面色苍白。

(二)辅助检查

实验室检查呕吐物、大便潜血试验、上消化道钡餐造影、纤维胃镜和B超检查等有助于明确诊断。

(三)病证鉴别

1.吐血与咯血

咯血的病位在肺与气道,而吐血的病位在胃与食管。咯血之血色鲜红,常伴泡沫痰液;吐血之血色紫黯,常混有食物残渣。咯血之前多伴有喉痒、胸闷之兆,血常随咳嗽而出;而吐血常伴胃脘不适、恶心等症状,血随呕吐而出。咯血的患者常有咳嗽、肺痨、喘证或心悸等旧疾;而呕血则往往有胃痛、胁痛、黄疸、臌胀等既往史。

2.吐血与鼻腔、口腔及咽喉出血

吐血经呕吐而出,血色紫黯,夹有食物残渣,常有胃病史。鼻腔、口腔及咽喉出血,血色鲜红,不夹食物残渣,在五官科做有关检查即可明确具体部位。

五、辨证论治

血得热则妄行,故吐血一证,初起大多由热迫血上行,虽有胃热和肝火之别,但两者均属实证。吐血量多或日久不愈者,每易由实证转为虚证,而出现中气虚弱、气虚血亏,以致脾肾两虚等虚损证候。亦有出血量多,正气已虚而热邪未清,或脉络瘀滞等虚实夹杂的证候。临床辨证时,应当详查证情,分清虚实,结合病情标本缓急。然后确立治则,进行治疗。

(一)辨证思路

1.辨火无火

《景岳全书·吐血证治》说:"凡治血证,须知其要,而血动之由,

惟火惟气耳。"火盛破血妄行或火热灼伤胃络而致的吐血,一般多见心烦、面红、血色较红、脉数等症。有火者大多属实,或虚中夹实。无火者即气虚,多有中气虚弱或气血亏虚的症状。实证者一般多为初起,久病则多虚证。而有火者,当辨实火虚火,实火如热伤营血,胃火内炽,湿热伤胃,肝火犯胃等证;虚火引起的吐血,主要为阴虚火旺。

2.辨虚实

《血证论·吐血》说:"吐血之证,属实证者,十居六七。"辨别吐血的虚实,主要是根据病程、临床证候及血色。新病吐血,大多属实;久病多虚。实者症见胃脘部疼痛,胀满不舒,出血量多,血色较红或紫黯,夹有血块,苔黄脉数;虚者症见脘痛绵绵或不痛,吐血色淡或紫黯不鲜,舌淡脉虚等。

(二)治疗原则

吐血一证,病情较急,尤其是出血多者,往往危及生命。所以根据证候的不同,审证求因,辨证施治,具有十分重要的意义,正如唐容川《血证论·吐血》强调"存得一分血,便保得一分命"。针对其主要病机,吐血的治疗以清火降逆、凉血止血、活血化瘀、益气摄血为主要治则。吐血初起,以热盛所致者为多,故当清火降逆,但应注意治胃治肝之别。吐血量多时,容易导致气随血脱,当急用益气固脱之法。气虚不摄者,则当大剂健脾益气,以复统摄之权。吐血之后及日久不止者,则需补养心脾,益气生血。

(三)分证论治

1.胃热壅盛

(1)症状:脘腹胀满,甚则作痛,吐血色红或紫黯,或夹食物残渣,口臭便秘,舌红,苔黄腻,脉滑数。

(2)证候分析:嗜食辛辣或炙煿之品,燥热蕴积于胃,热伤胃络,迫血上溢,而致吐血色红,若有瘀结则色紫黯;热结于胃,胃失和降,饮食不化,故脘腹胀闷,甚则作痛;胃热熏蒸则口臭,便秘;苔黄腻,脉滑数亦为胃热之证。

(3)治法:清胃泻火,化瘀止血。

（4）代表方药：泻心汤合十灰散加减。泻心汤清胃泻火。《血证论·吐血》说："方名泻心，实则泻胃。"十灰散凉血止血，兼能化瘀。方中黄连、黄芩清热泻火；大黄泄热通腑，降火消瘀；大小蓟、侧柏叶、茜草根、白茅根清热凉血止血；牡丹皮、栀子清热凉血。诸药效专力宏，清降之中使胃火去而血络和，吐衄得止。

（5）加减：如恶心呕吐，加代赭石、竹茹、旋覆花；胃痛者，加三七末、白及末；反酸者，加乌贼骨；热伤胃阴者，加石斛、天花粉；积滞者症见嗳腐吞酸夹不消化食物，加山楂、神曲、莱菔子消食导滞，降气消痰；饮酒过多，积热动血者，可加葛黄丸以泻火止血。

2.肝火犯胃

（1）症状：吐血色红或带紫，口苦胁痛，寐少梦多，烦躁易怒，舌质红绛，脉象弦数。

（2）证候分析：暴怒伤肝，肝火横逆犯胃，损伤阳络，则吐血色红或带紫；肝胆之火上逆，则口苦胁痛；肝火扰乱心神，则出现心烦易怒，多梦少寐；舌质红绛，脉弦数，为肝火上逆耗伤胃阴之象。

（3）治法：泻肝清胃，凉血止血。

（4）代表方药：龙胆泻肝汤加减。方中龙胆草泻肝经之实火，黄芩、山栀苦寒泻火止血，柴胡、甘草疏肝调中，木通、泽泻、车前草清利湿热，当归、生地黄滋阴养血，还可加白茅根、藕节、墨旱莲、茜草凉血止血。

（5）加减：如吐血不止，兼见胸脘满闷，口渴不欲饮者为有瘀血，可合花蕊石散或加三七末调服以化瘀止血；吐酸者，合左金丸；嗳气频作者，加沉香；胁痛者，加郁金。

3.瘀阻胃络

（1）症状：胃脘疼痛，痛有定处而拒按，痛如针刺或刀割，吐血紫黯，舌质紫，脉涩。

（2）证候分析：气滞日久或久病伤络，而致瘀血凝滞，瘀阻胃络故胃脘疼痛，痛有定处而拒按；瘀阻之处，脉络受伤，胃气失和，升降失司，血随胃气上逆则吐血紫黯；舌质紫，脉涩为血行不畅之证。

（3）治法：活血化瘀，理气止痛。

（4）代表方药：血府逐瘀汤加减。本方由四逆散与桃红四物汤加味而成，桃红四物汤活血祛瘀，四逆散疏肝解郁，配以桔梗开胸膈之气，牛膝引血下行，一升一降，使气机升降调和。可加茜草、小蓟或参三七以增强止血散瘀的功效。

（5）加减：胃脘刺痛者，加延胡索、乳香、没药；兼寒者，加艾叶炭、炮姜炭；兼热者，加大黄、虎杖；兼气虚者，加党参、黄芪；兼血虚者，加当归、鸡血藤。

4.脾虚不摄

（1）症状：吐血缠绵不止，时轻时重，血色淡，或伴胃痛隐隐喜温喜按，神疲乏力，心悸气短，面色苍白，舌质淡，脉细弱。

（2）证候分析：劳倦过度或饮食不节，饥饱失调，损伤脾胃，脾气虚弱，统摄无权，血无所主而妄行于外，故吐血缠绵不止，血色黯淡；中气虚弱，气血运行不畅，则胃脘隐痛，喜温喜按；气随血去，气血亏虚，心失所养则心悸气短；气虚血亏不能上荣于面，则面色苍白；舌质淡，脉细弱为气血双亏之象。

（3）治法：健脾益气，摄血止血。

（4）代表方药：归脾汤加味。方中参、苓、术、草健脾益气，黄芪、当归益气生血，龙眼肉、酸枣仁、远志补血养心，木香理气醒脾。加炮姜温阳止血，阿胶养血止血。

（5）加减：偏于脾阳虚者，加炮姜、炮附子、灶心黄土，或用黄土汤加减；兼有肝郁者，加佛手、郁金、柴胡等。

5.阴虚火旺

（1）症状：胃痛隐隐，吐血量多、色红，面色潮红，盗汗，口渴引饮，烦躁不安，头晕心悸，耳鸣，少寐，大便黑或干黑，舌红少苔，脉细数。

（2）证候分析：热病之后或因气郁化火，津液耗伤，以致胃失濡养，故胃痛隐隐；阴虚火旺，灼伤胃络则吐血色红；津少上承则口渴引饮；虚火扰动则潮热盗汗、耳鸣、少寐、烦躁不安；肠道失润则大便干燥；舌质红，脉细数为阴虚火旺之象。

（3）治法：滋阴清热，凉血止血。

(4)代表方药:玉女煎加味。方中石膏、知母清胃热;地黄滋肾阴;麦冬清热养阴;牛膝导热下行,助降上炎之火而止上溢之血。酌加丹皮、侧柏叶、茅根、墨旱莲、藕节、紫珠草以凉血止血。

(5)加减:兼气虚者加党参,或合生脉散;阴虚甚者,加龟甲、玄参;潮热者,选加地骨皮、青蒿、鳖甲、白薇;盗汗者,加五味子、牡蛎、浮小麦等;烦躁难眠者,加酸枣仁、知母。

上述5种证候的吐血,若吐血量多,出现面色青白,心慌气短,汗出肢冷,舌质淡,脉细数无力等症,为气随血脱之重危证候。当急用独参汤益气固脱,或参附汤益气回阳固脱,并可加三七粉、云南白药、阿胶等止血。

(四)其他疗法

1.单方验方

(1)生地黄12 g,大黄粉3 g,水煎服。滋阴止血,可用于各种证候的轻症吐血。

(2)藕节、大蓟各15 g,水煎服。凉血止血,可用于各种证候的轻症吐血。

(3)白及、侧柏叶(或乌贼骨)各30 g共研细末,每天2次,每次3~6 g,用温开水调服。收敛止血,可用于各种证候的轻症吐血。

(4)白及粉,每次3~6 g,每天2~4次。收敛止血,可用于各种证候的轻症吐血。

(5)生地、地榆、白及各15 g,水煎服。收敛止血,可用于各种证候的轻症吐血。

(6)花蕊石,火煅、醋浸、研细粉,每次3~5 g,每天3次。收敛止血化瘀,可用于各种证候的轻症吐血。

(7)麦冬、大蓟、生地黄各12 g,水煎服。滋阴凉血止血,适用于阴虚胃热之吐血。

(8)艾叶、炮姜炭、阿胶各9 g,侧柏叶12 g,水煎服。温中止血,适用于脾胃虚寒之吐血。

(9)三七25 g,乌贼骨50 g,嫩松叶50 g,仙鹤草50 g,先煎三七3~4沸后,纳其他三味文火同煎,温服,日2~3次。收敛固涩止血,适用于各种急性出血证。

2.常用中成药

(1)云南白药。①功用主治:化瘀止血,活血止痛。适用于瘀阻胃络所致的吐血及黑便。②用法用量:每次 0.25～0.5 g,每天 4 次。

(2)紫地宁血散。①功用主治:清热凉血,收敛止血。适用于胃中积热所致吐血、便血。②用法用量:每次 8 g,每天 3～4 次。

(3)胃血宁口服液。①功用主治:收敛止血。适用于各种原因导致的轻症吐血、便血。②用法用量:每次 20 mL,每天 2 次。

(4)溃平宁颗粒。①功用主治:止血止痛,收敛生肌。适用于郁热所致的胃痛、吐血及黑便。②用法用量:每次 4 g,每天 3～4 次。

(5)止血宝颗粒。①功用主治:凉血止血,祛瘀消肿。适用于郁热所致的咯血、吐血。②用法用量:每次 1 袋,每天 2～3 次。

3.针灸疗法

(1)体针:以取足阳明、足太阴经穴为主。

1)代表方药:足三里、公孙、膈俞、内关。

2)配穴:胃热者,加内庭;肝火者,加行间;久病体虚者,加关元、气海、隐白。

3)操作:足三里、公孙用补法;膈俞、内关用泻法。配穴按虚补实泻法操作。隐白可用灸法。

(2)耳针或耳穴贴压法:取耳穴心、肺、肾、神门、肝、脾、肾上腺及出血相应部位(如胃出血用胃区)。

(3)穴位注射:取血海、足三里穴,用卡巴克络(安络血)或血凝酶(立止血)做穴位注射。

4.外治疗法

(1)贴敷疗法:生栀子 15 g,生大黄 15 g,陈米醋适量。生药研极细末,醋调成膏状,敷脐。每天 1 次,待脐发痒,吐血止时可去掉,2 天为 1 个疗程。适用于胃热炽盛之吐血。

生地黄 15 g,咸附子 15 g。将药烘干,共研细末,过筛,用醋或盐水调成膏,敷双足涌泉穴。每天 1 次,3 天为 1 个疗程。适用于肝火犯胃之吐血。

（2）推拿按摩疗法：因热迫血行出血者，让患者取坐位，医者以双手拇指点按郄门，以清营凉血；施用提拿足三阴法，点按血海、内庭、上巨虚，以清阳明胃热，通腑下气，泻肠胃火，清营凉血止血，适合于胃热壅盛者。

肝火犯胃者，可让患者坐位，医者以双手拇指点按肝俞、膈俞，以调理肝经，调和气血；施用揉拿手三阴法，点按内关、大陵，以和胃宽胸、清营凉血；复取仰卧位，点按中脘，以和胃降逆；以双手拇指点按期门，以疏泄肝气，降逆；施用提足三阴法，点按太冲、行间，以泻肝经之热，共达泻肝清热、凉血止血之效。

气虚血溢者，可让患者取坐位，医者以双手拇指点按脾俞，以健脾。再取仰卧位，施用点鸠掐里法，加点中脘、气海，以扶助元气，培补中土，健脾和胃，培元补气，共达健脾益气、摄血止血；施用提足三阴法，提拿足三阳法，点按阴陵泉、公孙，以健脾和胃，补脾统血。

六、临证参考

（一）灵活运用血证治疗法则

中药治疗对于治疗吐血病，唐荣川提出的"止血、消瘀、宁血、补虚"的四大法则，确有其指导意义。这四大法则，既分阶段性，又有其统一性。治疗出血，止血当然为第一大法。出血期的止血法则可再辨证基础上灵活选用。清热止血法，药用仙鹤草、茜草根、侧柏叶、紫珠草、生地黄、玄参等；祛瘀止血法多选用三七、炒蒲黄、五灵脂、花蕊石；温中止血法用炮干姜、伏龙肝、艾叶等。而针对脉络损伤这一出血的主要病理结果，临床上常加用收敛止血药如白及、地榆，同时适当选择炭类药、收敛止血药。在出血期，其他三法可灵活运用，但需辨证准确，药物配伍得当。特别应该指出的是静止期的治疗非常重要，因此期治疗不当容易再度出血。静止期运用宁血大法首推清热地黄汤，在此基础上，还应适当加用少量止血药物，也可根据出血后的虚证表现，适度选用益气补血药，初期可用太子参、西洋参益气养阴，何首乌、阿胶养血补血，避免在余热未清时过早运用峻补药物助火动血,这对防止再出血,平稳进入恢复期大有帮助。恢复期采用益气活血、益气补血等法以防复发。四法也可在出血时同时采用。在治血过程中不忘治气,以平肝泄胃为主,使肝气不逆,胃气顺畅。但在出血过程中选用理气药不宜过多,应避免用过于温燥的药物治疗血热妄行的出血,因温燥药易燥火动血;理气药宜选用枳壳、川楝子、延胡索、郁金为宜。

(二)出血诱因多,止血非上策

诱发出血的原因是多种多样的,诸凡影响气血运行的一切因素,都可以引起出血,而瘀血滞留,阻隔脉络,又是出血的病理实质。所以在治疗时,应当审证求因,针对引起出血的原因,使瘀血消散,气血调和,血证才能真正治愈。对于行气(活血)而止血的治疗方法,并非局限于单纯使用活血的药物,而是泛指消除一切引起气血运行不畅的法则,也就是广义的行血(活血)概念,如若血热壅结而致瘀血者,则用凉血活血剂,气虚血滞而致瘀血者,则用益气升阳剂等;针对病因,谨守病机,疏通气血,令其条达,使瘀血消散,经络疏浚,血归循经,并根据具体情况和需要,佐以凉血止血的药物以治其标,标本兼顾,则出血可止。另外,中药在治疗吐血时,中药剂型方面应多样化,服药方法可一日多次,给药途径可同时采用多种,目的只有一个,就是尽快止血。如武汉市第一医院消化内科在现代超微粉碎技术与传统炮制技术相结合的基础上研制微米大黄炭,应用于胃镜下喷洒治疗消化性溃疡出血,使该药物在保持原有药性的基础上又最大限度地提高药物的吸收和生物利用度,同时缩短了药物起效时间,取得了较好疗效。

(三)治疗当以补脾健胃为主

虚证吐血的根本原因是脾胃虚弱,其脉象多见涩细而弱,右脉尤弱,脾为气血生化之源,又主统血,人体血液运行的正常生理是由脾胃气健维持的。若是脾胃气虚,血液传布失常,则就会发生血液停蓄,可由劳倦、饮食、情志等因素而致血液涌动,发生吐血。故治疗上应以补脾健胃为主,一则温补脾气可以使后天之本充足,全身脏腑得到温养,使龙雷之火不上越,达到预防吐血的作用;一则补脾健胃可以消除血液停蓄这个状态,从而使血液运行复常,不致在情志等因素引动下发生吐血;一则补脾健胃可以使饮食运化正常,气血生化有源,使机体及时补生新血,恢复健康。

(四)分清标本缓急,灵活施治

本病的主要病机为火热、脾虚及瘀阻,如出血量大可出现气随血脱之证;临证要重视标本变化,权衡标本轻重缓急;根据病情的矛盾变化,详析病机,明确病因,辨清病位,知常达变,灵活施治;急则治其标,予以止血为先,重视清热降气,待出血停止,以缓则治其本图之,灵活运用消瘀、宁血、补虚法则,防止再次出血至为重要。

七、预防调护

增强体质,避免情志刺激,调摄生活起居、饮食适宜,防止暴饮暴食,忌辛辣刺激之品及过量饮酒,是预防吐血发生和反复发作的重要方面。

在吐血发生时,应使患者情绪安定,卧床休息,并给予精神安慰,消除恐惧及忧虑。大吐血时宜禁食。血止后,给予流质和半流质饮食,并宜少吃多餐,以防伤络出血。饮食不宜过热,以免血热妄行,更使吐血不止。蔬菜、豆类等清淡而富有营养食物及藕、梨、橘子等水果,对防止出血和早日恢复健康有一定帮助。

第三节 便 血

一、概念

便血又称泻血、下血、血便、结阴、肠风、脏毒等。是胃肠脉络受损,出现血液随大便而下,或大便呈柏油样为主要临床表现的病证。本病主要涵盖了西医学中的胃肠道炎症、溃疡、肿瘤、息肉、憩室炎等所致的便血。因某些血液病、急性传染病、肠道寄生虫病、中毒及维生素缺乏等疾病所致的便血不在本病证范围。

二、病因、病机

便血主要由感受外邪、情志过极、饮食不节、劳倦过度、久病体虚等因素导致火热熏灼、迫血妄行或气虚不摄、血溢脉外，下渗肠道而成便血之证。

(一)病因

1.感受外邪

外感湿热诸邪，湿热蕴于大肠，灼伤阴络，迫血妄行，血逸脉外，下渗肠道，故见便血。

2.情志过极

情志不遂，忧思恼怒过度，肝之疏泄失常，肝气郁滞，气滞则血瘀，久之络破血溢，血液下渗大肠而成便血之证。

3.饮食不节

嗜食辛辣厚味或饮酒过多，滋生湿热，久之则胃肠湿热蕴蓄而下注大肠，阴络灼伤，遂致便血。

4.劳倦过度

神劳伤心，体劳伤脾，房劳伤肾。劳欲过度可导致心、脾、肾气阴的损伤。若损伤于气，则气虚不能摄血，以致血液外溢而形成便血；若损伤于阴，则阴虚火旺，迫血妄行而致便血。

5.久病体虚

久病导致便血的机制主要有3个方面：久病使阴精伤耗，以致阴虚火旺，迫血妄行而致便血；久病使正气亏损，气虚不摄，血溢脉外而致便血；久病入络，使血脉瘀阻，血行不畅，血不循经而致便血。

(二)病机

1.病机关键

为火盛迫血妄行或气虚血无所摄，血液下渗，溢入肠道而见便血。

血液的正常运行有赖于气的推动作用、温煦作用和固摄作用，火热内盛，迫血妄行或脾胃气虚，血无所摄，均可导致便血的发生。

便血初起多由于感受湿热之邪或饮食不当,湿热内蕴,热极生火,迫血妄行而致便血;或情志不调,肝气郁结,气滞血瘀,脉络瘀滞,血逸脉外而致便血;或过食生冷,损伤脾胃,脾不统血而致便血。病程日久,气血亏虚,气不摄血而致便血。

2.病位

本病病位在胃与肠,与肝、脾相关。肝主疏泄,主藏血,若肝气不足,收摄无力,或肝火亢盛,迫血妄行,均可导致肝脏藏血功能失常而出现便血。脾主统血,若脾气虚弱,运化无力,气生无源,气衰而固摄功能减退,血液失去统摄,溢于脉外,下渗肠道而见便血。肾主封藏,肾气虚失于封藏之本,血无所归,离于脉道,渗于肠间而见便血。

3.病理性质有虚实寒热之异,且可相互转化、兼夹

便血的病理演变,往往是虚实夹杂,且有偏于实和偏于虚的不同。偏于实者,多表现为湿热内蕴或气滞血瘀,日久由于血去正伤,可转化为虚证或虚实夹杂证。其偏于虚者,常见于出血量较大的患者,多表现为血虚气少,轻则头晕、面色苍白、心慌气怯;重则四肢冰冷、大汗淋漓、精神模糊、尿闭;亡血严重者,甚至气随血脱。

4.病程有新旧之分

便血初起,多以邪实为主,常由外邪、饮食、情志所致,病位较浅;日久由于气随血脱,气血两虚而转为正虚,也可因复感外邪或脉络瘀阻而成虚实夹杂之证,病位较深。

5.病延日久,变证衍生

便血日久,可衍生变证,如肠道湿热初起为实证,日久阴血亏虚而邪热未尽,则成虚实夹杂之证,或因湿热留恋而使便血反复发作。气滞血瘀者,由于离经之血停于病所而为瘀,日久可形成阳明蓄血证,若瘀毒内扰神明,即可出现"恍惚、善忘、甚则谵语如狂"等精神障碍的证候。脾胃虚寒所致的便血多与气候变化有关,在寒暑转换时易复发。便血日久,气血亏虚,气不摄血,严重者可出现气随血脱之证。

三、诊断与病证鉴别

(一)诊断依据

(1)大便下血,色鲜红、黯红,或色黑如柏油样,或伴腹痛、大便次数增多。

(2)常有肝病或胃肠病史。

(3)可根据患者情况进行血常规、大便常规、肿瘤标志物、直肠指检、X线钡餐检查、钡剂灌肠造影、腹部 CT、胃镜、肠镜、血管造影等检查,以明确出血部位及原因。

(二)辅助检查

少量出血时,血常规可无明显异常,中、大量出血早期因有周围血管收缩与红细胞重新分布等生理调节,血常规可无明显变化,出血 3~4 小时后,因组织液渗入血管内以补充失去的血浆容量,红细胞和血红蛋白因稀释而数值降低,出现失血性贫血。血常规检查可初步评估出血量的多少。便血时,大便常规可见红细胞,潜血试验阳性。肿瘤标志物有助于对胃肠道肿瘤所致便血的诊断。直肠指检有助于诊断直肠癌以及痔疮、肛瘘、肛周脓肿等肛周疾病。胃、肠镜检查可更直观地了解胃肠道的出血情况。若持续出血,经胃、肠镜检查不能确诊者,可行血管造影检查以明确出血部位。对于不宜行胃、肠镜检查的患者,可考虑行 X 线钡餐检查、钡剂灌肠造影以及腹部 CT 等检查。

(三)病证鉴别

1.便血与痢疾

痢疾初起有发热、恶寒等症,其便血为脓血相兼,且有腹痛、里急后重、肛门灼热等症。便血无里急后重,无脓血相兼,与痢疾不同。

2.便血与痔疮

痔疮属外科疾病,其大便下血特点为便时或便后出血,血色鲜红,常伴有肛门异物感或疼痛,做肛门直肠检查时,可发现内痔或外痔,与内科所论之便血不难鉴别。

3.远血与近血

便血之远近是指出血部位距肛门的远近而言。远血其病位在胃、小肠(上消化道),血与粪便相混,血色如黑漆色或黯紫色。近血来自乙状结肠、直肠、肛门(下消化道),血便分开,或是便外裹血,血色多鲜红或黯红。

4.肠风与脏毒

两者均属便血。肠风血色鲜泽清稀,其下如溅,属风热为患。脏毒血色黯浊黏稠,点滴不畅,因湿热(毒)所致。

四、辨证论治

(一)辨证思路

1.辨虚实

便血初病多为实证,久病多为虚证或虚实夹杂证。若便血证见大便干结,脘腹胀闷疼痛,口干口苦,舌红,或有紫斑或紫点,苔黄腻,脉数有力者,多为实证。证见大便稀溏,面色不华,脘腹隐痛,喜温喜按,食欲缺乏,神倦懒言,畏寒肢冷,心悸少寐,舌质淡,脉细缓无力者,多为虚证。一般而言,少量出血者多偏于实,中等量出血者多为虚实互见,大量出血者多表现为虚脱的证候。临床应根据患者具体情况四诊合参,方能明辨虚实。

2.辨寒热

寒为阴邪,易伤阳气,寒者多有畏寒肢冷表现,且多有受寒或饮食寒凉史,多在受凉后或寒热交替时出现,若有腹痛者,多喜温喜按,遇寒痛甚,得温痛减,舌质淡,苔白滑,脉象弦紧或细弱。热者多有大便干结,肛门灼热,口干口苦,饮食喜冷,舌红苔黄,脉弦数等表现。

3.辨脏腑

便血的病位在胃与肠,与肝、脾、肾密切相关,辨证时要注意辨别病变脏腑的不同。一般而言,大便颜色黯红,或黑而量多,与大便混杂而下,病位多在胃及小肠;便血颜色鲜红,或混杂鲜血,其病位多在大肠;如肝郁气滞,发病多与情志因素有关,常伴胸胁及脘腹胀闷不适,其则刺痛;脾胃虚寒,气不摄血者常伴面色不华,食欲缺乏,体倦乏力,畏寒肢冷等;便血伴大便滑泄不禁,腰膝酸软,舌质淡胖,脉虚细无力者,多为久病及肾,肾阳虚衰。

4.辨病势缓急轻重顺逆

便血初起出血量少,病情较轻,正气尚盛者,一般预后较好,经过治疗多可在较短时间内使血止病愈。出血量多者,常吐血、便血并见。由于大量出血,以致形成气随血脱之危候,严重者甚至危及生命。但亦有出血量虽多而正气未衰,表现气虚血亏之证,经过恰当的治疗而痊愈者。

(二)治疗原则

便血的病机复杂,治疗应辨证求因,审因论治,急则治其标,缓则治其本。若病程较长,出血量较少,临床症状不明显者,以治本为主,兼治其标;肠道湿热者清化湿热,凉血止血;气滞血瘀者疏肝理气,化瘀止血;脾胃虚寒者温中健脾,养血止血;气虚不摄者健脾益气,养血摄血。若病程较短,出血量大,兼有神志恍惚、汗出肢冷、脉微欲绝者,当急以益气固脱止血为要,待病情缓解,再图治本。

(三)分证论治

1.肠道湿热证

(1)症状:便血色红黏稠,大便不畅或稀溏,或有腹痛,口苦,舌质红,苔黄腻,脉濡数。

(2)病机分析:外感湿热诸邪,或嗜食辛辣厚味、长期过量饮酒等,滋生湿热,湿热蕴于大肠,灼伤阴络,血逸脉外,故见便血色红黏稠;湿热内蕴,肠道传化失常,故大便不畅或稀溏;肠道气机阻滞,故见腹痛;口苦,舌质红,苔黄腻,脉濡数均为湿热蕴蒸之象。

(3)治法:清化湿热,凉血止血。

(4)代表方药:地榆散合槐角丸加减。两方均能清热化湿,凉血止血,但两方比较,地榆散清化湿热之力较强,而槐角丸则兼能理气活血,可根据临床需要酌情选用或合用。方中地榆、茜草、槐角凉血止血;栀子、黄芩、黄连清热燥湿,泻火解毒;茯苓淡渗利湿;防风、枳壳、当归疏风理气活血。

（5）加减：大便不畅者，加大黄通腑泄热；气滞腹胀者加枳实、木香行气消胀；腹痛者，加制香附、白芍、甘草理气缓急止痛；大便夹有黏液者，加败酱草、银花藤清热解毒；若日久不愈，湿热未尽而营阴已亏，可予驻车丸寒热并调，化湿坚阴；若下血过多，营阴亏损，可予六味地黄丸合脏连丸加槐花、地榆、墨旱莲以滋阴清热、养脏止血。

2.气滞血瘀证

（1）症状：便血紫黯，胸胁及脘腹胀闷不适，甚则刺痛，面色晦暗，舌有紫斑或紫点，脉弦涩。

（2）病机分析：平素情志不畅，气机瘀滞，或久病入络，脉络瘀滞，血逸脉外，下流肠道而见便血紫黯；气血瘀滞不通，故胸胁及脘腹胀闷不适，甚则刺痛；气血不能上荣于面部，故面色晦暗，舌有紫斑或紫点，脉弦涩均为气滞血瘀之象。

（3）治法：疏肝理气，化瘀止血。

（4）代表方药：膈下逐瘀汤加减。方中当归、川芎、赤芍养血活血；桃仁、红花、五灵脂可活血化瘀，养血与祛瘀同施，可活血而不耗血；香附、乌药、枳壳、延胡索行气止痛，与活血相伍，既行血分瘀滞，又解气分郁结；丹皮清热凉血；甘草调和诸药。

（5）加减：胁下有癥块者，可加服郁金、丹参、鳖甲以活血化瘀、消癥化积；若瘀血内停，郁而化热，热扰心营，可予犀角地黄汤凉血止血；如出血过多而致气阴两虚者，用生脉散益气养阴。

3.脾胃虚寒证

（1）症状：便血紫黯，甚则黑色，腹部隐痛，喜温喜按，面色不华，神倦懒言，大便溏薄，舌质淡，脉细缓无力。

（2）病机分析：脾胃素虚，或饮食不节、过食生冷寒凉之品，寒客中焦，日久脾胃虚寒，统血无力，血溢肠胃故见便血；出血部位在肠之上端，因血来较远，故便血紫黯，甚则黑色；寒凝气滞，健运失司，故腹部隐痛，喜温喜按，大便溏薄；气血生化不足，失于温煦濡养，故面色不华，神倦懒言。舌质淡，脉细缓无力为脾胃虚寒之象。

（3）治法：温中健脾，养血止血。

（4）代表方药：黄土汤加减。本方可温阳健脾，养血止血。方中灶心土、炮姜温中止血;白术、附子、甘草温中健脾;地黄、阿胶养血止血;黄芩苦寒坚阴,起反佐作用;白及、乌贼骨收敛止血;三七、花蕊石活血止血。

(5)加减:阳虚较甚,畏寒肢冷者,去黄芩、地黄之苦寒滋润,加鹿角霜、炮姜、艾叶等温阳止血;若出血日久,脾虚及肾,脾肾阳虚而大便滑泄不禁,腰膝酸软,舌质淡胖,脉虚细无力者,加用仙茅、淫羊藿、补骨脂以温肾助阳。

4.气虚不摄证

(1)症状:便血色红或紫黯,食少,体倦,面色萎黄,心悸,少寐,舌质淡,脉细。

(2)病机分析:由于劳倦过度或久病消耗,中气亏虚,气不摄血,血溢肠胃故见便血;中气不足,气血生化乏源,故见食少,体倦,面色萎黄;气血不足,心神失养,故心悸,少寐;舌质淡,脉细为气血不足之象。

(3)治法:健脾益气、养血摄血。

(4)代表方药:归脾汤加减。本方补气生血,健脾养心,适用于气虚不摄的便血。方中党参、茯苓、白术、甘草补气健脾;当归、黄芪益气生血;酸枣仁、远志、龙眼肉补心益脾,安神定志;木香理气醒脾。

(5)加减:出血较多者,加阿胶、槐花、地榆、仙鹤草养血止血;中气下陷,神疲气短,肛门坠胀者,加柴胡、升麻益气升陷;若见面色㿠白,汗出肢冷,脉细弱者,乃气随血脱之证,急用独参汤益气固脱。

(四)其他疗法

1.单方验方

(1)五倍子(煅黑)、血余炭、益母草、陈藕节、乌梅肉各六钱,姜炭二钱,共研细末,每次二钱,于饭前一小时用白开水送下。不论肠风下血、痔疮出血皆可用。

(2)大黄炭研粉,每次3~6 g,每天2次,温水吞服。适用于便血轻证。

（3）茄子叶瓦上烘干研粉,每次 6 g,每天 2 次。米汤吞服。适用于便血轻证。

（4）墨旱莲 60 g,煎汤代茶。适用于便血轻证。

（5）槐花 15 g,水煎服。凉血止血,适用于便血轻证。

2.常用中成药

（1）地榆槐角丸。

1）功用主治:疏风润燥,凉血泄热。用于痔疮便血,发炎肿痛。

2）用法用量:口服。1 次 1 丸,每天 2 次。

（2）槐角丸。

1）功用主治:清肠疏风,凉血止血。用于肠风便血,痔疮肿痛。

2）用法用量:口服,水蜜丸 1 次 6 g,小蜜丸 1 次 9 g,大蜜丸 1 次 1 丸,每天 2 次。

（3）紫地宁血散。

1）功用主治:清热凉血,收敛止血。用于治疗胃及十二指肠溃疡或胃炎引起的吐血,便血,属胃中积热型者。

2）用法用量:口服。1 次 8 g,每天 3～4 次。

（4）脏连丸。

1）功用主治:清肠止血。用于肠热便血,肛门灼热,痔疮肿痛。

2）用法用量:口服,水蜜丸 1 次 6～9 g,小蜜丸 1 次 9 g,大蜜丸 1 次 1 丸,每天 2 次。

（5）荷叶丸。

1）功用主治:凉血止血。用于咯血,衄血,尿血,便血,崩漏。

2）用法用量:口服,1 次 1 丸,每天 2～3 次。

（6）四红丹。

1）功用主治:清热止血。用于吐血,衄血,便血,妇女崩漏下血。

2）用法用量:口服。每次 1 丸,每天 2 次,温开水送服。

3.针灸疗法

（1）体针:以取手阳明、足阳明、足太阴、督脉穴为主。

1）处方:天枢、上巨虚、承山、长强、合谷。

2）配穴:湿热较甚者加曲池、阴陵泉;脾胃虚寒者加中脘、足三里;气虚不摄者加气海、百会。

3)操作:毫针刺,实证用泻法,虚证用补法,脾胃虚寒及气虚不摄者宜加灸。

(2)耳针:取耳部肛门穴为主穴,配以直肠、大肠、肺、脾、神门、皮质下。每次主穴均用,配穴根据患者症状及耳穴反应酌选 2～3 穴。毫针刺中等强度刺激,或用王不留行籽贴压或埋针。

(3)穴位注射:取大肠俞、上巨虚、足三里、承山,每次选 2 穴,用黄芪注射液,每穴注射药液 1 mL,每天 1 次。

4.外治疗法

(1)脐疗法:生地黄 64 g,白芍、黄芩、黄柏、山栀子、地榆、侧柏叶、生甘草各 32 g,牡丹皮 15 g,水牛角 30 g,麻油 500 g,黄丹 222 g,石膏 12 g。上药用麻油熬汁,黄丹、石膏收膏,贴于脐。每天 1 次,3～5 天为 1 个疗程。

(2)灌肠法:云南白药 30 g。溶于 150～200 mL 生理盐水中,做保留灌肠。每天 1 次,连用 3～5 天。主治原因不明之肠出血。(云南白药内含三七等药,具有明显的止血作用。本方为急性大量出血应急之用,止血后尚需查明病因,针对病因治疗)。

五、临证参考

(一)明确诊断,掌握预后

明确诊断是采取正确治疗的前提。便血涉及多个脏腑组织,既可以单独出现,又常伴见于其他病证的过程中。临证时应根据便血颜色及量的多少初步估算出血部位及病情轻重,采取积极有效的治疗方案,及时复查血常规、大便常规等相关指标,明确治疗效果及病情转归,并根据病情变化调整治疗方案。

(二)尽早明确出血原因及部位,进行针对性治疗

便血有远血、近血之分,一般而言,便血颜色紫黯,甚则黑色,多为远血;色鲜红者多为近血。临证时应根据便血颜色初步判断出血部位,针对性地行胃镜或肠镜等检查,以明确出血原因及具体部位,再根据患者病情制订相应的中西医治疗方案。

(三)辨病与辨证相结合

便血可见于西医学的多种疾病,如消化道溃疡、肿瘤、息肉、憩室炎等,故在便血的诊断和治疗过程中,辨证论治应与西医学的辨病相结合。先辨病,根据患者的临床表现和检查结果明确患者的临床诊断及疾病分期,后辨证,根据患者的病情特点制订个体化的治疗方案,以提高临床疗效。

(四)急则治其标,缓则治其本

便血的治疗,当分轻重缓急,如清代唐容川在《血证论》中提出止血、消瘀、宁血、补虚的治血四法。若处于出血期,首当止血,待出血停止病情稳定后再针对病因,或清化湿热、凉血止血,或疏肝理气、化瘀止血,或温中健脾,养血止血,或健脾益气、养血摄血。

(五)证多兼杂易变,临证宜加详察

便血的病机比较复杂,初起多为实证,日久由于血去正伤,而易转化为虚证或虚实夹杂的证候。临床上多以复合性证候为主,很少见到单一证候者,治疗应善于抓主症,明辨寒热虚实,解决主要矛盾。

六、预防调护

(1)保持大便通畅,预防和治疗便秘,适量吃些含纤维素较多的蔬菜,如韭菜、芹菜、白菜、菠菜等,水果以香蕉为最佳。避免进食过烫、过冷的食物和辛辣刺激性食品,避免进食坚硬、粗糙的食品,戒烟酒等。

(2)便血的患者应避免剧烈活动,便血量大者要卧床休息,可根据病情进食流质、半流质或无渣饮食,必要时应禁食。同时注意观察便血的颜色、性状及次数。若出现头昏、心慌、烦躁不安、面色苍白、脉细数等症状,常为大出血的征兆,应积极救治。

(3)保持心情舒畅,勿郁怒动火,保持正常的生活作息规律,每天定时排便,排便时不要久蹲不起或过分用力,并注意肛门卫生,常用温水清洗,保持肛周皮肤清洁。

(4)慎用活血化瘀药,如三七片、丹参片、阿司匹林及某些抗凝药等,以免造成出血不止。

第四节 哮 病

哮病是由于宿痰伏肺,遇诱因引触,导致痰阻气道,气道挛急,肺失肃降,肺气上逆所致的发作性痰鸣气喘疾病。发时喉中哮鸣有声,呼吸气促困难,甚则喘息不能平卧。

一、病因、病机

哮病的发生,乃宿痰内伏于肺,复因外感、饮食、情志、劳倦等诱因引触,以致痰阻气道,气道挛急,肺失肃降,肺气上逆所致。

(一)外邪侵袭

外感风寒或风热之邪;未能及时表散,邪气内蕴于肺,壅遏肺气,气不布津,聚液生痰而成哮病之因。

(二)饮食不当

饮食不节致脾失健运,饮食不归正化,水湿不运,痰浊内生,上干于肺,壅阻肺气而发哮病。

(三)情志失调

情志不遂。肝气郁结,木不疏土;或郁怒伤肝,肝气横逆,木旺乘土均可致脾失健运,失于转输,水湿蕴成痰浊,上干于肺,阻遏肺气,发生哮病。

(四)体虚病后

素体禀赋薄弱,体质不强,或病后体弱(如幼年患麻疹、顿咳,或反复感冒,咳嗽日久等)导致肺、脾、肾虚损,痰浊内生,成为哮病之因。若肺气耗损,气不化津,痰饮内生;或阴虚火盛,热蒸液聚,痰热胶固;脾虚水湿不运,肾虚水湿不能蒸化,痰浊内生,均成为哮病之因。

哮病的病理因素以痰为根本,痰的产生责之于肺不能布散津液,脾不能转输精微,肾不能蒸化水液,以致津液凝聚成痰,伏藏于肺,成为哮病发生的"夙根"。此后每遇气候突变、饮食不当、情志失调、劳累过度等诱因导致气机逆乱而发作。

二、辨证论治

（一）辨证要点

1.辨已发未发

哮病发作期和缓解期临床表现不同，发作期以喉中哮鸣有声，呼吸气促困难，甚则喘息不能平卧等为典型临床表现。缓解期无典型症状，若病程日久，反复发作，导致身体虚弱，平时可有轻度哮病，而以肺、脾、肾虚损为主要表现，或肺气虚、或肺气阴两虚、或脾气虚、肾气虚、肺脾气虚、肺肾两虚等。

2.辨证候虚实

哮病属邪实正虚之证，发作时以邪实为主，证见呼吸困难，呼气延长，喉中痰鸣有声，痰黏量少，咯吐不利，甚则张口抬肩，不能平卧，端坐俯伏，胸闷窒塞，烦躁不安，或伴寒热，苔腻，脉实。未发时以正虚为主，肺虚者，气短声低，咯痰清稀色白，喉中常有轻度哮鸣音，自汗恶风；脾虚者，食少，便溏，痰多；肾虚者，平素短气息促，动则为甚，吸气不利，腰酸耳鸣。

3.辨痰性质

发作期痰阻气道，气道挛急，肺失肃降，以邪实为主，痰有寒痰、热痰、痰湿之异，分别引起寒哮、热哮、痰哮。一般寒哮内外皆寒，其证喉中哮鸣如水鸡声，咳痰清稀，或色白如泡沫，口不渴，舌质淡，苔白滑，脉浮紧；热哮痰热壅盛，其证喉中痰鸣如吼，胸高气粗，咳痰黄稠胶黏，咯吐不利，口渴喜饮，舌质红，苔黄腻，脉滑数。寒热征象不明显，喘咳胸满，但坐不得卧，痰涎涌盛，喉如曳锯，咯痰黏腻难出者，为痰哮。

（二）类证鉴别

喘证与哮病的病因、病机不同，喘证由外感六淫，内伤饮食、情志，或劳欲、久病，致邪壅于肺，宣降失司所致，或肺不主气，肾失摄纳而成；哮病乃宿痰伏肺，遇诱因引触，致痰阻气道，气道挛急，肺失肃降而成。临床表现亦有明显区别，哮病与喘证都有呼吸急促的表现,但哮必兼喘,而喘未必兼哮。哮指声响言,喉中有哮鸣声,是一种反复发作的独立性疾病;喘指气息言,为呼吸气促困难,是多种急慢性疾病的一个症状。

(三)治疗原则

发时治标,平时治本为哮病治疗的基本原则。发时攻邪治标,祛痰利气,寒痰宜温化宣肺,热痰当清化肃肺,痰浊壅肺应去壅泻肺,风痰当祛风化痰,表证明显者兼以解表;反复日久,正虚邪实者又当攻补兼顾,不可拘泥;平时扶正治本,阳气虚者应温补,阴虚者宜滋养,分别采取补肺、健脾、益肾等法,以冀减轻、减少或控制其发作。

(四)分证论治

1.发作期

(1)寒哮。①证候:呼吸急促,喉中哮鸣有声,胸膈满闷如塞。咳不甚,痰少咯吐不爽,或清稀呈泡沫状,口不渴,或渴喜热饮,面色晦暗带青,形寒怕冷。或小便清,天冷或受寒易发,或恶寒、无汗、身痛。舌质淡、苔白滑。脉弦紧或浮紧。②治法:温肺散寒,化痰平喘。③方药:射干麻黄汤。若病久,本虚标实,当标本同治,温阳补虚,降气化痰,用苏子降气汤。

(2)热哮。①证候:气粗息涌,喉中痰鸣如吼,胸高胁胀。咳呛阵作,咳痰色黄或白,黏浊稠厚,咯吐不利,烦闷不安,不恶寒,汗出,面赤,口苦,口渴喜饮。舌质红,舌苔黄腻,脉滑数或弦滑。②治法:清热宣肺,化痰定喘。③方药:定喘汤。若病久痰热伤阴,可用麦门冬汤加沙参、冬虫夏草,川贝、天花粉。

(3)痰哮。①证候:喘咳胸满,但坐不得卧,痰涎涌盛,喉如曳锯,咯痰黏腻难出。呕恶,纳呆。口黏不渴,神倦乏力,或胃脘满闷,或便溏,或胸胁不舒,或唇甲青紫。舌质淡或淡胖,或舌质紫暗或淡紫,舌苔厚浊,脉滑实或带弦、涩。②治法:化浊除痰,降气平喘。③方药:二陈汤合三子养亲汤。如痰涎涌盛者。可合用葶苈大枣泻肺汤泻肺除壅;若兼意识朦胧,可合用涤痰汤涤痰开窍。

2.缓解期

(1)肺虚。①证候:气短声低,咯痰清稀色白,喉中常有轻度哮鸣音,每因气候变化而诱发。面色㿠白,平素自汗,怕风,常易感冒,发前打喷嚏频作,鼻塞流清涕。舌质淡,苔薄白。脉细弱或虚大。②治法:补肺固卫。③方药:玉屏风散。

(2)脾虚。①证候:气短不足以息,少气懒言,平素食少脘痞,痰多,便溏,倦怠无力,面色萎黄不华,或食油腻易腹泻,或泛吐清水,畏寒肢冷,或少腹坠感,脱肛。舌质淡,苔薄腻或白滑,脉象细软。②治法:健脾化痰。③方药:六君子汤。若脾阳不振,形寒肢冷,便溏者,加桂枝、干姜或合用理中丸以振奋脾阳;若中气下陷,见便溏,少腹下坠,脱肛等,则可改用补中益气汤。

(3)肾虚。①证候:平素短气息促,动则为甚,吸气不利,劳累后喘哮易发。腰酸腿软,脑转耳鸣。或畏寒肢冷,面色苍白;或颧红,烦热,汗出粘手。舌淡胖嫩,苔白;或舌红苔少。脉沉细或细数。②治法:补肾摄纳。③方药:金匮肾气丸或七味都气丸。阴虚痰盛者,可用金水六君煎滋阴化痰。

第五节 喘 证

喘证以呼吸困难,甚则张口抬肩,鼻翼翕动,难以平卧为特征。是肺系疾病常见症状之一,多由邪壅肺气,宣降不利或肺气出纳失常所致。

西医学中的喘息性支气管炎、肺部感染、肺气肿、慢性肺源性心脏病、心源性哮喘等,均可参照本节进行辨证治疗。

一、病因、病机

(一)外邪犯肺

外感风寒、风热之邪,或肺素有痰饮,复感外邪,卫表闭塞,肺气壅滞,宣降失常,肺气上逆而喘。

(二)痰浊内蕴

恣食肥甘油腻,过食生冷或嗜酒伤中,脾失健运,湿浊内生,聚湿成痰,上渍于肺,阻遏气道,肃降失常,气逆而喘。

(三)久病劳欲

久病肺虚,劳欲伤肾,肺肾亏损,气失所主,肾不纳气,肺气上逆而喘。

二、辨证论治

喘证的辨证,重在辨虚实寒热。实喘一般起病急,病程短,呼吸深长有余,气粗声高,脉有力;虚喘多起病缓慢,病程长,呼吸短促难续,气怯声低,脉无力;热喘胸高气粗,痰黄黏稠难咯,面赤烦躁、唇青鼻翕,舌红苔黄腻、脉数;寒喘面白唇青,痰涎清稀,舌苔白、脉迟。

治疗原则:实证祛邪降逆平喘;虚证培补摄纳平喘。

(一)实喘

1.风寒束肺

(1)证候:咳喘胸闷,痰稀色白,初起多兼恶寒发热,头痛无汗,身痛等表证,舌苔薄白,脉浮紧。

(2)治法:祛风散寒,宣肺平喘。

(3)方药:麻黄汤加减。方中麻黄、桂枝辛温发汗,散寒解表,宣肺平喘;杏仁、甘草降气化痰。若表寒不重,可去桂枝,即为宣肺平喘之三拗汤;痰白清稀量多起沫加细辛、生姜温肺化痰;痰多胸闷甚者加半夏、陈皮、白芥子理气化痰。

2.风热袭肺

(1)证候:喘促气粗,痰黄而黏稠,身热烦躁,口干渴,汗出恶风,舌质红,苔薄黄,脉浮数。

(2)治法:祛风清热,宣肺平喘。

(3)方药:麻杏石甘汤加减。方中麻黄、石膏相使为用疏风清热,宣肺平喘;杏仁、甘草化痰利气。若痰多黏稠、烦闷者加黄芩、桑白皮、知母、栝蒌皮、鱼腥草,增强清热泻肺化痰之力;大便秘结者加大黄、枳实泻热通便;喘甚者加葶苈子、白果化痰平喘。

3.痰浊壅肺

(1)证候:喘咳痰多,胸闷,呕恶,纳呆,口黏不渴,舌淡胖有齿痕,苔白厚腻,脉缓滑。

(2)治法:燥湿化痰,降逆平喘。

(3)方药:二陈汤合三子养亲汤加减。方中陈皮、半夏、茯苓、甘草燥湿化痰,理气和中;莱菔子、苏子、白芥子化痰降逆平喘,二方合用效专力宏。若痰涌、便秘、喘不能卧加葶苈子、大黄涤痰通便。

(二)虚喘

1.肺气虚

(1)证候:喘促气短,咳声低弱,神疲乏力,自汗畏风,痰清稀,舌淡苔白,脉缓无力。

(2)治法:补肺益气定喘。

(3)方药:补肺汤合玉屏风散加减。方中人参、黄芪补益肺气;白术、甘草健脾补中助肺;五味子、紫菀、桑白皮化痰止咳,敛肺定喘;防风助黄芪益气护表。若兼见痰少质黏,口干,舌红少津,脉细数者,为气阴两虚。治宜益气养阴,敛肺定喘。方用生脉散加沙参、玉竹、川贝、桑白皮、百合养阴益气滋肺。

2.肾气虚

(1)证候:喘促日久,气不得续,动则尤甚,甚则张口抬肩,腰膝酸软,舌淡苔白,脉沉弱。

(2)治法:补肾纳气平喘。

(3)方药:七味都气丸合参蛤散加减。方中熟地黄、山茱萸、怀山药、丹皮、泽泻、茯苓、五味子补肾纳气;人参大补元气,蛤蚧肺肾两补,纳气平喘。

3.喘脱

(1)证候:喘逆加剧,张口抬肩,鼻煽气促,不能平卧,心悸,烦燥不安,面青唇紫,汗出如珠,手足逆冷,舌淡苔白,脉浮大无根。

(2)治法:扶阳固脱,镇摄纳气。

(3)方药:参附汤送服黑锡丹。方中人参、附子回阳固脱、救逆;黑锡丹降气定喘。

三、针灸治疗

(一)实喘

尺泽、列缺、天突、大柱,针刺,用泻法。

(二)虚喘

鱼际、定喘、肺俞,针刺,用补法,可灸。

(三)喘脱

定喘、肺俞、关元、神阙,灸法。

四、护理与预防

饮食宜清淡而富有营养,忌油腻酒醪及辛热助湿生痰动火食物。室内空气要保持新鲜,避免烟尘刺激。痰多者要注意排痰,保持呼吸道通畅。慎起居,适寒温,节饮食,薄滋味,戒烟酒,节房事。适当参加体育活动,增强体质。保持良好的心态。

参考文献

[1] 邹丽妍.中医内科临床实践［M］.长春:吉林科学技术出版社,2020.

[2] 吕英.李可古中医学派精要［M］.北京:中国中医药出版社,2020.

[3] 周仲瑛.中医临证技巧［M］.北京:中国中医药出版社,2021.

[4] 陈胜威.换个方法学中医［M］.太原:山西科学技术出版社,2020.

[5] 周仲瑛.中医内科汇讲［M］.北京:中国中医药出版社,2021.

[6] 张广宇.中医内科学［M］.济南:山东科学技术出版社,2020.

[7] 宋秋云,张莹,赵红科.中医内科临床研究［M］.南昌:江西科学技术出版社,2018.

[8] 张广宇.中医内科学［M］.济南:山东科学技术出版社,2020.

[9] 步运慧.现代中医内科诊治精要［M］.北京:科学技术文献出版社,2020.

[10] 任健.中医诊断学［M］.济南:山东科学技术出版社,2020.

[11] 王少英.临床中医诊疗精粹［M］.北京:中国纺织出版社,2020.

[12] 郑伟达.中医临床经验心传［M］.北京:人民卫生出版社,2021.

[13] 王常海,车志英.中医诊断学研究［M］.济南:山东科学技术出版社,2021.

[14] 杨光.实用中医药学［M］.北京:人民卫生出版社,2021.

[15] 张庆祥.中医基础理论［M］.济南:山东科学技术出版社,2020.

[16] 崔蒙.中医诊断学［M］.北京:中国协和医科大学出版社,2020.

[17] 郭军,焦拥政,耿强.中医泌尿男科学［M］.郑州:河南科学技术出版社,2020.

[18] 李佳,张伟.中医防疫拾珍集[M].济南:山东科学技术出版社,2020.

[19] 秦华佗,刘格,陈苑珠.中医临证经验与方法[M].长春:吉林科学技术出版社,2020.

[20] 王一东.中医内科临床实践[M].武汉:湖北科学技术出版社,2018.

[21] 李洁.中医内科临床治疗学[M].长春:吉林科学技术出版社,2019.

[22] 史纪增.临床中医诊治精要[M].长春:吉林科学技术出版社,2020.

[23] 方肇勤.古典中医基础理论研究[M].上海:上海科学技术出版社,2020.

[24] 魏玉香.神经系统疾病中医治疗与康复[M].北京:中国中医药出版社,2020.

[25] 朱向东,张伟.历代疫病中医防治试效方[M].北京:中国中医药出版社,2020.

[26] 吴风平.吴氏九世中医传奇秘验方[M].太原:山西科学技术出版社,2020.

[27] 赵洋洋,李彬."体用-阴阳"方法论及其在中医理论中的应用[J].医学与哲学,2021,42(9):37-41

[28] 景璇,赵宝玉,杨倩,等.中医临床研究基地建设助力中医药传承创新发展[J].产业创新研究,2021,(6):7-9.

[29] 崔利宏,李一鸣,谢晓冰,等.论思政教育与中医诊断学教学的创新性融合[J].中国中医药现代远程教育,2021,19(14):11-13.

[30] 闫超,吴雁,陈文玲,等.中医内科学的课堂教学改革探讨[J].中国继续医学教育,2021,13(28):5-8.

[31] 张美珍,郝晓晖,赵黎明,等.代谢综合征中医证治浅探[J].河北中医,2021,43(7):1205-1207.